Pierre GRIGNARD

ACOUPHÈNES

ENFIN DES SOLUTIONS

éditions
IRELIA MU

“

La connaissance s’acquiert par l’expérience,
tout le reste n’est que de l’information

Albert Einstein

”

Edition IRELIA MU, 2016-12-01
Ile Maurice
www.irelia-mu.com
Dépôt légal janvier 2017
I.S.B.N. : 978-99949-0-326-9

SOMMAIRE

PREFACE du Professeur Bruno FRACHET,
Chef du service O.R.L. de l'Hôpital ROTHSCHILD Paris

Pour alléger la lecture, certains développements techniques sont exposés sur le site :
www.acouphene.com
dans la rubrique : *livre ACOUPHENES/ «intégralité ou compléments de certains développements*

PRÉFACE

Par Pr. Bruno FRACHET
Chef du service O.R.L. de l'Hôpital ROTHSCHILD Paris

Les acouphènes
par Pierre Grignard, audioprothésiste.

D'entrée de jeu, Pierre Grignard évoque la complexité du phénomène acouphène. Comme pédagogue, il a le désir d'être clair. Car à qui s'adresse ce livre ? En priorité à ceux qui en souffrent, c'est-à-dire aux patients. Une «traduction» des mots complexes est toujours proposée.

L'auteur sait de quoi il parle puisque d'une part il souffre personnellement d'acouphènes et que d'autre part il exerce des prises en charge des patients acouphéniques depuis 40 ans.
L'acouphène a mauvaise réputation et l'objectif final est de faire comprendre, de faire admettre qu'il y a bien des solutions pour ce symptôme.

Mais le lectorat professionnel n'est pas oublié : les voies de recherche, les traitements innovants sont exposés.

Le livre rapporte donc son long travail et sa longue expérience dans la prise en charge des acouphènes. Elle est exposée et viennent en appui des rapports de consultation de patients.

Pour présenter l'ouvrage, on peut dire :

- que l'acouphène est une vraie douleur très mal acceptée car paraissant injuste et imméritée. En soi, il ne présente qu'exceptionnellement un risque pour le patient. Par contre le vécu de cette «vraie douleur» est totalement perturbé et les comportements du patient qui consulte inlassablement sont altérés. La sentence que reçoit brutalement le patient dans le cabinet médical donne le sentiment de «no future».

En témoigne bien ce qui est systématiquement rapporté dans les entretiens :

- que la technique de «tinnitométrie» créée par Pierre Grignard est globale ou holistique, forcément en équipe pluridisciplinaire :
    - dédramatiser l'acouphène,
    - restaurer la fonction auditive selon des critères spécifiques,
    - l'accent est mis sur la différence entre neutralisation et masquage d'acouphènes en fonction de la présence ou non de l'inhibition résiduelle. C'est la différence entre transformer et cacher…
- qu'il y a une même identité entre acouphènes et douleurs dans leurs composantes et leur correction :
    - les composantes sensorielles avec le besoin de l'appareillage :
    - la composante comportementale avec la prise en charge sophrologique,
    - la composante affectivo-émotionnelle avec les techniques de méditation et l'utilisation de médicaments plutôt décriés,
    - la composante cognitive avec la sophrologie et surtout la lutte contre les faux concepts.

Tout paraît simple mais Pierre Grignard prend du recul. Il évoque très régulièrement, astucieusement, par un petit dessin tout au long de son texte, le «concept de la grenouille»  : on apprend à ce petit batracien à sauter quand on lui en intime l'ordre. On coupe ses pattes, et on déclare très logiquement que le fait de couper les pattes aux batraciens rend la grenouille sourde ! C'est bien la différence entre causes et circonstances de survenue qui sont souvent les fausses pistes dont il faut se méfier. La majorité de l'information clinique de l'acouphène passe par la parole de celui qui en parle et en souffre, avec les oublis, les majorations, les fausses corrélations…

Ce livre est audacieux. C'est un recueil d'expérience d'une vie professionnelle.

I
PREAMBULE

Vouloir parler des acouphènes semble présomptueux : c'est une gageure. 15% de la population est concernée à des degrés divers par le problème complexe des acouphènes. Ceci justifie les raisons pour lesquelles ce livre est destiné en priorité à ces patients acouphéniques qui souffrent, s'interrogent et ne comprennent pas pourquoi, EUX, subissent cette agression et cette DOULEUR. Une version initiale du livre comportant de nombreux termes médicaux n'a pas été retenue par l'éditeur qui a proposé d'alléger la lecture, ce qui a été réalisé. Un langage simple et accessible à des non spécialistes a été volontairement choisi. De plus, les lecteurs qui ne souhaiteraient pas aborder les processus complexes qui doivent pourtant être évoqués pourront «sauter» certains paragraphes optionnels écrits en italique. La version complète initiale sera par contre disponible sur notre site www.tinnitometrie.com pour ceux qui voudront approfondir les rédactions complètes. Certains termes médicaux incontournables seront explicités en bas de page, en termes simples et accessibles. Que les professionnels et les esprits scientifiques m'en excusent et acceptent cette solution accessible pour les patients.

Certains exposés plus techniques et spécialisés seront présentés en annexes afin d'alléger le décodage pour des lecteurs non spécialistes. Par ailleurs, toujours pour alléger la lecture, certains compte-rendus d'appareillages seront raccourcis et ne présenteront que certains éléments à développer.

Ils seront insérés en intégralité et consultables sur notre site

www.acouphene.com

ou **www.tinnitometrie.com**

dans la rubrique : livre acouphènes «intégralité de certains développements».

Par ailleurs, certaines parties développant les différents facteurs de l'acouphène pouvant parfois être abordées indépendamment les unes des autres, certaines explications seront occasionnellement reprises pour une bonne compréhension.

Le sujet est vaste, complexe. Les causes sont plurifactorielles et interdépendantes. Situés dans l'oreille ou dans la tête, ils incitent habituellement les patients à consulter leur médecin généraliste dans un premier temps, puis le médecin O.R.L., spécialiste médical logique de cet organe. Les examens et explorations fonctionnelles [[audiogramme, potentiels évoqués auditifs précoces (PEA), imagerie par résonance magnétique (I.R.M.), scanners, enregistrements des flux sanguins, etc.]] réalisés vont permettre au médecin O.R.L. de poser un diagnostic. Certaines pathologies peuvent être décelées mais elles sont rares. Elles nécessitent des traitements médicaux ou chirurgicaux qui peuvent parfois apporter une solution mais qui ne font pas l'objet de notre présentation. En l'absence de pathologies importantes, certains traitements pourront être toutefois dispensés. Les résultats sont souvent décevants. De nouveaux traitements sont prescrits, toujours avec des résultats aléatoires.

Pour autant, de nombreux facteurs non purement médicaux et physiologiques, ou encore non liés à des fonctionnements biologiques ou mécaniques et de causalités naturelles, ne sont pas considérés à leur juste importance dans le traitement de cette pathologie prédominante. Au final, bien souvent, les patients se retrouvent encore plus isolés et déprimés. En effet, s'entendre dire par certains spécialistes ORL la sempiternelle phrase : «il n'y a rien à faire, il faut vivre avec», ou pire encore: «il n'y a rien à faire, vous mourrez avec !», n'est pas réconfortant ! Cette sentence, assénée à la plupart des patients, les plongent dans un désespoir profond. Face à l'inefficacité reconnue ou l'absence de solutions médicales proposées dans bon nombre de cas, leur état psychique se dégrade souvent, les amenant pour certains à envisager des solutions extrêmes. Ceci est aggravé par l'impossibilité de faire comprendre à leur entourage que la DOULEUR qu'ils endurent est un véritable «supplice chinois».

Ce verdict, impitoyable pour certains, est très mal vécu par les patients qui avaient mis leurs espérances dans les possibilités d'intervention du monde médical et qui espéraient une guérison. Très souvent, ils traduisent cette information comme une échappatoire du spécialiste O.R.L. qui, pour eux, ne voudrait pas les informer d'une pathologie grave. Ils vont s'imaginer des causes extrêmes à leur acouphène : tumeurs, cancer...

Le Professeur Bruno FRACHET, O.R.L. à Paris, grand spécialiste de l'acouphène - entre autres compétences - a défini depuis fort longtemps l'acouphène comme une «VRAIE DOULEUR». Il doit donc être logiquement pris en charge de la même manière.
L'OMS définie «la douleur comme une expérience sensorielle et émotionnelle désagréable associée à une lésion tissulaire réelle ou potentielle ou décrite dans ces termes». Elle est donc subjective et repose avant tout sur le ressenti du patient, ce qui la rend difficile à quantifier et à qualifier.

Dans 9999 cas sur 10.000, l'acouphène ne présente pas de danger en soi pour la vie du patient. Le «neurinome de l'acoustique» présent dans 1 cas sur 10.000 patients acouphéniques est une tumeur bénigne non cancéreuse d'origine nerveuse, développée aux dépens de la 8ème paire crânienne (nerf acoustique). Cependant, **avant toute recherche de solution prothétique, une consultation médicale est indispensable et incontournable.**

La plupart du temps, l'acouphène n'est pas une maladie : c'est un «syndrome» regroupant un ensemble de symptômes d'origines très variés et souvent très éloignés de l'oreille, de l'ouïe et de l'audition, comme cela sera présenté dans les chapitres suivants. C'est souvent une association de plusieurs facteurs ou influences qui agissent ensemble et créent un effet plus grand que la somme des effets attendus, s'ils avaient opéré indépendamment. C'est souvent la conséquence de plusieurs dysfonctionnements d'organes et de systèmes, parfois petits ou de peu d'importance, de perturbations psychiques, mentales qui en découlent, et de tensions de tous ordres. Donc pas d'affolement inconsidéré quand apparaît un acouphène !!!

Certains patients ne supportent pas de ne pas comprendre les raisons de la présence de leur acouphène que les médecins eux-mêmes estiment immuable et incurable, et cela les inquiète. Une dépression peut s'installer et parfois quelques-uns choisissent des solutions extrêmes regrettables, jusqu'au suicide. Ceci implique d'accorder une attention particulière et un soutien du corps médical et de l'entourage, famille et amis.

Mon activité de base, en tant qu'audioprothésiste depuis 1960, consistait à aider les malentendants à améliorer leur audition et leur compréhension. Mon expérience dans le domaine de l'acouphène a été motivée par le fait que, «bénéficiant» moi-même d'un acouphène dans l'oreille gauche au début, puis progressivement bilatéral depuis 1974, j'ai été sensibilisé très tôt par ce problème qui paraissait jusqu'alors insoluble. Ma curiosité en fut excitée. Un vrai défi ! Et puis je n'étais pas désintéressé, puisqu'une solution efficace me serait également bénéfique !

J'ai donc partagé les interrogations des patients acouphéniques, et de fil en aiguille, j'ai eu la chance d'expérimenter certaines voies insoupçonnées jusqu'alors, grâce aux informations données par les patients eux-mêmes et par mon propre vécu de cette situation. Quelques cas extrêmes m'ont incité à élargir le champ des recherches des causes possibles, associées ou non à une perte auditive.

Par ailleurs, outre une expérience dans le domaine de l'audioprothèse, j'ai pratiqué des activités professionnelles concernant l'optique-lunetterie et l'optométrie, qui recherche l'optimisation de la vision dans le cadre de la globalité du patient. Des recherches dans le domaine des énergies, des phénomènes vibratoires ont complété mes connaissances, avec des recoupements intéressants. Fréquemment, les comportements psychiques, mentaux et parfois spirituels sont impliqués dans les antécédents d'acouphènes. D'ailleurs, dans d'autres branches d'activités thérapeutiques (comportementales, détente, acupuncture, relaxation, sophrologie, hypnose...), des professionnels et thérapeutes obtenaient parfois des résultats partiels pour des patients acouphéniques.

La présentation de la technique TINNITOMETRIE® doit commencer par l'état des connaissances pratiques dans les années 1970 et suivantes. Aucune solution médicale efficace n'était proposée aux patients acouphéniques. L'appareillage auditif leur était souvent déconseillé. Des cas particuliers significatifs et parfois extrêmes seront exposés avec les résultats obtenus, respectant bien sûr l'anonymat des patients. Ceci permettra à bon nombre d'acouphéniques de se reconnaître dans les profils et dans les «histoires de ces patients».

C'est ainsi que pour répondre aux interrogations qui rongent les patients et créent une véritable obsession - amplifiant ainsi le phénomène acouphène - ce livre présentera les résultats de 56 années d'observations professionnelles dans des domaines très variés et complexes. Des pistes nouvelles se sont dévoilées progressivement pour apporter des solutions dans de très nombreuses voies. Mes recherches et investigations m'ont amené alors à appréhender le phénomène sous sa nécessaire et indispensable approche dans la globalité du patient. La recherche des causes doit être très fouillée pour déterminer tous les dysfonctionnements, même minimes, afin d'y apporter les corrections nécessaires. C'est la raison pour laquelle des explications détaillées du fonctionnement des différents organes et systèmes, en relation plus ou moins proches de l'acouphène étudié seront exposées.

Ceci n'a pourtant pas été de tout repos dans la mesure où cette approche large et originale de l'acouphène, pourtant admise de nos jours, a été loin de recevoir un accueil enthousiaste, malgré les résultats enregistrés. Il y a beaucoup de chances pour que vous aussi, lecteur et acouphénique, dans les développements et les solutions préconisées, vous ayez le même réflexe pavlovien de réserves, d'interrogations, voire d'obscurantisme pour quelques-uns. Dans un tout autre domaine d'une toute autre dimension, la «physique quantique», pourtant née au début du 20ème siècle parmi les plus grands cerveaux, a reçu et continue à recevoir des refus et souvent un mépris bien injustifié. C'est pourtant cette synergie entre tous ces chercheurs à l'esprit curieux, et très ouverts, qui a permis «l'ouverture du champ de tous les possibles».

Les résultats d'examens médicaux et d'explorations fonctionnelles transmis par le corps médical seront la base sur laquelle s'appuiera toute l'approche tinnitométrique®. Les ORL assureront bien évidemment le suivi et les constats d'évolution.

Les causes de l'acouphène sont si nombreuses qu'une présentation bien ordonnée en est rendue très difficile. Le lecteur voudra bien accepter le cheminement parfois complexe et tortueux pour évoquer les aspects complexes qui seront exposés. Mais la compréhension de l'acouphène nécessite ces balayages de découvertes des interrelations pour l'instant encore ignorées par beaucoup.

C'est la raison pour laquelle seront exposés en premier lieu, surtout pour les lecteurs acouphéniques, l'anatomie et la physiologie simplifiées de plusieurs organes et systèmes en relation directe mais aussi indirecte avec l'acouphène.

Puis des cas particuliers m'ont orienté vers des recherches de corrélation entre l'acouphène, l'oreille et d'autres systèmes. Cette approche originale permettra ainsi à de nombreux patients acouphéniques de découvrir des pistes de recherches et de traitements qui peuvent les soulager.

La présentation de la technique viendra donc ultérieurement dans la rédaction et sera suivie d'exemples particuliers confirmant l'intérêt de la prise en charge par une équipe pluridisciplinaire de l'acouphène.

II
ÉTAT DES LIEUX ; ANTÉCEDENTS

2-1 : Introduction

En Egypte, 2160 avant Jésus-Christ, le phénomène acouphène était déjà décrit sur une tombe près de LOUXOR. Une première différence entre tintements d'oreilles et bourdonnements apparaît dans l'Inde antique, 1500 ans avant Jésus-Christ.

4.000 ans avant Jésus-Christ en Egypte et dans la Grèce antique, du temps d'Aristote, il avait été observé qu'un son extérieur plus fort pouvait «masquer» un acouphène. Si le terme «masquer» n'est pas forcément approprié, il n'en reste pas moins que cette solution aura été oubliée pendant 6.000 ans !

Les qualificatifs utilisés par les patients pour décrire leur acouphène témoignent d'une gêne considérable souvent assimilée à une vraie DOULEUR : permanents, omniprésents, angoissants, insupportables, lancinants, torturants, «invivables» etc. 4% des patients se disent gênés jour et nuit et 12 % considèrent même que leur vie sociale en est perturbée (*B. Gallet, E. Millard, D. Schutz : journal O.R.L., décembre 1988 hors série : 43-9).

Pourtant les acouphènes ne proviennent qu'exceptionnellement d'une pathologie organique sérieuse, notamment tumorale (cf. 2-3, 2-4, 2-5). La plupart des acouphènes ne présentent habituellement pas de caractère de gravité, leur évolution ne compromet pas ni le diagnostic vital ni la fonction auditive, qui en est souvent peu affectée.
Cependant les acouphènes sont extrêmement mal tolérés par les patients, aboutissant parfois à de véritables névroses obsessionnelles, pouvant même éventuellement, dans des cas heureusement rares, conduire au suicide.

Plusieurs formes sont recensées : musique, voix, tintement métallique, grillons, souffle dans l'oreille, cocotte-minute, avion à réaction, chuintement, etc.

L'acouphène peut être à tonalité grave : parfois vibrant, souvent sifflant, parfois composite.

L'acouphène peut être constant, intermittent, fluctuant.

Plusieurs étiologies sont retenues : vasculaires, ototoxiques (dont l'aspirine à haute dose), traumatiques, et toutes les autres appelées idiopathiques ((dont on ne connaît pas les causes)). Ces thèmes sont développés dans d'autres publications et ne seront donc pas abordés.

L'évocation des recherches sur les acouphènes, commencées sérieusement dans les années 1970 environ, permettra de présenter la complexité de l'approche scientifique. De très nombreux concepts très difficiles à appréhender ont permis aux chercheurs de proposer des hypothèses et des théories, mais on est encore actuellement dans un flou difficile à lever. Par exemple, on imagine encore actuellement par des «modèles affinés» ce qui «devrait» normalement se produire dans l'oreille interne d'un animal tel un oiseau ou un rat, mais les chercheurs ne sont pas unanimes et d'autres modèles sont proposés. Il est très difficile d'analyser, entre autres parties, ce qui se passe réellement dans la cochlée, car si on veut l'approcher physiquement, elle est détruite !!! Les recherches cliniques médicamenteuses chez l'homme sont délicates et rares et motivent malheureusement peu les laboratoires pharmaceutiques.

Pour autant, dans un premier temps, une grande partie des recherches et réussites se sont appuyées sur les observations empiriques de professionnels de la santé, et sur l'écoute attentive des souffrances ressenties et enfin exposées par les patients eux-mêmes.

Un de mes rôles a été de synthétiser pendant des décennies, en contact avec les patients acouphéniques, toutes les informations qui pouvaient avoir, de près ou de loin, des relations avec l'acouphène et de générer sans a priori des hypothèses de travail. Un travail et des analyses en relation à d'autres professionnels ont été élaborés progressivement. Dans la mesure où ces thérapeutes revendiquaient des résultats positifs avec d'autres techniques, il a semblé intéressant d'élargir les prises en compte de ces autres techniques pour obtenir une synergie. C'est cette intelligence du travail collectif qui a permis de générer une véritable orchestration. Chaque professionnel, dans le cadre de l'équipe pluridisciplinaire large, a son rôle à jouer, chacun en fonction des dysfonctionnements constatés. C'est cette synergie organique qui va donner les meilleurs résultats possibles.

Une équipe pluridisciplinaire de base a donc été progressivement constituée dans le temps, la plus large possible, pour prendre en charge en même temps tous les dysfonctionnements, même minimes, recensés chez les patients.

La prise en charge par une équipe multidisciplinaire, dont j'ai exposé le principe de sa spécificité aux Assises Nationales O.R.L. de CLERMONT FERRAND dès novembre 1998, s'inscrit dans ce que j'ai appelé la TINNITOMÉTRIE® : ce terme comporte une racine latine : «tinnire» qui veut dire tinter - que l'on retrouve dans «tintamarre» - et qui a donné le terme anglo-saxon de «tinnitus» - équivalent d'acouphène - et une racine grecque «metron» qui signifie «(prendre) la mesure de». La complexité du problème «acouphène» nécessitait bien cette double source composite ! Malheureusement, le résumé de cette communication n'a pas été cité dans le compte-rendu de ces assises, mais se trouve exposé depuis cette date dans notre site www.acouphene.com ou www.tinnitometrie.com.

Il est repris au chapitre de ce livre en 4-4-4-c (certaines valeurs statistiques indiquées à l'époque ont parfois évolué depuis 18 ans). Si à cette époque, cette solution n'avait apparemment pas été jugée suffisamment intéressante par le corps médical spécialisé, la création de quelques centres pluridisciplinaires se réalise depuis peu de temps en France dans certaines régions. Un des objectifs de ce livre est d'apporter aux professionnels audioprothésistes qui le souhaiteraient, des informations complémentaires à leur activité spécifique pour qu'ils puissent réaliser eux-mêmes l'approche thérapeutique globale que nous pratiquons et préconisons.

La TINNITOMÉTRIE® n'est pas une science, c'est un état d'esprit : «prendre la mesure de la gêne et de la douleur du patient exprimées à travers son acouphène et le soulager de sa douleur».

Exerçant depuis 1960 les activités professionnelles d'opticien-optométriste, audioprothésiste, la TINNITOMÉTRIE® est le fruit des quarante dernières années complémentaires d'expériences cliniques, d'observations et de constats multiples et variés, pour essayer de soulager efficacement les patients qui souffrent d'acouphènes. Bien entendu, **ces patients doivent impérativement et avant tout, consulter les spécialistes médicaux pour éliminer les causes pathologiques et envisager les traitements médicaux et chirurgicaux éventuels**.

L'objectif de notre équipe pluridisciplinaire est ensuite d'informer les patients des possibilités diverses que peut procurer une prise en charge globale : on dit parfois «holistique», ce qui veut dire «considérer le patient dans sa globalité». Nous prenons en compte tous les dysfonctionnements, même minimes, et apportons les «traitements non médicaux appropriés». Plus particulièrement, nous estimons que l'acouphène ne concerne pas uniquement l'oreille ou les centres auditifs correspondants, mais un ensemble de dysfonctionnements qui ne sont pas habituellement pris en compte pour les patients acouphéniques. Toutefois, il va de soi qu'une surveillance médicale préalable et un suivi médical ultérieur restent toujours de rigueur.

Aborder tous les critères concernant les causes de l'acouphène, les uns à côté des autres, les mettre en relation directe ou indirecte avec l'acouphène est très complexe. Le lecteur «patient acouphénique», non initié dans les connaissances complexes du problème acouphénique, pourra être parfois «débordé» par certaines explications un peu techniques. Mais l'essentiel est qu'il comprenne qu'il peut être soulagé, dans plus de 90% des cas, en tout ou partie de sa douleur, contrairement à ce qu'on lui assène ! Une connaissance pratique des causes, même partielle et parfois «imagée», permet déjà au patient de dédramatiser son acouphène, ce qui diminuera la perception de son acouphène.

Le compte rendu intégral et détaillé de la prise en charge d'un de nos patients acouphéniques Monsieur L. sera le support du recensement des dysfonctionnements que l'on a dénombrés dans son propre cas. Chaque point sera développé ensuite par des chapitres indépendants les uns des autres, puis mis en interrelation avec les autres. De nombreux lecteurs pourront se reconnaître dans les exemples vécus par d'autres patients : c'est l'un des objectifs de ce livre. Ils pourront ainsi se rendre compte que leur état de douleur acouphénique n'est pas unique ou exceptionnel. D'autres résumés de compte rendus seront également rapportés. Comme déjà indiqué, les rédactions intégrales de ces compte rendus seront insérées dans une rubrique spéciale de notre site :

www.acouphene.com ou www.tinnitometrie.com.

Il existe, contrairement à ce qui est proclamé régulièrement, des solutions efficaces même si elles sont parfois limitées car en principe on ne guérit pas d'un acouphène : les quelques cas sont rares et on ne doit pas leurrer le patient avec un espoir aléatoire. On peut par contre atténuer l'acouphène et soulager le patient dans presque tous les cas. Certains aspects seront parfois repris dans plusieurs paragraphes qui peuvent se lire séparément. Ne pas les citer ne permettrait pas une bonne compréhension des situations exposées.

Les professionnels concernés, médecins, O.R.L., audioprothésistes, thérapeutes découvriront des aspects méconnus de certains facteurs impliqués dans l'acouphène. Ils devront toutefois accepter de passer du temps avec leurs patients pour les écouter, les rassurer, dédramatiser leur situation et trouver les solutions personnalisées pour les soulager. L'O.R.L. ayant peu de solution médicale à lui proposer pourrait suggérer à son patient de consulter une équipe pluridisciplinaire formée pour une prise en charge pratique, pragmatique et efficace. Le premier bénéfice qu'il en tirerait serait la reconnaissance de son patient soulagé.

Certains thérapeutes membres de notre équipe TINNITOMÉTRIQUE® présenteront en fin de livre leur conception personnelle de leur prise en charge spécifique des patients acouphéniques.

L'aspect médical des acouphènes n'étant pas le sujet traité, il est demandé aux lecteurs de consulter d'autres ouvrages spécifiques et des sites spécialisés. Il est néanmoins indispensable d'évoquer un minimum de connaissances actuelles pour que le patient puisse comprendre les dysfonctionnements possibles et les symptômes qu'il constate personnellement. Il pourra se rendre compte, contrairement à ce qui se dit parfois, que de nombreux chercheurs de pointe essayent de trouver des solutions pour soulager les patients. En ce qui concerne la TINNITOMÉTRIE®, la bibliographie sera très réduite puisque la plupart des concepts évoqués sont le fruit de mon expérience et de la découverte, avec chaque patient, d'aspects nouveaux rarement ou jamais évoqués. Que les puristes me pardonnent, je ne suis ni scientifique ni écrivain, mais simplement un chercheur et praticien passionné, autodidacte, qui souhaite calmer la DOULEUR des patients qui souffrent et souhaitent réellement être soulagés. Une stratégie de présentation particulière sera adoptée selon cet objectif.

2-2 : ANATOMIE *(simplifiée)* DE L'OREILLE
à **l'usage des patients non professionnels.**

Pour découvrir comment fonctionne une oreille, nous conseillons au lecteur intéressé de consulter les sites spécialisés, dont celui très détaillé et accessible du Professeur Rémy PUJOL, grand spécialiste de la recherche dans le domaine de l'oreille : «Voyage au Centre de l'Audition» **www.cochlea.org**, par Rémy Pujol et al., NeurOreille, Montpellier.

Pour ceux qui ne pourraient consulter ce site, nous présentons un résumé simplifié de l'anatomie de l'oreille. Avant de donner au patient qui vient nous consulter des explications sur ce qui se passe au niveau d'un acouphène, il est indispensable de lui expliquer, d'une manière simple, comment est constituée une oreille, siège de sa douleur.

L'ANATOMIE DE L'AUDITION

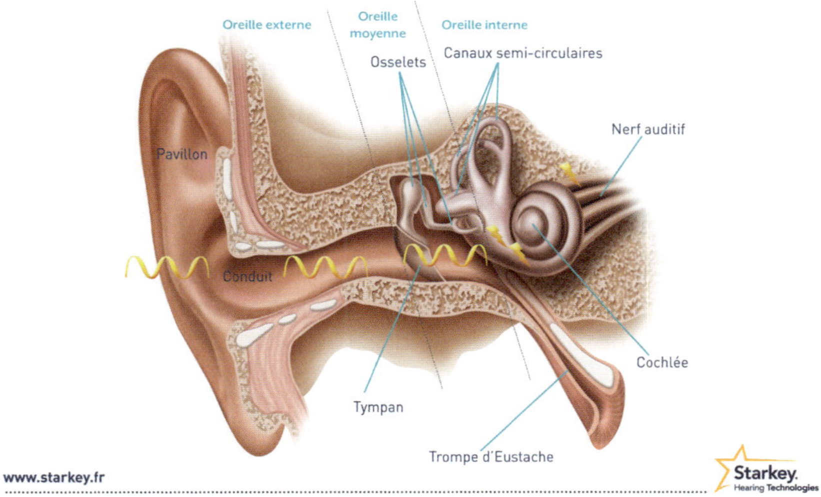

Coupe d'une oreille complétée avec l'aimable collaboration de la société STARKEY®

Il existe trois parties essentielles successives de la partie «périphérique» de l'oreille, c.à.d. extérieure au cerveau :

1 - L'oreille externe composée :

- a - d'un pavillon qui recueille et concentre les sons (vibrations sonores) vers l'entrée du conduit auditif externe.
- b - du conduit auditif externe.
- c - du tympan, qui va recevoir les pressions sonores et les transmettre à l'oreille moyenne.

2 - L'oreille moyenne : c'est un peu comme «une grosse caisse» délimitée d'une part par le tympan relié mécaniquement par une chaîne de trois osselets à une autre membrane (la fenêtre ovale) fermant l'oreille interne. Les vibrations reçues par le tympan vont donc être transmises et amplifiées à la fenêtre ovale, séparation entre l'oreille moyenne et l'oreille interne.

3 - L'oreille interne : c'est une partie de l'organe très complexe. Il se compose du système vestibulaire, siège de l'équilibre que nous n'aborderons pas, et de la cochlée, le siège de l'audition.

2-3: Aspect médical : explorations, diagnostics, traitements (Rappels succincts).

Conduite à tenir devant un acouphène

Un bilan clinique est réalisé par l'O.R.L.
L'acouphène constitue le motif de consultation parce qu'il gène le patient dans son activité quotidienne, dans son sommeil ou dans sa vie de tous les jours.

Le patient décrit un simple sifflement ou un bourdonnement, parfois un bruit intense, complexe devenant insupportable. Les acouphènes sont soit latéralisés à droite ou à gauche dans 21 % des cas, soit bilatéraux ou entendus au centre de la tête dans les autres cas.

Face à cette plainte, il faut écarter par un examen O.R.L. complet toute cause d'acouphène objectif que l'on peut enregistrer physiquement avec un petit micro. Des traitements médicaux ou chirurgicaux appropriés peuvent être envisagés.
Lorsque l'ORL a établi le diagnostic d'acouphènes subjectifs que seul le patient perçoit, il pratique un bilan otologique complet, anatomique et fonctionnel pour différencier les acouphènes présentant des causes otologiques des acouphènes «idiopathiques» ((sans cause connue)).

L'examen audiométrique

Une déficience auditive est retrouvée dans 90% des cas : sur l'audiogramme du patient, la courbe est plus basse que la normale.

Ceci ne signifie pas que l'appareil auditif périphérique (soit intact dans tous les autres cas pour deux raisons :

- l'exploration des hautes fréquences très aigues : au-dessus de 8.000Hz n'est pas toujours effectuée : des auteurs espagnols ont effectué une évaluation clinique des patients acouphéniques et montré l'anomalie de l'audiométrie en haute fréquence dans 9% des cas.

- l'examen audiométrique classique ne teste qu'une partie des fréquences. Des pertes auditives peuvent exister sur des fréquences intermédiaires. L'une des composantes fréquentes de l'acouphène se situe souvent vers la fréquence 3.400Hz, fréquence rarement testée.

D'autres explorations peuvent être envisagées par l'O.R.L..

Elles concernent :

- L'étude des otoémissions acoustiques découvertes en 1978 !
- Les potentiels évoqués auditifs du tronc cérébral (PEA).
- Les autres explorations fonctionnelles audiologiques dont le masquage.
- L'exploration habituelle de l'acouphène.
- La détermination de la localisation fréquentielle.
- La détermination de l'intensité de l'acouphène.
- La détermination des seuils de douleur.
- L'évaluation objective de l'acouphène.
- Elles sont présentées dans les annexes 17-1 a et 17-2.

2-4 : Prise en charge thérapeutique des acouphènes

En présence d'un acouphène subjectif, le diagnostic d'une pathologie otologique ou générale ayant été posé, l'O.R.L. prescrira les traitements médicamenteux adaptés.

La prise en charge thérapeutique de l'acouphène proprement dite impose un entretien de longue durée avec le patient permettant d'accorder une attention toute particulière à sa plainte. Cet entretien évalue également les conséquences psychologiques de la gêne ressentie par le malade et s'appuie sur l'exploration et la caractérisation de l'acouphène pour mettre en œuvre les moyens thérapeutiques suivants :

- médicaux (par le corps médical),
- stimulations électriques,
- une prise en charge pluridisciplinaire comportant :
  > appareillage auditif, ou générateurs de bruit blanc : G.B.B. ou dérivés.
  > prise en charge comportementale avec traitements correspondants.
  > la prévention, les conseils.

Pour information, les «masqueurs d'acouphènes» sont globalement abandonnés depuis 1990.

Les thérapeutiques médicales (pour information)

Les diverses drogues proposées tentent de s'adapter aux données physiopathologiques mais offrent des résultats incertains tant qu'il n'existera pas, comme déjà dit, de classification plus précise des acouphènes. Cette thérapeutique passe avant tout par la prévention qui fera l'objet de conseils d'hygiène prodigués au patient sur la base de l'étude des facteurs d'aggravation : le malade devra éviter de s'exposer aux bruits forts, éviter l'alcool, le tabac, la caféine, le thé, le chocolat ainsi que toute drogue comme par exemple la marijuana, entre autres, qui peut induire des acouphènes.
Du point de vue thérapeutique, le patient devra éviter tout médicament susceptible de provoquer des acouphènes et une hypoacousie tels par exemple les salicylés (l'aspirine), les dérivés de la quinine, les aminosides, l'indométacine et le cysplatinium. La liste est très longue ! A voir avec son médecin.

Certains traitements spécifiques existent qui seront proposés par l'ORL. Diverses thérapeutiques vaso-actives ont été utilisées ayant donné ici ou là de bons résultats mais dont l'efficacité n'a jamais été statistiquement démontrée.

Les stimulations électriques

Seuls les courants continus positifs pulsés sont efficaces : la stimulation peut être délivrée soit par voie transcutanée, soit directement sur le promontoire. De nouvelles techniques de stimulation au niveau de la vertèbre C2 ou de la mâchoire visent à traiter certains acouphènes somato-sensoriels.

La stimulation électrique a été aussi appréciée après implantation cochléaire et diverses équipes ont fait état d'amélioration partielle de la sonie des acouphènes sans pouvoir en faire de déduction significative (j'ai mon idée, voir : paragraphe 7-48-f).

L'inconvénient de la stimulation électrique réside dans le fait que la suppression de l'acouphène ne va durer que le temps de la stimulation. Par contre, la tolérance psychologique de cette stimulation électrique paraît excellente.

Les techniques de masquage

Principes de la masquabilité des acouphènes : c'était une technique initiée dans les années 1970-1990 pratiquement abandonnée depuis 1991, au Congrès International des Acouphènes de BORDEAUX. Il faut toutefois en informer les patients qui espèrent encore de son usage. Ce sujet complexe est présenté en annexe 17-2.

2-5 : Acouphènes : approches et descriptions, (à l'usage des patients non professionnels).

Comme déjà indiqué, mes recherches (pour diminuer la perception des acouphènes) ont commencé dès les années 1974. C'était le désert puisqu'il était toujours affirmé : *«il n'y a rien à faire, il faut vivre avec»* ! Je me suis appuyé sur des publications médicales de l'époque qui ont bien sûr évolué. Entre autres, je puisais des extraits d'un livre du Docteur J. BOUCHE, Oto-rhino-laryngologiste des Hôpitaux de Paris qui seront reproduits en écriture italique. Les connaissances ont naturellement évolué. Le professeur en neurosciences Rémy PUJOL et le professeur Jean Luc PUEL, qui lui a succédé comme

Directeur de INSERM 283 de Montpellier, sont des sommités mondialement reconnues et appréciés. Nous conseillons au lecteur de visualiser leur site http://www.cochlea.org/content/view/full/87 qui présente leurs approches et leurs analyses. Les connaissances progressent régulièrement mais demandent beaucoup de temps et d'investissements pour améliorer leur élaboration et trouver de nouvelles molécules.

Il nous a semblé utile de présenter dans l'annexe 17-1b une partie des traitements de tous ordres proposés par les chercheurs et qui ont été testés par les médecins O.R.L., pour démontrer qu'ils ont cherché dans de nombreuses voies. Mais la liste n'est pas exhaustive et n'entre pas dans le cadre de mes activités. Dans le rappel d'informations médicales qui va suivre, des explications accessibles aux patients et quelques annotations *audacieuses* de l'auteur sont imprimées en caractères normaux.

Extraits du livre du Dr BOUCHE :

Dans cet exposé, nous envisagerons avant tout l'étude des bourdonnements d'oreille et si nous devons, en cours de route, parler de vertige, c'est que le bourdonnement est un des signes de la maladie ou des syndromes ((association de plusieurs symptômes)) de Ménière.

GÉNÉRALITÉS

On peut définir l'acouphène comme un son, un bruit plus ou moins complexe, mais en tout cas, une sensation auditive, perçue par le malade en dehors de toute source sonore extérieure.

Son caractère essentiel est d'être un bruit anormal, non articulé, dont la comparaison avec un bruit connu est souvent difficile. Ce caractère permet de différencier l'acouphène de l'hallucination auditive ; dans ce cas le malade croit entendre des bruits, des sons normaux, articulés (musique, paroles). Cette différenciation est le plus souvent facile, pourtant il faut connaître la possibilité d'intrication des deux phénomènes :

- Hallucinations greffées sur un bourdonnement vrai, et nous voyons déjà apparaître l'importance du psychisme dans le bourdonnement d'oreille.

- Acouphènes à caractères hallucinatoires dans certaines lésions corticales temporales.

L'interrogatoire doit faire préciser les qualités du bourdonnement, sa hauteur, son timbre et son intensité, son rythme, bruit continu ou rythmé, pulsatile par exemple. Ce qui permet d'établir un schéma classique mais sans valeur absolue.

Les bruits graves et rythmés naîtraient dans l'oreille moyenne, au contraire les acouphènes aigus et continus qui indiqueraient une lésion de l'oreille interne ou des voies cochléaires.

Mais plusieurs bruits peuvent coexister ou se succéder chez un même malade et la sensation subjective est toujours mal définie. C'est pourquoi il peut être intéressant d'analyser audiométriquement l'acouphène, surtout dans les bruits unilatéraux ; on en précise ainsi la fréquence exacte par comparaison avec un son envoyé dans l'autre oreille, et l'intensité par l'intensité de l'assourdissement nécessaire pour masquer le bourdonnement.
En clinique, deux classes d'acouphènes sont d'opposition facile, les acouphènes objectifs et les acouphènes subjectifs.

- Les bourdonnements objectifs

Ce sont ces bourdonnements qui sont entendus à la fois par le malade et par l'examinateur. Ils sont des plus rares et on les divise en quatre variétés suivant leur étiologie.
***- Les bruits cavitaires** sont des bruits de décollement nés dans la trompe d'Eustache* ((NDLR : ces bruits se produisant au moment de la déglutition, des variations de pressions atmosphériques dues aux changements de temps et d'altitudes. Le patient déclare aussi avoir une impression d'eau dans les oreilles)).

***- Les bruits articulaires** sont ceux nés dans l'articulation temporo-maxillaire. Ils sont passagers et n'offrent guère d'intérêt* ((NDLR :

il est cependant intéressant de consulter un spécialiste de l'occlusion dentaire. Elle peut être perturbée par des déséquilibres posturaux, par des dents manquantes, des tensions de la boîte crânienne, de matériaux composites dans la bouche, etc., qu'il faut traiter)).

Au contraire les acouphènes d'origine vasculaire ou musculaire, malgré leur rareté, demandent des examens plus poussés.

- ***Les bourdonnements vasculaires*** *sont le plus souvent des bruits artériels, à caractère pulsatile net. Ils sont dus à une lésion vasculaire, anévrisme ou thrombose, dont le siège est proche de l'oreille.*

Parmi les cas les plus récents, nous avons relevé une observation de NANNINGA où on retrouvait un bruit artériel qui disparaissait à la compression de l'artère auriculaire postérieure et cette manœuvre faisait remonter l'audition de 30 db sur la fréquence 4000. La ligature de l'artère auriculaire postérieure puis de la carotide externe ne donna pas de résultat (!).

Voir aussi chapitre 7-31 le cas de Mme D. qui a présenté un acouphène objectif sur une oreille, de fréquence aigüe, pendant 20 secondes, et que j'ai clairement entendu à plus de 2 mètres d'elle !

- ***Les bourdonnements musculaires***.

Depuis longtemps on avait remarqué que certains bourdonnements objectifs, à rythme rapide s'accompagnaient parfois de clonus musculaire, de myoclonies des muscles du voile du palais, de la langue, des masticateurs et on pensait que le bruit de l'oreille pouvait être expliqué par un clonus des muscles de la trompe (myoclonie du voile) ou par le clonus de la caisse : muscles du marteau ou de l'étrier.

Une contraction prolongée des muscles frontaux (donc tension : voir plus loin) *a permis à un O.R.L. de déclencher un acouphène par contraction probable du muscle de l'étrier innervé aussi par le facial et, faisant un audiogramme pendant cette manœuvre, il obtint un déficit de 15 dB sur certaines fréquences.*

Les bourdonnements objectifs sont donc rares, mais en dehors de leur caractère d'objectivité, il faut en retenir qu'ils sont perçus par une oreille normale, ce n'est qu'un bruit de voisinage pouvant masquer en partie l'audition, mais dès la disparition du bruit l'audition redevient normale. On peut ajouter que, le plus souvent, malgré l'intensité apparente du bruit, le bourdonnement objectif est paradoxalement bien supporté.

Au contraire, dans les bourdonnements subjectifs, l'audition est toujours déficitaire. Il n'y a pas de bourdonnements vrais, prolongés, sans atteinte cochléaire ; parfois même il y a un syndrome vestibulaire associé. On peut même dire qu'un bourdonnement sans chute auditive clinique et surtout audiométrique doit être tenu pour suspect et faire envisager une étiologie psychogène.

- Les bourdonnements subjectifs

L'étude des bourdonnements subjectifs est encore limitée par nombre d'inconnues. C'est toujours physiologiquement une sensation sonore anormale transmise par les voies cochléaires, mais l'origine du bruit peut se retrouver à n'importe quel étage des voies de l'audition.
Les observations cliniques et postopératoires permettent de préciser certains points.

- *Dans toute surdité chronique, il y a des bourdonnements ou ils peuvent manquer.*
- *Dans les surdités évolutives, la cophose totale ((perte complète de l'audition)) peut faire disparaître le bourdonnement, mais parfois il persiste.*
- *Après destruction chirurgicale du labyrinthe, le bourdonnement peut cesser ou persévérer.*
- *Bien plus, après section totale de la huitième paire, les acouphènes persistent dans un grand nombre de cas.*

Il est difficile d'expliquer cette persistance des acouphènes après suppression de la voie centripète. On ne saurait retenir l'hypothèse d'une autre voie nerveuse, la sensation sonore ne peut passer que par les voies de l'audition et il faut donc admettre que, dans ces cas, quelque chose se passe dans les centres au-dessus du nerf sectionné (voir le cas de Monsieur C... exposé au chapitre 4-2-b). *C'est l'opinion d'ATKINSON.*

Surdité et bourdonnement seraient comparables aux syndromes d'anesthésie douloureuse ((ensemble de signes classiques et de symptômes)). *Tout se passe, écrit-il, comme si la sensation paresthésique ne restait pas périphérique à son siège d'induction. Elle passe à l'étage central où la réponse sonore persiste comme dans les paresthésies des moignons ou les douleurs du membre fantôme chez les amputés* ((mémoire «secondaire» : voir mon hypothèse en 4-4 c)).

Une autre hypothèse peut être envisagée, la dégénérescence des fibres nerveuses pourrait atteindre le premier relais nucléaire et l'incitation pourrait alors se faire à cet étage bulbaire et non plus au niveau de l'organe périphérique ou à l'étage tronculaire.

Une dernière hypothèse est à avancer, c'est que l'intégration de l'acouphène soit purement psychique, sans lésion anatomique vraie des centres. Or l'élément psychique est toujours des plus importants chez les bourdonnants chroniques, nous le retrouverons.

((NDLR: Une autre hypothèse pourrait-elle être envisagée ? L'acouphène ayant une composante vibratoire, pourrait-il transmettre à une «mémoire» du cerveau voisine de l'oreille une information qui serait stockée et entretenue par l'activité vibratoire de l'organisme ?))

La mémoire de l'eau de BENVENISTE n'a-t-elle pas été réfutée pendant des lustres avant d'être reconnue ? Voir chapitre 2-6 et rappel en 4-4-c.

Les traitements, la résection, les vitamines, les traitements de l'allergie, les traitements particuliers, l'action sur le plexus tympani, le traitement chirurgical, les agents physiques et les régimes sont évoqués dans l'annexe 17-1.

2-6-1 : Fonctionnement normal de l'oreille

Depuis plus de 40 ans que nous cherchons à comprendre l'acouphène, on constate que la plupart des médecins n'ont pas de solution médicale performante à proposer. Pour notre part, dans la mesure où nous arrivons à diminuer efficacement la perception de l'acouphène pour plus de 90% de nos patients, on peut imaginer qu'il y a peut-être des pistes différentes dans d'autres domaines. N'étant ni chercheur professionnel, ni scientifique, mais acouphénique moi-même, pratiquant dans l'audioprothèse, l'optique, l'optométrie et ouvert à d'autres thérapies, ayant rencontré des aspects probants d'améliorations pour des patients chroniques en état d'échec médical avéré depuis des années, nous aimerions vous imager ce qui, à notre sens, pourrait se passer dans une oreille, avec une approche axée sur les pressions sonores, les fréquences et les phénomènes de résonances. Nous aborderons de plus les conséquences de toutes les tensions physiques, mentales, psychiques, psychologiques qui peuvent interférer dans le fonctionnement de l'oreille et dans d'autres organes.

Revisitons maintenant l'oreille dans cette optique (voir schéma de la coupe d'oreille page 23).

1 – Dans l'oreille externe :

- **a** - Les sons : ce sont des vibrations sonores : 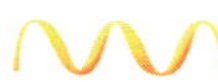
- **b** - Ce conduit auditif externe est un amplificateur naturel privilégié de la fréquence 3.400 hertz (Hz), son aigu, de près de 18 dB. Une expérience a mis en valeur cette résonance du conduit auditif externe : on a placé un haut-parleur au niveau du pavillon de l'oreille d'un patient et un petit microphone au niveau du tympan, relié à un enregistreur. Un balayage sonore de fréquences, des sons graves aux sons aigus, est réalisé à un niveau sonore de 60 décibels. On s'attend à enregistrer au niveau du tympan des valeurs identiques au niveau de toutes les fréquences. Or, comme le montre le graphe ci-dessous, les sons de fréquence 3.000Hz sont mesurés à 78 décibels.

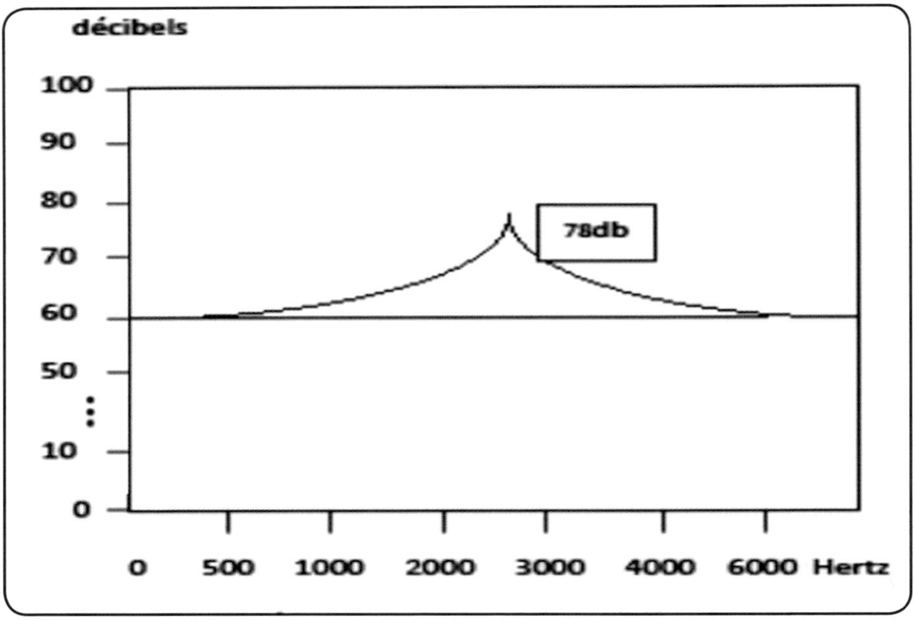

La ligne horizontale représente le niveau d'émission du balayage de sons (60 dB)

La ligne avec le pic à 78dB représente les valeurs d'enregistrement au niveau du tympan.

Ceci représente un pic de résonance de 18dB ! Rappel : les décibels sont des unités de pression logarithmique : Il faut préciser par exemple qu'une augmentation de 3dB double la pression sonore !
Par contre, que se serait-il passé si l'émission du balayage avait été réalisée à un niveau d'émission de 110 décibels ? Pour des raisons de sécurité évidentes ceci n'a pas été réalisé. On peut logiquement imaginer que le pic de résonance transmettrait à l'oreille interne des énergies traumatisantes au niveau de la fréquence 3400 Hertz (ou son harmonique 6.800Hz). On comprend mieux ainsi les dégâts produits par des sons aigus importants (bals, concerts, chasse etc.) qui ont des conséquences regrettables sur la perte de sensibilité auditive et sur l'apparition et l'amplification d'un acouphène. Ceci confirme bien sûr l'impérieuse nécessité de protéger les oreilles pour éviter (ou limiter !) une dégradation de l'oreille interne.

- **c -** Le tympan va recevoir toutes les pressions sonores et les transmettre à l'oreille moyenne.

2 – Dans l'oreille moyenne : on pourrait la comparer un peu à «une grosse caisse» avec une grande membrane - le tympan - et une autre 20 fois plus petite - la fenêtre ovale. La chaîne ossiculaire (marteau solidaire du tympan, enclume, étrier solidaire de la fenêtre ovale) va transférer les pressions sonores (aériennes) reçues par le tympan à la fenêtre ovale avec une amplification de 60% environ, pour les transmettre ensuite aux liquides de l'oreille interne : .

Par ailleurs, la trompe d'Eustache est un conduit fibro-cartilagineux fortement vascularisé. Il permet de faire communiquer cette cavité tympanique avec les fosses nasales. Nous analyserons en 7-43 les dysfonctionnements qui peuvent intervenir. Normalement, elle assure une pression identique de part et d'autre du tympan. Pour un fonctionnement optimal, il doit exister une pression identique dans le conduit auditif externe et dans la «fosse nasale» : c'est en temps normal la pression atmosphérique. Une inflammation de cette trompe d'Eustache va perturber le fonctionnement de la cavité tympanique, créant parfois une dépression. Le tympan se trouve rétracté et vibre moins bien donnant une impression «d'oreille bouchée» ou «d'eau dans les oreilles». «L'amplification» de l'oreille moyenne est donc diminuée : ceci va provoquer un défaut de transmission, donc une perte auditive de transmission. Nous verrons plus loin que ceci peut provoquer une apparition ou une augmentation de la perception de l'acouphène.

Des perturbations diverses peuvent altérer le bon fonctionnement de cette oreille moyenne. Invasion de cellules au niveau des cavités mastoïdiennes, blocages progressifs de la chaîne ossiculaire : c'est l'otospongiose. L'absence de cette chaîne ossiculaire (rupture, luxation, destruction), une otite sèche, une otite séreuse avec de la «glue», une perforation tympanique vont provoquer également un défaut de transmission des sons, donc une perte auditive et, comme indiqué précédemment, peuvent provoquer une apparition ou une augmentation de la perception de l'acouphène.

Signalons également la présence dans cette oreille moyenne des muscles de l'étrier et du marteau qui servent à protéger l'oreille contre les agressions sonores importantes. Il est commandé par le système limbique (très complexe) qui va générer des neurotransmetteurs, créant ainsi au niveau du muscle des petites décharges électriques et lui «ordonner» de se contracter et diminuer ainsi l'amplification des sons si le niveau sonore est trop élevé. L'oreille peut être ainsi protégée de 10dB environ pendant un période limitée.

Les contractions mécaniques de ce muscle vont agir sur la chaîne ossiculaire exactement comme si c'était un son extérieur à l'oreille qui avait actionné la chaîne ossiculaire. Ceci explique certains sons perçus par les patients acouphéniques qui évoquent des séries de «clacs, clacs, clacs». Ceci explique aussi certaines prescriptions de Rivotril par exemple pour calmer ces décharges anormales et inadaptées, avec des résultats souvent controversés (voir chapitre 7-3).

De plus, l'ouverture ou la fermeture de cette trompe d'Eustache peut provoquer des différences de pression dans l'oreille moyenne, ce qui crée également des bruits qui sont perçus par le patient.

3 – Dans l'oreille interne :

C'est un organe composite très sophistiqué qui a été étudié depuis très longtemps par d'éminents anatomistes et physiologistes. De nombreuses théories très complexes évolutives ont permis de mieux comprendre ce qui se passe. Rappelons que des ouvrages spécialisés à caractère scientifique cités en référence ((et sur Internet, compulser «Voyage au Centre de l'Audition» www.cochlea.org, par Rémy Pujol et al., NeurOreille, Montpellier)) permettront au lecteur d'approcher l'anatomie et la physiologie précises de ces deux systèmes. Nous ne nous permettons pas d'en faire une description exhaustive. Nous essayerons à nouveau de comprendre ce qui pourrait être à l'origine de l'acouphène.

L'oreille interne est composée du système vestibulaire d'une part, siège du sens de l'équilibre dont nous ne parlerons pas ici, et de la cochlée d'autre part, siège du sens de l'audition. Cette dernière a une forme d'escargot, d'où son nom. Sa description interne est trop complexe pour être décrite en totalité. Le rôle des liquides de la rampe vestibulaire et de la rampe tympanique est très important : les pressions alternatives de l'étrier sur la platine de la fenêtre ovale transmettent les vibrations dans la rampe vestibulaire sous forme d'ondes .

Pour chaque cycle du son stimulus se reproduisent ces mêmes phénomènes de sorte que nous n'avons pas une onde, mais plusieurs ondes de propagation successives battant la fréquence du stimulus et cheminant le long de la membrane basilaire qui entre ainsi en résonance. Ces ondes ne parcourent pas la même distance suivant la fréquence du son d'origine. Ceci est dû aux caractéristiques de l'organe : la membrane basilaire est d'autant plus large et d'autant moins rigide que l'on s'éloigne des fenêtres pour se rapprocher de l'hélicotréma (D'après le «PRECIS D'AUDIOMETRIE CLINIQUE» 6ème édition de Michel PORTMANN et Claudine PORTMANN). C'est un passage situé à l'extrémité de la membrane basilaire. Il permet aux liquides de la rampe tympanique de passer dans la rampe vestibulaire. Comme les liquides sont incompressibles, un déplacement immédiat d'une partie des liquides labyrinthiques ((riches en sodium Na^{+})) ne peut se faire que grâce à l'action compensatrice de la fenêtre ronde, autre membrane de séparation entre l'oreille moyenne et la cochlée. (Voir fig. 4-4-c1).

Le canal central de la cochlée très complexe ((riche en potassium K^{+})) contient l'organe sensoriel de l'audition, l'organe de Corti, tapissé des cellules sensorielles auditives : les cellules ciliées ((15.000 environ à la naissance par cochlée)). Schématiquement, nous allons évoquer deux membranes qui fonctionnent dans les liquides de la cochlée :

la membrane basilaire et *la membrane tectoriale* qui vibrent dans la périlymphe ((liquide remplissant la cochlée)).

La mise en mouvement du canal cochléaire, et plus particulièrement de la membrane basilaire, provoque un fléchissement rythmique des cils des cellules sensorielles ((les cellules ciliées externes - CCE)).

Elles possèdent des propriétés d'électro-motilité. Il se produirait un phénomène de résonance de ces cellules ciliées externes en fonction de la fréquence des ondes transmises.

Au sommet de ces cellules, des stéréocils sont en contact avec la membrane tectoriale. Les fléchissements de ces stéréocils sous l'effet de la résonance précitée des cellules ciliées externes vont créer un «découplage» provoquant des influx nerveux , petits courants électriques qui transforment l'onde sonore en signal électrique
Ces informations vont cheminer vers les aires auditives.

Il est souhaitable de prendre en considération le rôle important des boucles système afférent - système efférent. Ceci concerne les «informations» qui montent au système limbique et celles qui en reviennent. Elles ont un rôle inhibiteur qui freine l'activité et protège contre les surstimulations au niveau de la base des cellules ciliées internes (CCI). Elles ont aussi un rôle d'atténuation des mécanismes actifs au niveau des CCE, jouant un rôle de «filtre» très important dans l'épuration et le contrôle d'intensité des informations dans le bruit (effet cocktail).

Une attention particulière doit être portée sur la structure même de cette membrane basilaire. Dans un article paru chez MASSON (Annales Oto-Laryng. (Paris), 1990, 107, 36-47. Rémy PUJOL INSERM 83 et Université de Montpellier) et au cours d'une conférence à TOURS en 1996, le Professeur en neurosciences Rémy PUJOL avait présenté cette membrane comme ayant une section trapézoïdale de section croissante de la base de la membrane ((sensible aux fréquences aigües)) à son apex ((sommet de la membrane basilaire)) sensible aux fréquences graves.

Dans la zone correspondant à la fréquence 3.000Hz, elle pourrait être composée en fait de deux parties de structures différentes qui se succéderaient graduellement. Cette transition progressive des sections de cette membrane pourrait être comparée au passage du jour à la nuit, sans être forcément visible. Or cette variation se situerait vers la fin de la première spire de la cochlée. Ce serait également dans cette zone que la vascularisation de cet organe par des capillaires ((il n'y a en effet ni artère ni artériole pour alimenter en sang l'oreille interne)) serait plus faible, d'où risque d'ischémie ((souffrance circulatoire en cas de baisse de tension artérielle)).

C'est également, rappelons-le, la zone fréquentielle qui est la plus agressée par les sons de fréquences centrées sur le 3.400Hz par l'effet amplificateur de résonance du conduit auditif externe exposé au sous-chapitre précédent «oreille externe». Ces éléments seraient-ils responsables d'une activité anormale et excessive de la membrane basilaire et de la présence presque constante des acouphènes dans cette zone fréquentielle ? Les chercheurs pourront peut-être nous le confirmer dans l'avenir.

La communauté scientifique actuelle considère que la membrane basilaire supporte des cellules ciliées externes et internes qui ont chacune un rôle déterminé et une activité d'électro-motilité qui leur est propre. Pour notre part, très modestement, et avec toutes les réserves qui s'imposent, nous allons considérer et évoquer ce qui semblerait pouvoir se produire dans le cas des acouphènes.

Deux hypothèses anciennes étaient retenues : celle de la résonance selon Helmholtz et celle de l'onde propagée de Békésy. La première évoquait à l'époque, que la cochlée se comportait comme une batterie de «résonateurs» faiblement amortis, de fréquences différentes, reliés entre eux «comme par des petits ressorts». Selon cette approche «tonotopique», chaque résonateur vibrait à sa propre fréquence (on pourrait comparer un peu cela avec un clavier de piano dont les touches sont reliées à des cordes de fréquences bien définies produisant des sons de fréquences adaptées appelées «notes» en musique).

Rappel : Les premiers résonateurs sont proches de la fenêtre ovale et correspondent aux fréquences aiguës. Les derniers résonateurs sont situés au sommet du limaçon et correspondent aux fréquences graves. *A côté d'une telle mécanique cochléaire passive, il existe des processus actifs qui permettent d'apporter une explication cohérente au problème capital de la sélectivité en fréquence de la cochlée. Des cellules ciliées externes, il y en a environ 15.000 dans chaque oreille interne, et des cellules ciliées internes sont «fixées» sur ces résonateurs. Les sommets de ces cellules ciliées sont en contact avec une autre membrane appelée membrane territoriale. Le sujet étend très compliqué, nous suggérons à nouveau personnes intéressées de s'orienter vers les sites spécialisés.*

2-6-2 : Hypothèses de dysfonctionnements de l'oreille en cas d'acouphènes

Que se passe-t-il maintenant lorsqu'une oreille a été fragilisée par des traumatismes sonores, physiques, médicamenteux ou autres agressions de tout type :

- *Selon Rémy PUJOL, Professeur émérite en neurosciences, «l'hypothèse fonctionnelle la plus probable de la génération des acouphènes serait due aux traumatismes sonores brusques ou répétitifs et aux problèmes d'ischémie ((insuffisance d'irrigation sanguine)). Cette «souffrance» circulatoire est suivie d'une accumulation de glutamate et d'aspartate dans le liquide extracellulaire. Aggravée par une déficience en oxygène et en glucose, cette accumulation provoque alors la mort cellulaire. La destruction «glutamatergique» causée par un excès de glutamate ((c'est le neurotransmetteur excitateur principal dans le système nerveux central des mammifères)) peut provoquer la destruction de neurones dans certaines parties du cerveau (dont la rétine et l'oreille interne), des terminaisons du nerf auditif déclenchant une sorte d'épilepsie de ces fibres».*

En ce qui concerne les traumatismes sonores, une surdité acquise par ototoxicité liée à la surexposition au bruit peut s'installer. Il faut préciser que l'agression d'une oreille est fonction de l'intensité en relation avec la durée d'exposition. L'oreille peut se protéger de 10db environ grâce à la contraction des muscles du marteau et de l'étrier, mais ceci pendant un certain temps seulement ! Par un phénomène de fatigue durant le temps d'exposition, une oreille soumise à des bruits de plus de 90 dB pendant une longue période ou bien par exemple de plus de 120 dB sur une période plus courte va être détruite en partie, dans les fréquences aigües mais surtout dans la zone de fréquence 3400 Hz, car elle ne peut plus se protéger des sons forts. Cette fréquence correspond, «comme par hasard», à la fréquence de base fréquente des acouphènes (avec son harmonique supérieure 6.800Hz ou inférieure 1.700Hz).

Selon le Professeur de Biophysique Christian GELIS de l'Université Montpellier (dans son livre : «Bases techniques et principes d'application de la prothèse auditive» chez SAURAMPS): dans le cas où le mécanisme actif ((les CCE)) est défaillant ou absent, il ne subsiste que le mécanisme passif, et le pic d'amplitude de déplacement transversal de la cloison cochléaire est moins haut et plus large que sur une cochlée normale. La stimulation des CCI est moins forte, mais encore grossièrement tonotopique ((rappel : organisation fréquentielle de la perception des sons au niveau de la membrane basilaire de la cochlée)).

Nous avons soumis pour notre part une hypothèse complémentaire depuis 40 ans, sans réponse à ce jour. Sous l'effet de traumatismes sonores, de souffrances du système circulatoire et de mouvements trop brusques et trop importants, un certain nombre des cellules ciliées ont été partiellement ou totalement détruites. Cette membrane basilaire pourrait-elle être «étirée», distendue et présenter une certaine laxité permettant une amplitude de mouvements augmentée et entrer ainsi «en résonance» ?

On pourrait imaginer qu'il n'existe plus, en certains endroits de la membrane, que des «moignons» de cellules ciliées. De ce fait, l'extrémité des cellules n'est plus en contact comme normalement avec la membrane tectoriale, et les cellules ciliées externes, bénéficiant d'une liberté et mobilité plus grande, bénéficieraient d'une amplitude de mouvements plus importante. On est à nouveau en présence d'un phénomène de résonance, comme dans l'expérience exposée plus loin de la bille ou de la goutte de café.

Mon attention avait été attirée à plusieurs reprises par des cas particuliers de phénomènes de résonances qui semblaient être la cause initiale de l'acouphène. J'ai moi-même, depuis plus de 40 ans, des acouphènes bilatéraux qui m'ont permis d'être motivé pour trouver des solutions d'une part, mais aussi d'aborder différemment l'approche des acouphènes d'autre part.

Au début, je percevais un sifflement dans l'oreille gauche, ce qui est statistiquement plus fréquent. Un jour, écoutant dans un fauteuil la télévision, à 5m environ, je percevais pour la première fois un petit sifflement constant. J'ai placé par hasard ma main près de mon oreille gauche, en forme de conque : je ne percevais plus l'acouphène ! J'ai renouvelé plusieurs fois l'expérience et conclu que la réflexion par la paume de ma main des sons émis par la télévision «neutralisait» un phénomène de résonance à l'intérieur de mon oreille gauche. Les cas cliniques de Madame B… (Voir 4-2-1) et de M.C… (Voir 4-2-2), qui sont des cas extrêmes entre autres, et les cas suivants ont confirmé l'intérêt de cette approche. Au cours de mes études d'optique, nous avions abordé différentes expériences d'interférences et de phénomène de résonances. Monsieur Fresnel, célèbre physicien français, a travaillé entre autres sujets sur les phénomènes de résonance en matière d'optique et de mécanique des fluides.

Considérons par exemple un plan d'eau calme d'une étendue infinie. Laissons tomber une à une des billes identiques en un même point «A» de la surface de l'eau (fig. 2-6-2-1). Lorsque la première bille touche le plan d'eau, il se crée, au point d'impact, des ondes circulaires qui vont se propager théoriquement à l'infini, selon un processus quasi sinusoïdal (fig. 2-6-2-2) bien connu.

Au point d'impact «A», on constate de plus une remontée d'eau d'une valeur «a» ; fig. 2-6-2-3.

Si nous laissions tomber de nouvelles billes, parfaitement identiques,

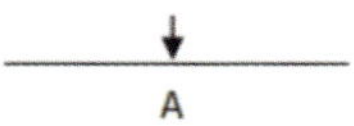

fig. 2-6-2-1

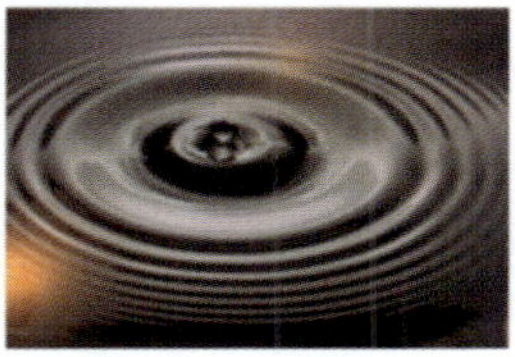

fig. 2-6-2-2

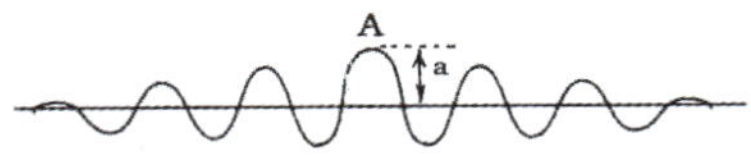

fig. 2-6-2-3

avec une fréquence constante bien définie, toujours au même point d'impact «A», on constaterait que le phénomène de remontée de l'eau va s'amplifier d'une façon très importante : fig. 2-6-2-3, fig. 2-6-2-4, modélisée en fig. 2-6-2-5. L'amplitude pourrait atteindre plusieurs fois la valeur «a» d'où «RESONANCE»

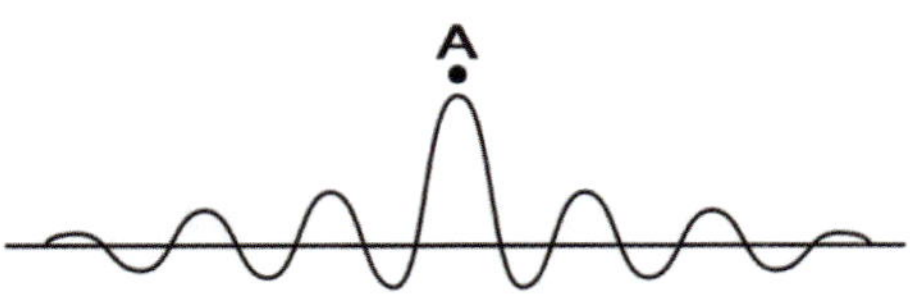

Fig. 2-6-2-4 : amplitude si résonance

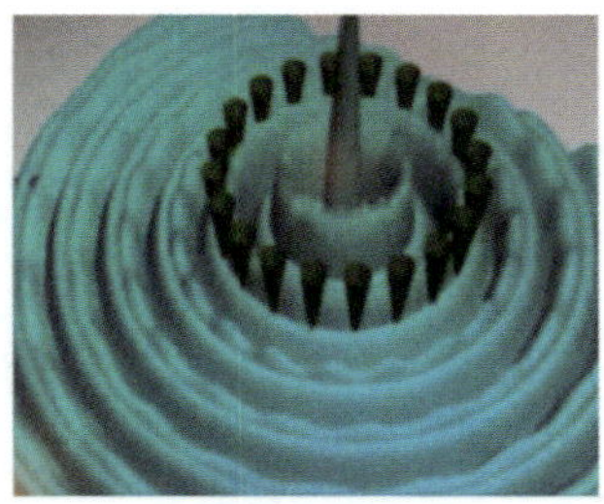

Fig. 2-6-2-5 : modélisation de la résonance

Mathématiquement, l'opération se traduit par l'application à l'oscillateur d'une force F agissant en un point A trajectoire, déterminée par la valeur a1 ((amplitude de l'élongation durant l'intervalle de temps «t» très court)). Les pulsions qui en résultent communiquent à l'oscillateur la quantité de mouvement m v. Le résultat de l'opération n'a d'intérêt que si la période T des chocs est égale à To ou en est très voisine : c'est-à-dire, si l'on est à la résonance ou en son voisinage ou encore si T est un multiple entier simple de To.

Dans le cas du plan d'eau précédemment cité, et en continuant l'expérience, on peut imaginer une amplitude de remontée d'eau pouvant atteindre 10 à 15 fois la valeur initiale «a» en imaginant que les effets d'amortissement ne se produisent pas : frottements.

Si par contre, dans l'expérience précédente, le plan d'eau calme était agité de mouvements aléatoires par tout moyen vibratoire approprié, le phénomène de résonance disparaîtrait, ne permettant plus d'obtenir au point A que des «interférences» pouvant donner lieu à des amplitudes comprises entre «0» ((appelées «nœuds»)) et 2 fois «a» ((appelées «ventres»)). <u>Dans ce cas, la résonance est neutralisée (fig.2-6-2-6).</u>

Fig 2-6-2-6 la résonance est neutralisée.

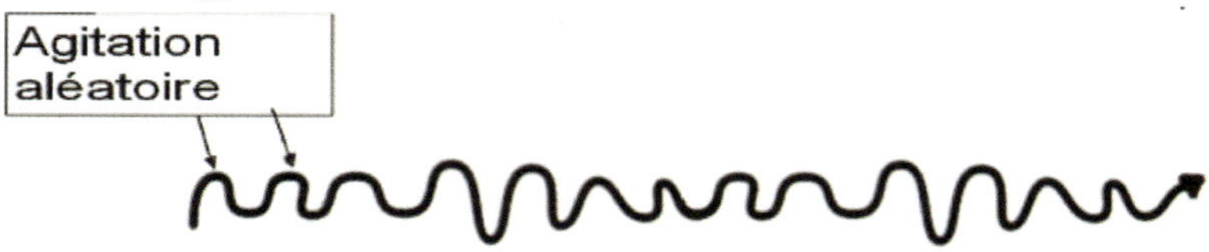

On trouvera plus loin en 4-4-c et dans certains compte-rendus l'application transposée pour la neutralisation totale ou partielle de l'acouphène.

Une certaine publicité télévisée d'une grande marque de café (en capsules) reproduit le même type de phénomène : on constate qu'une nouvelle goutte de café qui tombe dans la tasse immobile crée une colonne de café qui remonte à un niveau très élevé :
fig. 2-6-2-7 : Autre phénomène de résonance

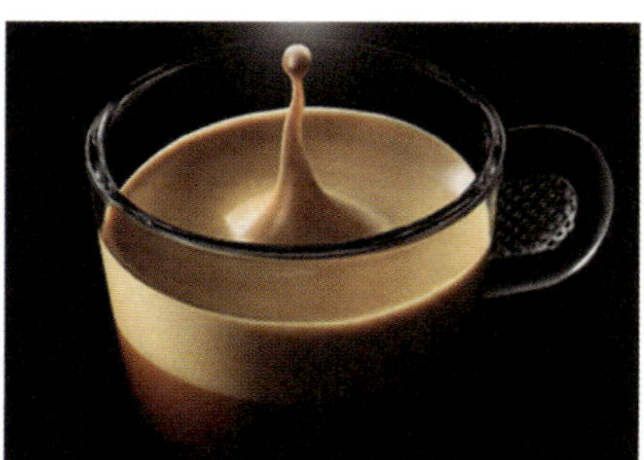

fig. 2-6-7 :
Autre phénomène de résonance

Si on agitait cette tasse d'une manière aléatoire, cette colonne disparaîtrait:
«What else»?

La présentation de la rubrique météo de TF1 utilise pour sa part une séquence de remontée de liquide en forme de couronne, suite à la chute d'une nouvelle goutte de liquide.

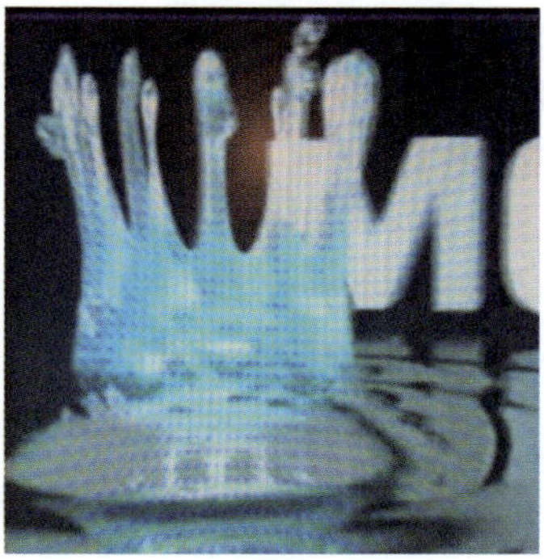

Fig. 2-6-2-8 : Vu à la télé
Autre exemple de résonance : se basant sur la physique quantique, «On dit que le battement d'ailes d'un papillon peut engendrer un typhon à l'autre bout du monde». (L'effet papillon, Evan Treborn).

Compte tenu de certaines expériences et observations au cours d'appareillages auditifs que je pratique depuis 1960, avec des patients et pour moi-même, j'ai imaginé qu'un phénomène approchant pourrait se produire dans la cochlée ((l'une des parties de l'oreille interne contenant des liquides et l'organe de CORTI)), au niveau de la membrane basilaire, souvent «fragilisée» par des traumatismes sonores ou physiques. Des phénomènes vibratoires de type «résonance» pourraient-ils activer cette membrane basilaire dans une ou plusieurs zones fréquentielles, provoquant ainsi l'équivalent d'un son, même, et surtout, dans le silence absolu. On sait fort bien par exemple que certaines personnes peuvent augmenter leur acouphène en contractant très fort ses mâchoires ! (déjà cité en 2-5 : page 27 : «les bourdonnements musculaires» et voir schéma simplifié en 4-4-c).

Contrairement aux exemples de résonances présentés auparavant, le phénomène peut être permanent, entretenu par les vibrations de tous les organes et toutes les cellules de l'organisme. Dans l'Univers, tout est vibratoire et toutes les cellules de notre corps sont en vibrations permanentes. La manifestation vibratoire peut être variable en fonction des variations des tensions de toutes sortes de différentes parties du corps et de bien d'autres causes que l'on ne comprend pas ! (Le corps médical les appelle «idiopathiques»).

On peut imaginer, comme indiqué précédemment, que la membrane basilaire soit fragilisée en une ou plusieurs zones et qu'elle pourrait se mettre à vibrer anormalement en certains endroits correspondant à des destructions plus ou moins importantes. Notre objectif est donc d'activer cette membrane basilaire sur sa plus grande longueur pour «neutraliser» un phénomène de résonance, qui pourrait être une des causes initiales de l'acouphène. L'une de mes collaboratrices avait imagé différemment le principe. Elle nous avait dit : «Imaginons un tissu en soie posé sur une table. S'il existe un «faux pli», il va apparaître visuellement (surtout aux dames !!). Si par contre on froisse l'ensemble du tissu, le faux pli va (apparemment du moins) disparaître».

L'une des applications pratiques au niveau de l'appareillage spécifique consiste donc à «RESTAURER» la fonction auditive selon des critères spécifiques exposés ultérieurement. L'objectif est de mettre en mouvement la membrane basilaire dans sa globalité et «NEUTRALISER» de ce fait (en tout ou partie) le phénomène vibratoire que constitue l'acouphène. Sa perception va diminuer, sans correspondre à une guérison, mis à part quelques cas exceptionnels

Une suppression du phénomène de résonance du canal auditif externe comme décrit plus loin et une protection importante et systématique contre les agressions sonores sont indispensables, comme expliqué dans un autre chapitre.

VOIE DE RECHERCHE : on pourrait résumer cela de la manière suivante: un acouphène est perçu quand l'oreille du patient présente une baisse d'audition associée à une fragilisation de la membrane basilaire, ce qui crée un phénomène de résonance. Si on équipait cette oreille d'un appareil auditif générant une certaine amplification des sons environnants comme décrit plus loin, le phénomène vibratoire serait soit réduit, soit supprimé. C'est très bien, mais pourquoi utiliser un appareil auditif qui coûte cher et dont le patient n'a pas forcément besoin pour entendre !

Aurait-il été possible d'envisager une autre solution ? Que se passerait- il si, au lieu d'amplifier les sons par l'appareil auditif, on amplifiait les sons à la source ?? Par exemple, au lieu de générer des sons à une intensité de 70db par exemple et de les amplifier par un appareil auditif de 20db sur chaque fréquence, on pourrait émettre les sons à 20 db plus fort, soit à 90db, ce qui pourrait paraître équivalent ?

Il y a 40 ans, j'ai testé cette solution dans différentes conditions, mais ça ne fonctionne pas. Il n'y a pas dans la deuxième situation d'efficacité pour diminuer l'acouphène. La différence semblerait venir du fait que les sons de 70db amplifiés de 20db par l'appareil auditif sont reçus au niveau de l'oreille seule (conduit auditif, oreille moyenne et oreille interne) avec un contact mécanique au niveau du conduit auditif qui se transmet à l'oreille interne par les os pouvant ainsi «neutraliser» mécaniquement la vibration de l'oreille interne, alors que l'émission des sons à un niveau de 90db stimulerait en même temps l'oreille et toute la tête, sans pouvoir créer d'interférence bénéfique. Le phénomène de neutralisation ne peut se produire. Il semblerait intéressant que cette interprétation personnelle, avec toutes les réserves d'usage, puisse faire l'objet en laboratoire d'expériences plus précises.

Ceci pourrait suggérer à l'audioprothésiste d'envisager (quand c'est concevable techniquement) dans un premier temps d'adaptation d'équiper l'appareil auditif avec des embouts légers et confortables (dômes, ailettes) qui sont généralement très bien supportés, puis d'adapter des embouts auriculaires sur mesures antiallergiques pour apporter une énergie vibratoire plus efficace au niveau du conduit auditif pour diminuer la perception de l'acouphène. La transmission vibratoire est plus performante.

Autre observation concernant le magnifique tableau des interactions de JASTREBOFF (présenté en 4-4c). Dans ma conférence de 1998 aux Assises nationales ORL, un aspect particulier n'avait pas été abordé, dans la mesure où il s'agissait d'une simple hypothèse personnelle basée uniquement sur des observations cliniques. Dr JASTREBOFF évoque la «mémorisation» effectuée par le système limbique. Pourrait-on imaginer qu'une autre zone du cerveau (????) enregistrerait l'énergie de la perception vibratoire d'un son traduite par un «acouphène» et qui pourrait-être «réinjectée» sous certaines conditions. Une hypothèse concernant une mémoire «mécanique vibratoire» est présentée dans le chapitre 2-6.

Toutes ces explications ne présentent pas de caractère scientifique, nous en sommes conscients, et ceci semble difficile à prouver scientifiquement malgré les très nombreux travaux entrepris mais ce n'est pas notre objectif. Par contre, Il n'en reste pas moins qu'en appliquant la technique TINNITOMÉTRIQUE® qui en découle, nous obtenons dans plus de 90% des cas, une diminution de la perception de l'acouphène, donc diminution de la douleur qui en découle, ce qui est notre objectif principal et prioritaire et celui des patients bien entendu. L'effet est durable dans le temps, non pathogène et peut même encore s'améliorer. D'autres avantages seront exposés ultérieurement. Les résultats prouvent que la sentence «il n'y a rien à faire, il faut vivre avec» est injustifiée et bien regrettable pour le patient.

Nous serions très heureux d'obtenir des avis de spécialistes sur nos hypothèses, même si elles les contredisent. Dans ce cas par contre, nous attendrions qu'ils exposent une technique basée sur d'autres concepts soit aussi efficace que la nôtre!

III – ACOUPHÈNE

3-1 : Présentation de l'acouphène

Connaissances habituelles sur les acouphènes

L'acouphène est révélateur d'une stimulation anormale de l'appareil auditif et il faut d'emblée distinguer les acouphènes objectifs des acouphènes subjectifs.

Des anomalies organiques peuvent provoquer un acouphène objectif, ((voir un cas exceptionnel en 7-31 et 7-44, exceptionnellement perceptible par l'examinateur à deux mètres de distance !)).

Normalement, un microphone sensible placé au niveau de la sortie du conduit auditif externe permet d'enregistrer le bruit perçu par l'oreille du patient (environ 10% des cas). Il peut s'agir :

- D'acouphènes pulsatiles qui sont rythmés par le pouls ((synchrones)), en rapport avec une pathologie vasculaire comme par exemple les tumeurs du glomus-jugulaire, rythmés par la respiration et évoquant une béance tubaire ((de la trompe d'Eustache)).
- D'acouphènes non pulsatiles qui sont alors des bruits de cliquetis provoqués par des spasmes des muscles de l'étrier ou du marteau.

Cependant, l'anomalie générant un bruit interne, la plainte pourra diminuer ou disparaître totalement avec le traitement de la cause.

Les acouphènes subjectifs sont d'une tout autre complexité, et dans ce cas, l'acouphène est perçu par le patient mais non par l'examinateur. Le phénomène a pour origine un trouble fonctionnel situé sur la voie auditive et interprété par le système nerveux central comme un bruit.

On distingue deux cas :

- Les acouphènes en relation avec une pathologie otologique : simple bouchon de cérumen, otite moyenne aiguë, traumatismes sonores, surdité brusque, voire neurinome de l'acoustique.
- Les acouphènes sans raison connue ((appelés idiopathiques)) pour lesquels on ne trouve apparemment pas d'anomalies périphériques, ou de cause définie.

Dans tous les cas, sur le plan clinique, l'élément dominant est constitué par la gêne ressentie (DOULEUR) par le patient : elle entraîne des troubles secondaires parfois graves et appelle un traitement.

La mise en œuvre de ce traitement passe d'abord par la bonne compréhension physiopathologique du phénomène, que l'on doit expliquer sommairement au patient.

3-2 : Physiopathologies des acouphènes

L'oreille est un organe très complexe et très performant. Il n'est pas de notre domaine de présenter d'une façon scientifique ce que les chercheurs spécialisés ont pu découvrir progressivement depuis de longues années. Nous suggérons de consulter les sites spécialisés pour en connaître les détails. Nous présentons sur notre site et avec toutes les réserves citées précédemment quelques notions liminaires qui nous semblent nécessaires pour que les patients puissent comprendre le fonctionnement complexe, tirées de livres du Professeur Jean Marie FAUGERE ORL de Versailles (voir références ci-dessous) et des approches du Professeur Rémy Pujol de Montpellier. Elles sont imprimées en italique ((les NDLR sont en écriture droite)).

Cette partie un peu complexe peut être éludée par le lecteur.

a : Quelques rappels de physiologie de l'oreille interne

Les cellules neurosensorielles de l'organe de CORTI sont de deux types :

> *Les cellules ciliées internes qui constituent les transducteurs passifs mécano – électriques* ((elles transforment des phénomènes vibratoires en petits courants électriques)) à l'origine de l'influx nerveux auditif: celui-ci est sous la dépendance d'un neurotransmetteur qui est le ***glutamate*** ((molécule chimique qui assure la transmission des messages d'un neurone à l'autre)) *dont la production en excès peut être ototoxique* ((qui détruit plus ou moins l'oreille interne)).

> *Les cellules ciliées externes : ces cellules contractiles vont jouer le rôle d'adaptateur du gain dans l'organe de Corti en se contractant électivement dans la portion de la membrane basilaire correspondant au maximum d'amplitude de la fréquence stimulante donnant à l'organe de Corti son haut pouvoir de discrimination. Ces cellules ciliées externes voient leur fonctionnement contrôlé par le système nerveux efférent* ((qui va du cerveau vers l'organe)) *qui a un rôle modulateur en fonction du message auditif parvenant au système nerveux central.*

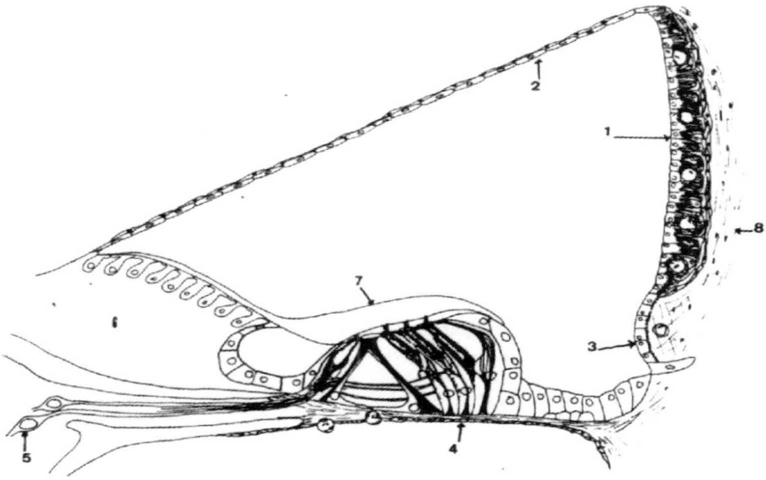

Fig. 1. – Mise en place schématique du canal cochléaire. 1 : Strie vasculaire. 2 : Membrane de Reissner. 3 : Proéminence spirale. 4 : Membrane basilaire. 5 : Cellules du ganglion spiral. 6 : Limbus spiral. 7 : Membrane tectoriale. 8 : Ligament spiral.

Du point de vue biochimique, on retiendra le rôle essentiel joué par le calcium dans le fonctionnement de l'organe de Corti : le fonctionnement des cellules sensorielles et leur dépolarisation ((changement du potentiel électrique d'une membrane)) *se fait par l'intermédiaire de canaux ioniques calcium-dépendant tandis que l'activité neuronale du nerf auditif dépend du taux de calcium dans l'oreille interne.*

Toute diminution du taux de calcium et, en particulier, par les salicylates ((aspirine entre autres)), *va entraîner un découplage* ((séparation)) *entre les cils des cellules sensorielles et la membrana tectoria, une augmentation de l'activité spontanée du nerf auditif et une diminution de l'activité évoquée avec, au total, une diminution du rapport signal bruit.*

Toute anomalie de l'activité de ces composants sera à l'origine d'un dysfonctionnement de la voie auditive d'origine périphérique ((hors le cerveau)).

((NDLR : ces deux éléments (changement de structure de la membrane basilaire, vascularisation plus faible dans cette zone), associés à l'amplification sélective de la fréquence 3000Hz ((comme vu dans le chapitre 2--b)) dans le conduit auditif externe seraient-ils responsables de la destruction privilégiée des cellules ciliées dans cette zone et de la localisation fréquente de l'acouphène dans la zone 3000Hz ?)).

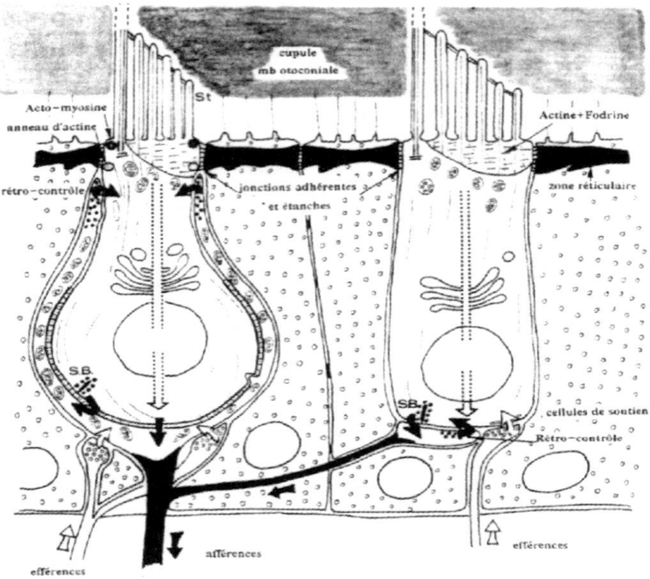

Fig. 2. – Schéma résumant les hypothèses concernant le contrôle de la prise de l'information sensorielle par les cellules vestibulaires : à gauche la cellule de type I, à droite la cellule de type II. Les flèches indiquent le sens de l'influx nerveux. Le rétro-contrôle boucle longue implique les fibres efférentes, le rétro-contrôle boucle courte est schématisé à l'apex du calice enserrant la cellule de type I et au niveau de la fibre afférente contactant la cellule de type II (explication dans le texte). SB = barreau synaptique.

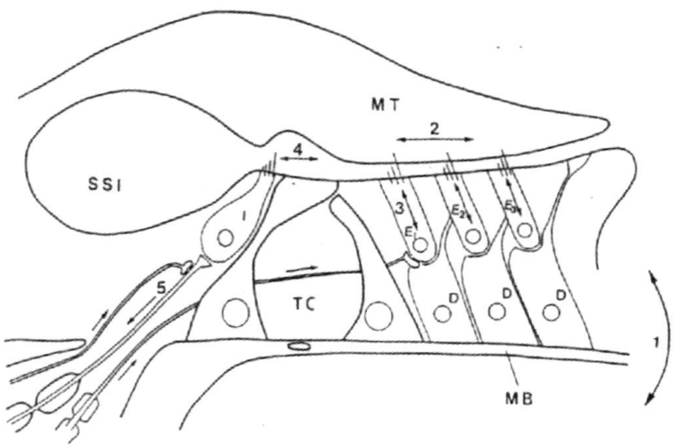

Fig. 11. - Représentation schématique en 5 phases (flèches 1 à 5) du fonctionnement d'une cochlée saine (cf. texte).

1 : vibration de la cloison cochléaire ; 2 : mouvement relatif de la membrane tectoriale et excitation des cellules ciliées externes ; 3 : contraction rapide des cellules ciliées externes ; 4 : excitation de la cellule ciliée interne ; 5 : départ du message sur la fibre du nerf auditif.

MT = membrane tectoriale ; MB = membrane basilaire ; I = cellule ciliée interne ; E = cellule ciliée externe.

b: pathologies des acouphènes

Pour percevoir l'acouphène, deux conditions sont requises :

- *Un site générateur périphérique : il existe un dysfonctionnement cochléaire.*
- *Un site récepteur central : c'est l'intégration corticale de l'acouphène.*

Nous estimons par ailleurs que de nombreux dysfonctionnements interviennent en complément de ce problème otologique : problème posturaux, asymétrie posturale, anomalie au niveau des vertèbres lombaires, dorsales et surtout cervicales (C1 en relation avec céphalées, migraines, nervosité, insomnies, dépressions nerveuses, amnésie, fatigue chronique ; C2 en relation avec sinusite, allergies O.R.L., surdité, otalgies ; C3 -C4 en relation avec névralgies faciales, catarrhe tubaire, troubles de l'audition et souvent acouphène).

D'autres dysfonctionnements peuvent intervenir : déséquilibre du système visuel, problème d'articulé temporo mandibulaire (A.T.M.) - (voir 7-15), problème d'occlusion des mâchoires (voir 7-15), tensions au niveau de la boîte crânienne (voir 7-23). L'état psychique, psychologique, l'émotivité, les deuils, les conflits familiaux ou du travail interviennent grandement.

<u>La théorie du découplage de TONNDORF</u> *suppose que l'acouphène est dû à un accroissement du bruit de fond de l'organisme par désolidarisation des stéréocils* ((rupture de la connexion)) *et de la membrana TECTORIA. Normalement, ce bruit de fond est de 20 dB au-dessous du seuil auditif. Lors du découplage, ce bruit passe à 3 dB au-dessus du seuil auditif. Toute atteinte des stéréocils qui sont sous la dépendance du métabolisme calcium-potassium, d'une intoxication aux aminosides, de l'administration d'acide acétylsalicylique ((aspirine)) ou de traumatismes sonores peut entraîner un collapsus* ((effondrement)) *de la membrana tectoria qui vient au contact des cils des cellules ciliées internes et provoque une dépolarisation de ses cellules.*

Il apparaît alors un potentiel d'action auditif sans qu'il y ait eu stimulation : c'est l'acouphène.

<u>Théorie de l'effet de bord :</u>

Le mouvement actif des cellules ciliées externes ajuste la position de la membrane basilaire sous le contrôle de la voie afférente ((qui va de l'organe vers le cerveau)). *En cas de lésion de quelques cellules ciliées externes, l'insuffisance de leur activité entraîne une levée de l'inhibition* ((blocage, arrêt ou ralentissement)) du système nerveux efférent ((qui va du cerveau à l'organe)) *sur les cellules ciliées externes et sur les fibres afférentes des cellules ciliées internes. Ce système nerveux afférent ayant une répartition radiale, il y aura renforcement de l'activité des cellules normales situées à proximité des cellules lésées et donc génération de l'influx nerveux auditif. Ceci est confirmé pour certains auteurs par le fait que les acouphènes sont en relation avec une hypoacousie dans 90 % des cas.*

D'autres hypothèses ont été émises au cours du symposium sur les acouphènes, en 1991 à Bordeaux, concernant le rôle du calcium, une carence en vitamine B12, des troubles cranio - mandibulaires (RUBINSTEIN°, troubles micro-vasculaires avec vaso-constriction locale, hyper stimulation des fibres nerveuses ou phénomènes de désafférentation).

De nombreux autres travaux ont été réalisés pour essayer de comprendre les différents processus en cause ((dans certaines recherches, il n'existe encore que des théories !)). Il paraît toutefois logique de considérer que l'acouphène ne peut être qu'un syndrome engendré par des dysfonctionnements multiples et variés. C'est ce qui nous a conduits à envisager une prise en charge multifactorielle réalisée par une équipe pluridisciplinaire plus ou moins élargie.

3-3 : Causes multiples

3-3-1 : Etiologies : rappels divers

Les causes évidentes de bourdonnements dus à des affections de l'oreille externe (compressions diverses du tympan par un corps étranger) ou à des atteintes de l'oreille moyenne comme les otites aiguës sont maintenant connues.

Les otites chroniques suppurées présentent plus d'intérêt depuis que LEMPERT, à leur propos, a avancé son hypothèse de la ganglionite du plexus tympani ((au niveau de l'oreille moyenne : très complexe)). Il avait remarqué que le plus souvent les suppurations anciennes de l'oreille ne donnaient pas de bourdonnements et, en vérifiant ces cas opératoirement, il s'est aperçu que le plexus tympani ((le «promontoire», voir 4-4-C1)) était pratiquement détruit par la longue suppuration. Il y vit une relation de cause à effet et prétendit que certains acouphènes étaient dus à une irritation de ce plexus et plus précisément à une irritation de certaines cellules groupées en ganglions nerveux autour des fenêtres. Pour supprimer les acouphènes dans ces cas, il fallait donc détruire chirurgicalement ce plexus tympani et il a élaboré ainsi sa technique de tympano pathectomie. Dans l'otospongiose, le bourdonnement est tellement fréquent qu'il est un des signes majeurs de l'affection. Son timbre est en général grave et reste grave pendant longtemps. Quand la hauteur de l'acouphène se modifie, quand il devient aigu ou qu'un bruit aigu se surajoute au bruit de fond grave, on doit craindre une atteinte cochléaire ((zone située après la cochlée)) importante. Ce bourdonnement otospongieux est aussi à considérer du point de vue opératoire.

Comme le bourdonnement est souvent le signe annonciateur de l'affection, on a ainsi un signe de localisation net sur l'oreille atteinte en premier et pour certains (Pr MARTIN) c'est cette oreille qu'il convient d'opérer. Par ailleurs, en cas de surdité bilatérale symétrique, on a l'habitude d'opérer le côté le plus bourdonnant car l'opération, la «fenestration», est pratiquement le seul traitement vraiment efficace du bourdonnement otospongieux.

D'ailleurs, dans les suites opératoires, l'observation des bourdonnements est d'une grande importance. Dans les opérations réussies, le bourdonnement disparaît le plus souvent. S'il persiste ou s'accentue, le pronostic auditif doit être réservé ; et plus tard, si les acouphènes récidivent sur l'oreille opérée, il faut craindre une fermeture de la fenêtre opératoire.

3-3-2 : Les traumatismes

Outre les traumatismes sonores déjà évoqués, les traumatismes du crâne avec manifestation vestibulaire ((troubles de l'équilibre)), nécessitent de séparer les accidents immédiats dus à une fracture ou à une commotion labyrinthique. Souvent les patients se plaignent de céphalées, de troubles de l'équilibre et parfois de bourdonnements. Ces troubles de longue durée apparaissent après des traumatismes d'intensité variable : c'est le syndrome post commotionnel. (Voir aussi 7-6).

3-3-3 : Les infections

Certaines infections peuvent donner des acouphènes en même temps que de la surdité et des syndromes cochléo-vestibulaires. Après guérison du problème primitif (grippe, oreillons, zona), il est rare que les acouphènes persistent, alors que le déficit auditif peut être très sévère.

Les infections fortes, les intoxications exogènes, endogènes, l'hypertension, l'artériosclérose, les troubles vasomoteurs, le syndrome de COSTEN, l'hypertension endo-lymphatique, l'avitaminose A, l'allergie sont des sujets traités par le corps médical. Ils ne sont donc pas abordés dans ce document.

3-3-4 : Importance de l'état psychique

Cet aspect est important. Les patients qui souffrent d'un acouphène subissent rappelons-le une vraie DOULEUR. Celle-ci n'est pas toujours comprise et appréciée à sa juste valeur par le corps médical (et souvent par l'entourage). La grande majorité de la population rencontre et subit dans sa vie des épreuves, des chocs émotionnels dont certains peuvent être fortement ancrés ((mémorisés dans l'inconscient)). L'apparition des acouphènes, phénomène anormal en soi, entraîne des craintes et des inquiétudes.

Le corps médical utilise parfois un terme scientifiquement approprié de «bruits fantômes» qui ne rassurent pas les patients, bien au contraire car les fantômes, ça fait peur !!! Par ailleurs le patient acouphénique vient consulter pour être soulagé ou guéri. Malheureusement, la plupart du temps, les traitements prescrits seront inefficaces et vont entraîner des craintes supplémentaires. Lorsque, en fin compte, dans l'impossibilité de trouver des solutions adaptées, l'O.R.L. «assène» au patient la phrase terrible : «il n'y a rien à faire, il faut vivre avec», ceci est interprété très souvent par les patients déjà fragilisés psychologiquement, comme une incapacité à les guérir.

Malheureusement - puisque cette phrase est identique dans la formulation (mais pas dans la gravité heureusement) - à celle utilisée pour une personne atteinte d'un cancer en phase finale, certains patients acouphéniques fragilisés interprètent et assimilent leur cas à celui d'un mal incurable. Il est important de savoir que certaines personnes se sont suicidées ou ont tenté de le faire, car elles n'acceptaient pas cette «sentence» pressentie. Je remercie par avance les médecins qui voudront bien prendre en compte cette information et qui éviteront de fragiliser le comportement de ces patients déjà très perturbés.

Il est bien certain que sur des personnes déjà fragiles sur le plan psychique, l'apparition des acouphènes va aggraver leur état. Une prise en charge spécifique est donc nécessaire pour les informer, pour éliminer les faux concepts, pour expliquer simplement qu'il ne s'agit généralement pas d'une maladie, mais globalement d'un ensemble de dysfonctionnements, souvent de peu d'importance, qu'il faut prendre en charge d'une manière simultanée.
Il ne faut pas se tromper : les acouphéniques n'ont pas cette douleur parce qu'ils seraient psychologiquement perturbés, mais au contraire, l'acouphène les perturbe dans de nombreux comportements à cause de cette douleur qu'ils n'acceptent pas.

IV
HISTORIQUE, OBSERVATIONS et CONSTATS

Acouphène : du grec akouein (entendre), et phainestai (paraître)

4-1 : Historique de la méthode TINNITOMETRIE®

Il est important de rappeler que le sujet des acouphènes n'a pratiquement jamais été abordé dans les formations d'audioprothésistes. Il est encore très limité de nos jours, car la tendance était d'associer l'acouphène à une maladie, donc du domaine de la médecine !

Les premières informations structurées reçues en France sur les traitements pratiques des acouphènes datent des années 1973, suite aux travaux du Docteur Jack VERNON de Portland (Orégon) U.S.A..

Les méthodes d'explorations fonctionnelles sont exposées dans l'annexe 17-1-a et 17-2.

Rappelons que dans les années 1960, les technologies d'adaptation des appareils auditifs et d'appareillage étaient fort limitées. Les appareils électroniques de l'époque, pourtant révolutionnaires par rapport aux cornets acoustiques et aux appareils à lampes, avaient des capacités minimes (que les jeunes audioprothésistes de 20 ans ne peuvent pas connaître). Les appareils boîtiers, comportant trois ou quatre transistors (!) apportaient certes des améliorations mais amplifiaient l'ensemble des bruits de l'environnement, paroles comprises. A l'époque, la position habituelle de l'appareil boitier, fixé dans une poche, l'utilisation d'un cordon long et encombrant, d'un gros écouteur et d'un embout sur mesure ne pouvaient restituer une audition normale. On n'équipait la plupart du temps qu'une seule oreille. Ceci explique les réserves nombreuses évoquées par les personnes appareillées à cette période du début des appareillages auditifs. Heureusement les techniques, et bien sûr les résultats, ont évolué favorablement !

L'OTOMETRIE : Le principe du réglage des appareils à lampes consistait à l'époque à utiliser les données des valeurs de pertes auditives, indiquées sur l'audiogramme tonal liminaire ((relevé des seuils de perception auditive)) fournies par le médecin oto-rhino-laryngologiste (O.R.L.), mais ceci donnait des résultats souvent décevants. Les appareils à lampes ont été détrônés progressivement par les transistors.

Outre l'examen otologique dans son aspect médical réalisé par l'oto-rhino-laryngologiste (O.R.L.), l'examen principal de base comporte une recherche des seuils d'audition : c'est l'audiogramme. Le patient est équipé d'un casque muni d'écouteurs de grandes dimensions qui s'applique sur les pavillons des oreilles. Des sons de fréquences pures sont envoyés, avec des niveaux progressifs. Le seuil d'audition tonal liminaire correspond à l'intensité la plus faible perçue, pour chacune des fréquences testées.

De même, on utilise un vibrateur placé au niveau de l'os mastoïde pour définir les seuils d'audition par la voie osseuse. Ceci détermine si l'audition est normale, si l'on est en présence d'une hypoacousie (perte d'audition légère) ou d'une déficience auditive plus ou moins importante, allant jusqu'à la surdité totale.

Une parenthèse : il est regrettable d'utiliser le terme «SURDITE» pour toutes les pertes d'audition qui vont de quelques décibels à 100% de surdité. En optique, on parle de déficience visuelle plus ou moins importante et le terme «CECITE» n'est utilisé que pour une perte totale de vision 100%. Les malentendants réagissent viscéralement contre l'utilisation et l'attribution à leur cas de ce terme de SURDITE qu'ils contestent logiquement car il est péjoratif et dégradant à leurs yeux. Près de 300 pièces de théâtre de boulevard jouent sur les erreurs de compréhension et les gags qui en découlent. Pas une seule pièce ne se moque d'un aveugle ! Ceci explique en grande partie la réticence des malentendants à bénéficier d'aides auditives ou d'appareillages auditifs qui leur apporteraient pourtant bien des avantages et leur éviterait de s'isoler pour éviter de produire ces erreurs malheureuses !

On peut également rechercher le seuil de douleur, mais ceci me parait fortement déconseillé pour les patients acouphéniques qui présentent presque toujours une «hyper sensibilité aux sons forts» (et non pas «hyperacousie», terme à mon sens inapproprié, car nous ne sommes plus au seuil d'audition mais au seuil de douleur).

Ces conditions d'examen ne présentent toutefois aucune analogie avec la situation d'un patient muni d'un appareil auditif. Le principe du réglage des appareils consistait à l'époque à utiliser les données des valeurs de pertes auditives indiquées sur l'audiogramme tonal liminaire du médecin O.R.L., et d'appliquer un coefficient arbitraire de 0% ou 33% selon les fréquences pour définir les gains d'amplification, ce qui donnait des résultats souvent très limités et aléatoires. Les appareils apportaient essentiellement une augmentation en puissance, la qualité et le confort restaient toutefois très relatifs.

On ne peut pas logiquement utiliser les valeurs trouvées de pertes auditives exprimées en «dB-HL» [[décibels hearing level]] pour déterminer les réglages de gain des appareils auditifs du patient ((exprimés eux en décibels physiques S.P.L. [sound pressure level])).

De plus, la parole humaine n'est pas composée de «sons purs» comme ceux utilisés dans un audiomètre classique.

Dans les années 1973-1976, Monsieur VICTOREEN, ingénieur américain de la NASA était confronté à un problème : sa mère ne pouvait pas utiliser un appareillage auditif. Elle ne comprenait pas et ne supportait pas les appareils de l'époque. Il a mis au point une technique révolutionnaire : l'otométrie. Il a utilisé une manœuvre «duplicate» ((voir le développement sur le site)) pour neutraliser les distorsions et les erreurs induites tant par les éléments de mesure que par les critères des différents éléments qui composent un appareil auditif.

Schématiquement, il pratiquait de la manière suivante :

Il installait sur l'oreille du patient un appareil de type contour d'oreille de référence, dont il connaissait les valeurs de gain d'amplification fréquence par fréquence, ainsi que les niveaux sonores maximum correspondants. Les conditions d'équipement et de fonctionnement étaient ainsi pratiquement analogues à celles prévues pour l'appareil définitif qui serait installé sur l'oreille du patient.

Par ailleurs, il avait mis au point un appareil générateur d'un son particulier : «le signal otométrique». Globalement, on pourrait dire que ce signal ressemblait aux «formants» de la parole humaine. Sa forme était sinusoïdale, amortie de 10 % pour chaque période. Il était émis sous forme de trains d'ondes amorties.

4-1-1 : trains d'ondes amorties

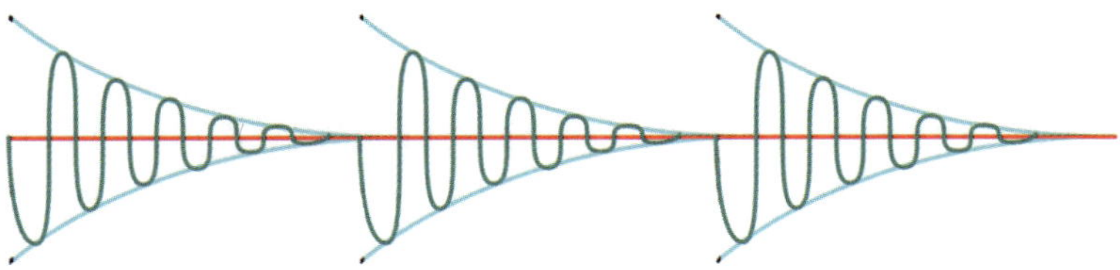

L'objectif n'était plus de rechercher comme précédemment un seuil d'audition, mais plus logiquement un niveau de confort. Le patient était donc «pré-équipé» d'un appareil du même type que celui qu'il utiliserait dans la vie courante. La méthode consistait à rechercher ce qu'il fallait apporter en plus ou en moins fréquence par fréquence pour que le signal otométrique émis à un niveau conversationnel normal soit perçu «confortablement» pour toutes les fréquences principales du champ conversationnel. Cette méthode avait néanmoins le mérite de supprimer les erreurs de mesure par rapport aux anciennes techniques d'appareillage.

La Fédération Française de l'Audition (devenue Audika vers 1980) a importé cette méthode OTOMETRIE en France dans les années 1975-1976. Elle a été peaufinée par nos soins pour définir fréquence par fréquence la «plage de confort» et faire en sorte que les sons de la vie courante arrivent à la bonne intensité à l'oreille. Elle a été informatisée ensuite par mon ami Xavier CARRIOU, opticien audioprothésiste. Les modalités pratiques de cette technique ne seront pas développées ici. Il faut retenir que les critères d'appareillage n'ont rien à voir avec le seuil d'audition clinique du patient, ni avec son seuil d'intolérance aux sons forts.

Il faut simplement se souvenir que, de par sa logique et son efficacité, cette technique a été reprise par la suite par tous les fournisseurs d'appareils auditifs pour réaliser leurs logiciels de programmation des appareils auditifs et permettre ainsi des réglages optimum avec un confort inégalé auparavant, grâce à des techniques «in-situ» ou «in-vivo».

C'est vers cette époque que l'on a commencé à entendre réellement parler des acouphènes et de solutions pour les diminuer. Pour sa part, le docteur Vernon de Portland (Orégon) avait considéré que l'acouphène était un phénomène vibratoire correspondant à une fréquence déterminée. Il avait imaginé neutraliser ce phénomène vibratoire en envoyant dans l'oreille du patient un son de même fréquence et de même amplitude, mais en «opposition de phase». C'était les «masqueurs d'acouphènes». Cette technique semblait intéressante et donnait souvent des résultats immédiats positifs. Le patient percevait moins son acouphène et semblait soulagé. Toutefois, à l'expérience, on a constaté que l'acouphène initial était parfois moins perçu, mais qu'un nouvel acouphène apparaissait à une fréquence harmonique supérieure ou inférieure à la fréquence initiale. Par exemple, si l'acouphène initial se situait sur la fréquence 3000 Hertz, il pouvait apparaître un acouphène nouveau sur la fréquence 1500 Hertz ou 6000 Hertz.

Cette technique basique a été progressivement abandonnée, les logiciels des fabricants en ayant intégré les principes. Les observations confirmaient toutefois que l'acouphène, au moins dans l'une de ses composantes, était un phénomène vibratoire.

Il faut signaler également que la détermination de la fréquence de l'acouphène, même avec du matériel sophistiqué comme celui mis au point par le Docteur Jack Vernon était une mesure sujette à caution. L'audiomètre spécifique qu'il avait mis au point pouvait conjuguer des sons de fréquences pures, du bruit blanc ((ensemble de toutes les fréquences)), des bruits roses ((ensemble de certaines fréquences)), des bruits vobulés ((changement périodique de l'intensité)), pour essayer de reproduire dans l'oreille de chacun des patients le son «subjectif complexe» qu'il percevait.

Après des essais nombreux avec son audiomètre spécial, j'ai constaté que cette procédure n'est pas fiable, car, dès que l'on envoie un son dans une oreille acouphénique, on modifie la fréquence et l'intensité de l'acouphène. Ce phénomène reste observable même si c'est l'autre oreille qui reçoit le son test.

Dans un autre domaine, c'est seulement en 1978 que furent mis au point par David KEMP des techniques d'oto émissions acoustiques spontanées (OEAS), et d'oto émissions acoustiques provoquées (OEAP). La technique consiste à enregistrer les sons produits par l'oreille elle-même dans le premier cas sans stimulation et, dans le deuxième cas, à enregistrer les sons produits par l'oreille elle-même quand on lui envoie un son initial calibré. Ceci prouve bien que l'oreille peut, elle-même, produire des sons. On connaît l'existence des acouphènes objectifs audibles par une personne extérieure. Dans un certain nombre de cas les acouphènes subjectifs ne seraient-ils pas des acouphènes objectifs que l'on ne pourrait enregistrer ?????

Par ailleurs les patients confondent involontairement souvent leur bruit intérieur avec d'autres bruits, de fréquences différentes. Si j'envoyais dans l'oreille d'un patient un son de fréquence 2960 Hertz par exemple, le patient me disait : «Ah, oui, voilà c'est ce que j'entends dans mon oreille, c'est mon acouphène». En modifiant les réglages il me disait la même chose lorsque la fréquence 1480 Hertz était émise, ou bien encore la fréquence 5920 Hertz qui sont les harmoniques inférieure et supérieure (multiple ou sous multiple) de la première fréquence 2960 Hertz.

Si l'on peut se permettre une comparaison, lorsqu'on fait entendre à un patient «non musicien» sur un piano classique un «la», il pourra souvent le confondre avec un autre «la» de fréquence (ou hauteur) supérieure ou inférieure. Nous verrons plus loin ce qui intervient dans ces erreurs de perception et d'interprétation de ces sons.

Et puis, surtout sur le plan clinique ((pratique)), qu'importe la fréquence perçue par le patient puisque nous ne prenons plus en compte cet élément dans notre technique de «neutralisation TINNITOMÉTRIQUE®» ! Pour nous, un patient qui souffre d'un acouphène doit être soulagé : c'est l'objectif ! Les puristes pourraient indiquer que ceci permettrait de réaliser une classification des acouphènes; mais, basée sur des valeurs non fiables, cette recherche ne présente pas particulièrement d'intérêt sur le plan pratique.

En ce qui concerne mes premières observations, j'avais constaté, depuis 1963, que certains patients déficients auditifs déclaraient parfois que, munis d'appareils auditifs de l'époque, ils entendaient mieux, mais que leur « bourdonnement » était diminué du côté de l'oreille équipée ! Dans la mesure où le fait d'appareiller une oreille entraînait une diminution de la perception d'un bourdonnement (ou sifflement), j'ai imaginé, par corolaire et en toute logique, qu'en présence d'un patient se plaignant d'acouphènes, il serait intéressant de définir, par la méthode otométrique les besoins d'amplification nécessaires, fréquence par fréquence, d'équiper le patient d'une correction appropriée, et d'observer alors l'évolution de l'acouphène. Ceci m'a amené à étudier deux cas extrêmes et dramatiques qui se sont avérés par contre très instructifs et riches d'enseignements. Heureusement, la plupart des acouphènes ne présentent pas cette gravité !

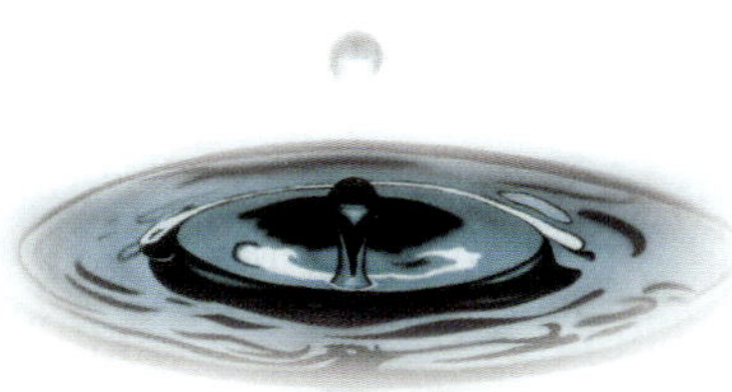

4-2 : Nos premières applications thérapeutiques

4-2-1 : Cas de Madame B…

Dans les années 1975-1976, nous avons été sollicités par Madame B..., demeurant en Corrèze pour essayer de la soulager de son acouphène bilatéral gênant et invalidant.
Agée de 60 ans à l'époque, cette dame présentait une surdité bilatérale sévère de 60 dB environ, avec des courbes audiométriques plates ((pratiquement horizontales)).

Elle souffrait depuis plus de 10 ans d'un acouphène bilatéral insupportable. Son mari lui avait permis de consulter les plus grandes sommités O.R.L. de l'époque, parcourant la France entière pour essayer de trouver une solution. Les traitements chimiothérapiques prescrits n'ayant apporté aucune amélioration, son mari avait évoqué l'idée d'un d'appareillage auditif. Les réponses médicales à cette époque avaient été constantes : «ne le faites surtout pas, les appareils auditifs ne pourraient qu'amplifier ses acouphènes». Ils lui avaient donc été formellement déconseillés et même proscrits.

Madame B... avait donc bénéficié de traitements chimiothérapiques lourds et à fortes doses : antalgiques, anxiolytiques, neuroleptiques, antidépresseurs. Ceux-ci avaient conduit Madame B. dans une clinique psychiatrique où elle y résidait depuis quatre ans. Je précise bien, comme dans la presque totalité des cas que nous avons rencontrés, que c'est l'acouphène et les effets secondaires des thérapies préconisées par les spécialistes qui l'avaient conduite en psychiatrie et non l'inverse, comme certains l'interprètent à tort parfois (voir l'histoire symbolique de la grenouille page 153); les chercheurs parlent d'ailleurs maintenant dans certains cas d'acouphènes somato-sensoriels.

Elle est donc venue nous consulter à Guéret, accompagnée de son mari, pour essayer de trouver une solution. Après une anamnèse large, j'ai procédé à une étude fouillée de son cas, pour connaître les antécédents. J'ai utilisé une échelle analogique de gêne subjective acouphénique, que j'avais graduée de 0/10 (pas de perception de l'acouphène, pas de gêne), à 10/10 (perception d'un acouphène maximum, douleur insupportable, invivable), pour connaître le niveau de sa douleur acouphénique. La réponse était sans équivoque: 10/10.

J'ai alors appliqué la méthode otométrique évoquée précédemment et recherché les gains de confort optimum d'amplification nécessaires fréquence par fréquence pour percevoir correctement la parole. Les limites de niveaux de puissance de sortie des appareils à ne pas dépasser ont été également déterminées et réglés à un niveau bas pour protéger ses oreilles contre les agressions sonores.

J'ai adapté deux contours d'oreille réglés en fonction des valeurs obtenues. L'audition et la compréhension de Madame B… furent grandement améliorées. 10 minutes plus tard, lorsque je lui ai demandé de me définir à nouveau le niveau de perception de ses acouphènes, elle a eu une attitude «remarquable» de réflexe d'orientation conditionnée ((R.O.C.)) : elle a tourné la tête à gauche, puis à droite, pour essayer de retrouver ses acouphènes qui avaient disparus. La valeur de gêne acouphénique a été confirmée à plusieurs reprises à 0/10 ! Alors qu'on lui avait dit qu'il n'y avait rien à faire !!!

Considérant ce résultat exceptionnel et inattendu (par elle-même, mais aussi par moi !!!), Madame B... et son mari ont confirmé la commande de deux appareils intra auriculaires sur mesures. Presque immédiatement après l'équipement définitif, Madame B... est sortie de la clinique psychiatrique. Je l'ai retrouvée deux ans plus tard. Elle avait égaré accidentellement l'un de ses appareils. Celui-ci a été renouvelé dans les plus brefs délais et adapté à nouveau. Quelque temps plus tard Madame B...et son mari ont confirmé leur satisfaction et la récupération d'une vie normale.

4-2-2 : Cas de Monsieur C…

En 1975, un nouveau cas dramatique : nous sommes contactés par courrier par M. C…, 45 ans, demeurant à Limoges. Il souffre d'un acouphène bilatéral gênant et invalidant.

Il présente une surdité totale à 100% ((COPHOSE bilatérale)) ! Par exemple, Monsieur C... ne percevait pas le bruit d'un avion à réaction. Des acouphènes bilatéraux insupportables le gênent jour et nuit, estimés à 10/10 et l'empêchent de dormir. Il avait testé sans aucun succès plus d'une trentaine de traitements allopathiques, tous plus forts les uns que les autres. Le corps médical faisait ce qu'il pouvait pour le calmer, malheureusement totalement démuni devant cet acouphène exceptionnel qui n'est pas une maladie !
La douleur était si importante qu'il avait même accepté de subir une intervention chirurgicale pour sectionner le nerf auditif d'une de ses oreilles. Après l'opération chirurgicale, l'acouphène avait augmenté d'intensité !... Il était estimé à 10/10 sur l'échelle analogique de douleur, insupportable, invivable. Des idées de suicide ((autolyse)) avaient été évoquées.

Au cours de l'anamnèse longue, j'ai demandé entre autres interrogations à ce patient si son acouphène était parfois diminué. M. C... m'exposa le seul moyen par lequel il avait pu observer par hasard une rémission. Il la recherchait dans le temps car cela lui procurait un soulagement intéressant, même si ce n'était que temporaire : quand Mr C... roulait dans sa vieille Simca «Versailles», en quatrième vitesse, à 110 km/h (à plus ou moins quelques kilomètres près) pendant 10 minutes environ, il constatait que ses acouphènes disparaissaient complètement pendant cette partie du voyage ! Si par contre la vitesse de sa voiture diminuait ou augmentait de quelques km/h, les acouphènes étaient perçus à nouveau à 10/10 ! De même s'il changeait de vitesse.

J'ai analysé les différents aspects de cette observation :

Aspect pressions sonores : les niveaux sonores émis par le moteur ou par la voiture, même s'ils atteignaient parfois 80 ou 90dB, étaient de loin inférieurs aux 130 ou 140 dB que M.C... ne percevait même pas (rappel : il présentait une COPHOSE bilatérale). La suppression de perception de son acouphène ne pouvait donc pas provenir d'un masquage par un son.

Aspect variation des pressions sonores : la variation de pression au niveau des tympans ne semble pas être suffisante pour supprimer les acouphènes. Une expérience a été tentée en utilisant un impédancemètre ((cet appareil fait varier la pression dans le conduit auditif externe. Il est utilisé en audiométrie clinique)) et en exerçant pendant des périodes de 10 minutes des pressions de +50 mm, +100 mm, -50 mm, -100 mm de mercure, de loin bien supérieures ou inférieures à celles pouvant être enregistrées dans sa voiture. La suppression de la perception de son acouphène ne pouvait donc pas provenir de cet aspect variation des pressions sonores

Aspect magnétique : les champs électromagnétiques (C.E.M.) peuvent agir dans le cadre des acouphènes. Toutefois, cet aspect n'a pas été retenu, les valeurs de C.E.M. indiquées par le fabricant semblaient insuffisantes pour neutraliser les acouphènes et pourquoi seulement à 110km/h ? Les lecteurs intéressés par les conséquences des champs électromagnétiques pourront consulter le lien : http://www.energie-sante.net/pe/?p=382.

Aspect subjectif ((psychologique)) : si cet élément avait pu être retenu, Monsieur C... aurait pu avoir la faculté de reproduire la suppression de son acouphène en d'autres circonstances, à la maison ou ailleurs, ce qu'il aurait fait bien volontiers et à n'importe quel prix. Et là encore, pourquoi seulement à 110km/h ? Cet aspect ne pouvait pas être retenu.

Aspect fréquentiel : les voitures de l'époque présentaient souvent des phénomènes de vibrations mécaniques. Nos parents disaient alors : «la voiture a du CHIMI». Ce phénomène de vibration s'observe sur une route dite «en tôle ondulée». À certaines vitesses dites «critiques» (30 km/h, 60km/h, 90km/h par exemple) la voiture vibre, à d'autres non. Nous sommes en présence d'un phénomène fréquentiel de mise en résonance.

Ayant éliminé les 4 premiers aspects, seul l'aspect fréquentiel (vibrations) pouvait être retenu. J'ai imaginé que les vibrations de la voiture, à cette vitesse critique de 110km/h, pouvaient se transmettre à son organisme et à sa boite crânienne (par l'intermédiaire des pieds, des cuisses, du dos?) et entraînaient une «NEUTRALISATION» de sa vibration intérieure qui se traduisait habituellement par un acouphène. Voir site http://www.chups.jussieu.fr/ext/ergonomie/op2_v2_bk.pdf ainsi que l'hypothèse d'une «mémoire mécanique» en 4-4-c.

Je me suis donc orienté vers des recherches basées sur l'aspect fréquentiel et vibratoire de l'acouphène. Les appareils auditifs même surpuissants n'ont malheureusement donné aucune amélioration à M. C... Les appareils masqueurs d'acouphènes qui ont été testés sont restés également inefficaces. J'étais désolé de l'impossibilité de soulager Mr C... mais son cas m'a permis d'avancer dans mes recherches et je lui en suis reconnaissant. Je ne disposais pas d'un «POT VIBRANT» (coût 200.000 F à l'époque, soit 30.000 € environ) pour faire des essais complémentaires en vue de trouver une ou des fréquences vibratoires reproduisant le phénomène observé dans sa voiture. Cette piste est ouverte.

Je me dois de rassurer les lecteurs souffrant d'acouphènes : ces deux cas sont extrêmes et exceptionnels et ils ne doivent pas se projeter dans ces profils particuliers.
Les trois cas suivants sont extraits de la conférence de 1998 (voir en 4-4-c)

4-2-3 : Cas de Monsieur H..., pompier, 37 ans - Septembre 1995

> Barotraumatisme en 1983 ((choc pressionnel en plongée sous-marine : scotome à gauche sur fréquence 6.000Hz)) - traitements hyperbare, perfusions, vasodilatateurs, etc.

> Acouphène constant, gêne estimée entre 6/10 et 10/10 sur l'échelle de gêne subjective.

PEA normaux, vertiges.

> Après prise en charge et réalisation d'un appareillage auditif sur l'oreille gauche, l'acouphène est totalement neutralisé.

> Amélioration confirmée après plusieurs années. Une habituation a été facilitée par la baisse de la perception de l'acouphène.

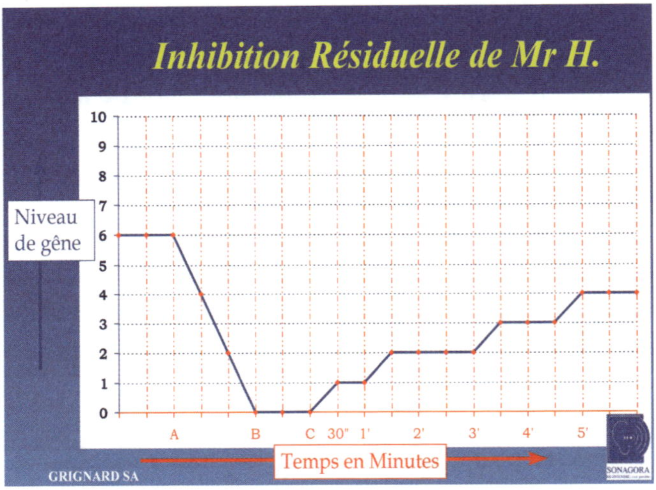

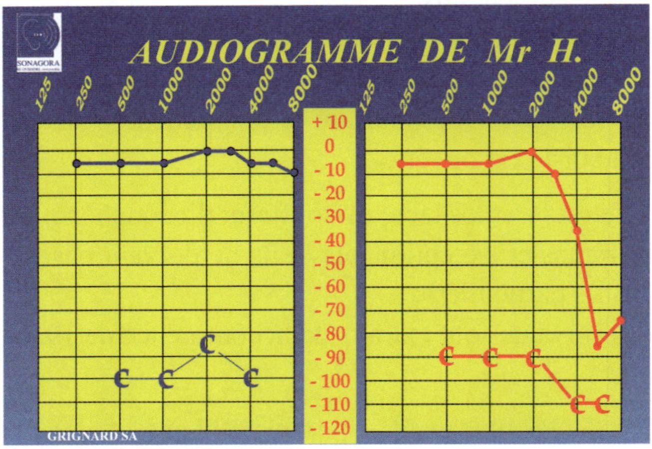

4-2-4 : - Cas de Madame F..., 48 ans - Mai 1996

> Apparition des acouphènes OD & OG après la mort d'un parent. Suivent des traitements médicaux traditionnels: vasodilatateurs, oxygénateurs... puis essais d'autres traitements: Psychologie, relaxologie, acupuncture, médecine énergétique, etc. Madame F. a subi les explorations fonctionnelles complètes.

> Essais de générateurs de bruit blanc non supportés.

> Depuis deux ans, acouphène constant, gêne estimée entre 7 et 10/10 sur l'échelle de gêne subjective.

> Après prise en charge, un appareillage bilatéral est réalisé. Les acouphènes sont totalement neutralisés.

> L'hypersensibilité aux bruits est supprimée.

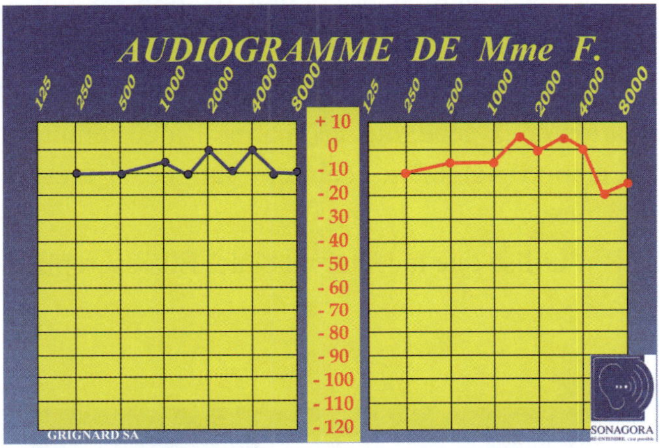

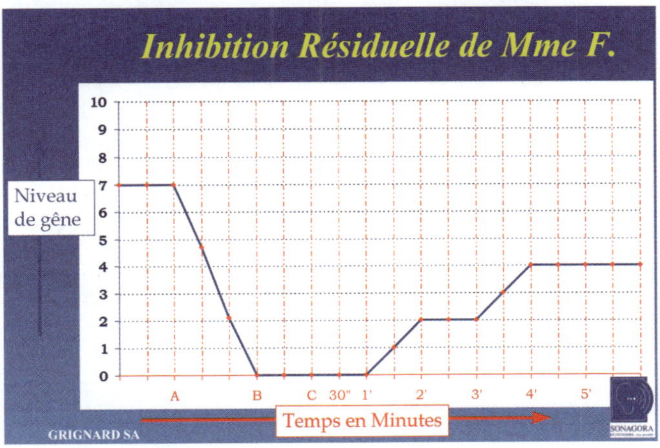

4-2-5 : Cas de Madame P..., 70 ans - Décembre 1997

> ANAMNESE : Cophose totale à droite, subcophose à gauche

Antécédents médicaux :

> Plusieurs accidents de la circulation (coup du lapin) Arthrose cervicale, lombaire, dorsale. Problème d'articulé dentaire, de nombreux traitements médicaux dont : pénicilline et streptomycine en 1991 pour une grippe, vasodilatateurs, oxygénateurs et fluor.

> Acouphène depuis 1984 variable de 7 à 10/10 sur l'échelle de gêne subjective, avec aggravation brutale (décembre 1997 à 10/10 en permanence). Vertiges.

> Baisse de la gêne dans le cas d'une fixation de l'esprit (ex : Madame n'entend PLUS DU TOUT ses acouphènes lorsqu'elle fait ses mots croisés).

> Augmentation de la gêne tous les matins 1 à 20 minutes après le lever, augmentation si ambiance calme, si fatigue, si stress, après un voyage en voiture.

> Madame P. n'utilise que la lecture labiale. Elle est repliée sur elle même.

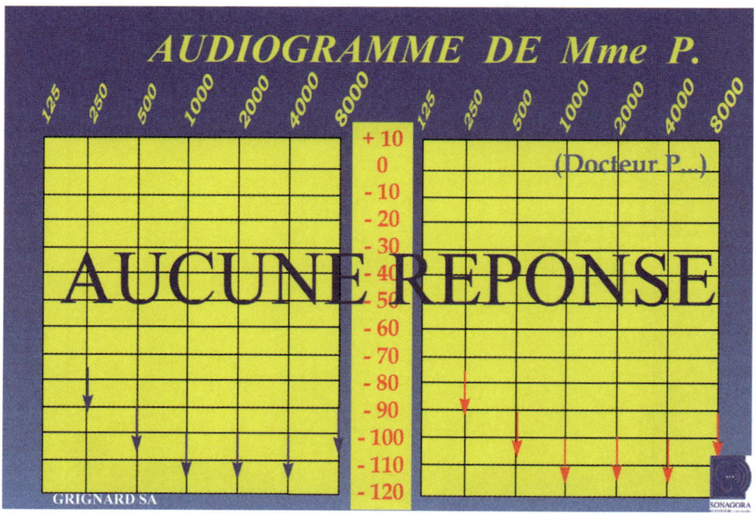

> Après prise en charge lourde, un appareillage auditif spécifique est adapté : l'acouphène passe de 10/10 à 2/10 sur l'échelle de gêne subjective. Il revient à 9/10 après retrait des appareils, en 1' 4''.

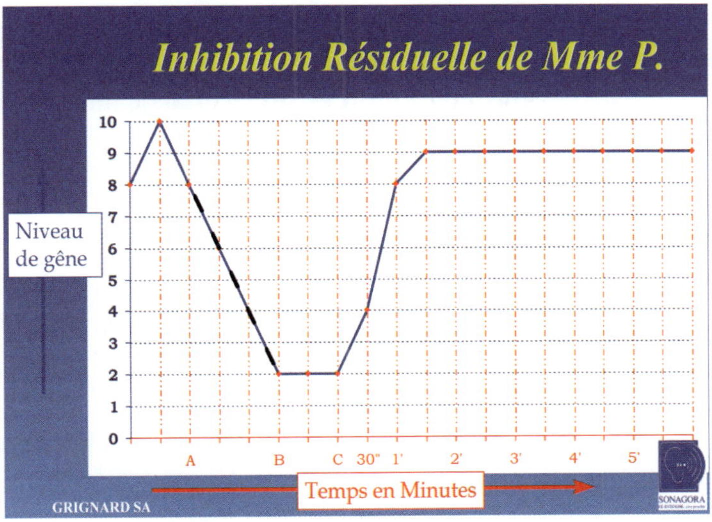

COPHOSE

Des explications supplémentaires sur les évaluations de l'amélioration et la quantification seront données dans le chapitre 7-48: «Evolution de l'intensité de l'acouphène».

Nous présentons d'autres cas raccourcis dans la mesure du possible; certains dossiers complets (parfois 8 pages !) sont consultables en intégralité, toujours d'une manière anonyme, sur notre site www.tinnitometrie.com.

4-2-6 : Cas de Madame CONF... «Avantage secondaire»

Une patiente des Vosges vient nous consulter vers 1990 environ, se plaignant d'un **acouphène unilatéral estimé à 10/10**, constant et invalidant. Elle m'indique qu'au cours d'un départ en vacances en voiture, de Gérardmer vers la Côte d'Azur, ses enfants ont exigé qu'elle laisse grande ouverte sa fenêtre. Cette dame a ressenti du froid, mais ses enfants ont exigé qu'elle maintienne cette vitre ouverte. Une «paralysie à frigore» a été diagnostiquée le lendemain. Un acouphène important et progressif s'est installé ensuite. Madame en veut terriblement à ses enfants qui sont la cause de ses malheurs.

Au cours des essais d'appareils auditifs, nous avons obtenu une neutralisation totale de l'acouphène. Madame m'ayant dit que **le nouveau niveau d'acouphène était estimé à 0/10**, je lui ai demandé de confirmer elle-même cela à son mari présent dans la salle, ce qu'elle a fait.

Le lendemain, dans la même pièce, avec le même équipement, l'acouphène restait bloqué à 10/10, sans aucune amélioration. Madame avait dû réfléchir dans la nuit que si son acouphène disparaissait, elle ne pourrait plus se plaindre et accuser régulièrement ses enfants de lui avoir causé cette souffrance !
J'ai laissé cette dame avec son acouphène qui lui rendait service ! C'était un «avantage secondaire».

4-2-7: Cas de Madame YYY ... «les émotions»

Une patiente de Normandie souffrait d'un acouphène permanent chez elle. Elle avait vécu des émotions fortes et répétitives. Cet acouphène disparaissait dès qu'elle partait en vacances loin de chez elle. Par contre l'acouphène était de nouveau perçu sur le chemin de retour lorsqu'elle se rapprochait de son domicile, environ 60 km avant d'arriver chez elle.

4-2-8 : Cas de Madame XXX ... «tentatives de suicides»

Cet aspect déjà évoqué est heureusement très rare. Une patiente est venue nous consulter il y a 25 ans environ en plein hiver et nous a raconté en riant son histoire et ses malheurs. Elle ne supportait plus **ses acouphènes estimés à 10/10**. Elle a tenté une première fois de «partir» en avalant un tube de médicaments. Sa famille est arrivée à temps par hasard et elle fut sauvée.

Six mois plus tard, elle avait choisi de se sectionner les artères du poignet. Elle fut emmenée à l'hôpital et s'en tira !

Elle me raconta toujours en riant qu'un an plus tard, deux pêcheurs attendaient que ça morde. A un moment donné, le fils dit à son père : «Regarde papa, il y a une main qui sort de l'eau»!. La dame a été une nouvelle fois sauvée mais souffrait toujours de ses acouphènes !

Je dois dire que si l'histoire était drôle, cela m'avait un peu inquiété, car cette dame m'avait dit que j'étais son dernier espoir !!! Je lui ai fait remarquer que la Creuse était particulièrement froide à cette époque !

Heureusement soulagée (**acouphènes ramenés à 2/10**), elle semblait mieux. J'ai eu des nouvelles un an plus tard, avec soulagement !

4-2-9 : Cas de Monsieur ZZZ... «suicide»

Il y a 25 ans environ, un autre patient avait bénéficié d'une prise en charge et avait été amélioré, **l'acouphène passant de 9/10 à 3/10.** Très perturbé par des soucis récurrents, il avait apprécié entre autres la sophrologie. Il m'avait rappelé trois mois plus tard pour me demander l'adresse d'un sophrologue près de chez lui, en Vendée, car il ne supportait pas le petit bruit résiduel.

A cette époque, il n'existait pas d'annuaire dans cette profession et je lui avais suggéré de chercher par l'intermédiaire de son médecin ou par le bouche à oreille.

Malheureusement, trois mois plus tard, son épouse m'avait prévenu que son mari avait choisi le suicide pour être soulagé. C'est l'une de mes motivations pour avoir continué à prendre en charge les patients et transmettre mes connaissances sur ce sujet si complexe et délicat.

Cette triste histoire doit nous inciter à être **très prudents** avec ces patients qui souffrent (d'acouphènes mais aussi parfois d'autres problèmes) et de ne jamais leur promettre la suppression de leur acouphène. On peut les aider, les guider, les assister, les soulager, mais dans certains cas certains symptômes persisteront. Il faut être réservé.

4-2-10 : Cas de Madame AR...

Née en 1927, gênée dans le silence et dans le bruit. Perte auditive 50 DB à droite 60 à gauche. Acouphène estimé **entre 5 et 7/10**.

Problèmes de posture, de déformation du squelette, problème articulé dentaire et occlusion, problèmes visuels. Avec appareillage

les acouphènes sont complètement neutralisés : 0/10. Madame ne supporte plus d'être sans appareil auditif.

4-2-11 : Cas de Madame VIL... *«Le TITANIC»*

Née en 1943, professeur de lettres.

A subi du harcèlement pendant son travail et un choc émotionnel fort.

Elle est allée voir le film «le Titanic» et avait du mal à supporter les sons très forts. Les scènes dramatiques l'avaient fortement marquée.

À l'entracte Madame va aux toilettes toujours dans une ambiance très bruyante. Au moment de sortir, la porte lui paraît bloquée et elle s'affole, se considérant dans la même situation que les passagers du Titanic.

Madame a eu peur de l'eau à plusieurs reprises : pendant sa première séance d'apprentissage de natation puis une autre fois au cours d'un voyage dans une barque peu stable à l'île Maurice : traumatisée.

L'acouphène bilatéral est estimé à **10/10 avant les essais**. **Il est totalement neutralisé avec l'appareillage auditif et les soins associés**. Il revient progressivement jusqu'à 3/10 au bout de trois minutes après retrait des appareils. Plusieurs attestations de satisfaction nous sont adressées.

Madame a retrouvé la joie de vivre et arrive à oublier complètement ses cinq acouphènes antérieurs.

4-2-12 : cas de Madame BERT…

Patiente très perturbée par les séquelles de nombreux chocs.

Pertes auditives bilatérales asymétriques : à droite, 60dB sur la fréquence 4.000Hz, 45dB à gauche.

En 1994 mésententes graves avec la fille de son second mari : succession difficile. Après le décès de son second mari en 1995, l'acouphène est estimé à 3/10.

Il a augmenté en 2001 de 4 à 8/10 et en 2002 à 9.5/10.

L'acouphène unilatéral droit, **classé irréductible**, est diminué de 40% environ. Des lunettes avec corrections prismatiques sont réalisées, la statique est améliorée par prises en charge du podologue et de l'ostéopathe.

Entracte

Une pause humoristique s'impose ! Comme je l'ai déjà indiqué l'acouphène est souvent ressenti comme une vraie douleur. J'en sais quelque chose ! Si mon acouphène m'a terriblement gêné pendant quelque temps, je l'oublie la plupart du temps et il ne m'ennuie plus. Par l'intermède un peu leste qui suit, de style carabin, je ne voudrais pas que le lecteur acouphénique puisse penser que je plaisante de son malheur.

Pour illustrer les phénomènes de résonance, j'ai souvent recherché sur Internet des informations ou des images appropriées et parlantes. Récemment j'ai découvert un «over blog» très vaporeux, signé par «K», illustre inconnue, qui image d'une manière très légère, rehaussée mais parfaitement justifiée le fonctionnement du siège des émotions. Avec son autorisation, riez et munissez-vous de Kleenex si, tout comme moi, vous considérez le rire comme une thérapie efficace.

DE LA RESONANCE DE NOS ACTES
OU TRIPOTE MOI LE LIMBIQUE

La mémoire qui permet de retenir la liste de courses pour remplir le frigidaire est basique et fonctionne sans qu'on y prenne spécialement garde. Mais il existe d'autres mémoires bien plus intéressantes, celles qui nous permettent d'évoluer, ou mémoire du long terme.

Contrairement aux loutres, nous humains, sommes pourvus du système limbique, un très bel outillage régissant nos comportements et nos émotions, ces deux éléments étant bien souvent liés l'un à l'autre. Vous le savez tous, vos comportements sont souvent issus d'une émotion particulière. Prenons un exemple très simple à comprendre :

Vous avez envie de casser la dentition de Marcel. Pourquoi ?
Parce qu'il est probable que Marcel soit un gros con: il répète tout le temps «ah oui ben d'accord, alors d'accord !», il vous tape sur le système limbique, cela suscite en vous une émotion de type agacement, donc énervement, donc violence, donc une envie inopinée de lui faire du mal en le coinçant derrière la machine à café. Après cet incident, Marcel fera naître en vous, et ce, pour l'éternité, une montée fugace de stress, telle une vile remontée acide après avoir mangé indien, la mémoire limbique n'ayant jamais oublié que Marcel est un con. Cela fonctionne comme un écho, une caisse de résonance éternelle. Pour modifier cette empreinte, trois choix s'offrent à vous : travailler sur soi, prendre de la drogue, ou éliminer Marcel.

SYSTEME LIMBIQUE : Ceci n'est pas un intestin grêle

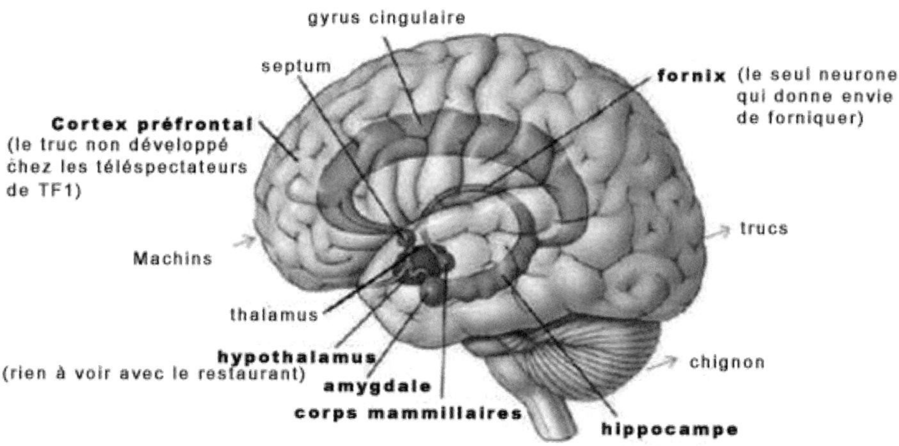

Mais cette marque indélébile agit aussi souvent pour le meilleur. Oser faire quelque chose qui nous a toujours fait peur (par exemple : faire une omelette sans casser des œufs) s'inscrit immédiatement dans la mémoire limbique, permettant de refaire cette action héroïque à plusieurs reprises. Le plus impressionnant dans l'histoire, c'est que cette mémoire émotionnelle peut-être consciente : «oh punaise, j'ai réussi à parler devant tout pleins de gens sans m'uriner dessus!» Comme inconsciente, c'est à dire que dans ce cas vous n'aurez pas conscience de vous êtes uriné dessus, ni d'avoir réussi un exploit quelconque, ce qui fait que dans ce cas, vous êtes probablement émotionnellement proche de l'huître.

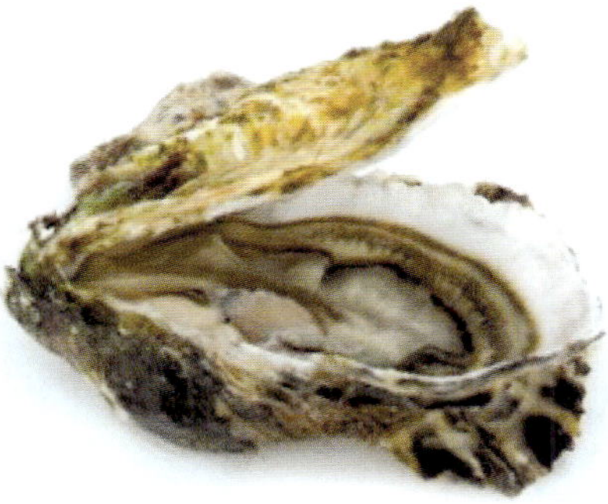

Émotion huître : ligne plate

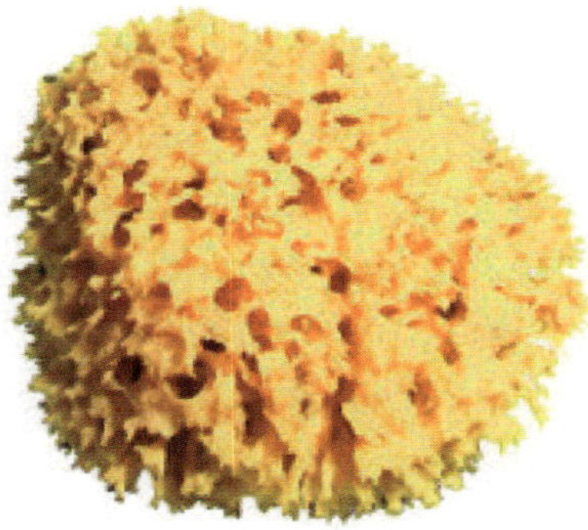

Émotion éponge :
compassion/sensibilité

Cela marche aussi pour la douleur physique. Le cerveau enregistre une première fois un tourment anatomique : ça pince l'occiput, ce qui n'est nullement un gros mot. Tout est enregistré et répertorié.

A la prochaine douleur «occiputienne», la mémoire ouvre son petit tiroir : «il a mal à l'occiput», la résonnance du souvenir s'ajoute à la torture présente, et, de ce fait, vous avez la sensation que la douleur s'est aggravée, alors que non, vous ressentez juste l'écho de votre précédente douleur ajoutée à celle qui vous plie en deux à l'instant présent. Vous voyez un peu ce que cela entraîne ? L'équation est simple, la sensation de bobo amplifiée, vous prenez à chaque fois

de plus fortes doses de médicaments de type allopathiques, ce qui fait que si on y réfléchit un peu, il y a fort à parier que les labos pharmaceutiques font leur beurre sur notre limbique, peut-être même qu'à la naissance ils nous ont trafiqué le limbique, et ça, c'est pas normal. «Moi, j'veux pas qu'on me tripote le limbique»!
La mémoire limbiesque se cultive comme un muscle. Plus vous oser, plus vous apprenez à vous dépasser, plus vous agissez, moins vous restez passif, et plus votre limbique prend de la place et permet une ouverture sur soi incomparable. Car comprendre son limbique permet d'identifier ses émotions, et donc, au final, de les contrôler.

Par la suite, savoir jongler avec ses émotions permet de vivre dans le bon costume de soi et non pas une version tronquée façonnée par les autres et la société.

Cela marche pour tout plein de choses. Quand vous regardez un film d'horreur, vous retiendrez surtout les scènes de trouille, parce que l'émotion ressentie restera prégnante. Idem pour les films romantiques avec les signaux physiques que cela envoie : perturbations cardiaques, suées du slip, tremblements compulsifs des mains etc.

Le limbique est donc une pure merveille. Mais on y reviendra...

L'auteure vous fera découvrir d'autres approches personnelles dont une histoire se rapportant au Titanic (voir 4-2-11) !

Voir son site : http://les100ciels.over-blog.net/article-de-la-resonnance-de-nos-actes-ou-tripote-moi-le-limbique-102730025.html

À MÉDITER !

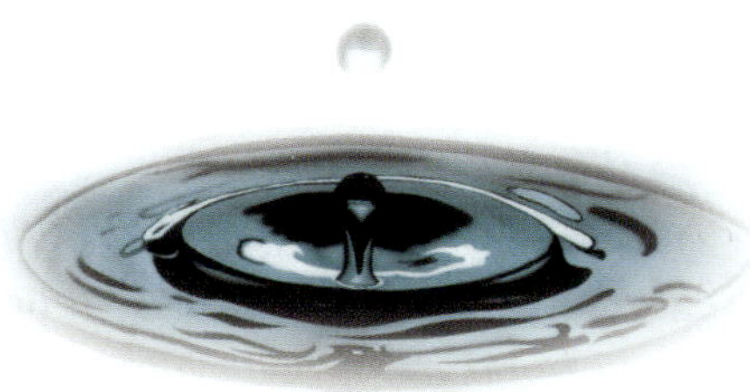

Reprise des cas

4-2-13 : Cas de Madame CHAM…

CR réduit, CONCLUSIONS :

Madame CHAM... se plaint d'un acouphène bilatéral et asymétrique, prédominant à gauche, mais aussi globalement dans la tête, gênant, **estimé variable entre 4 et 7/10** survenu brutalement en octobre 2008, 10 jours après un accident : un skate board l'a projetée par terre. Le choc physique a été associé à une très grande peur, des angoisses, un traumatisme sonore, provoquant un «ancrage» profond.

- Présence d'une surdité bilatérale moyenne <u>non reconnue</u> par Madame, associée à une hyper-sensibilité aux sons forts.
- Difficultés de compréhension et de discrimination, même dans le calme, et surtout dans une ambiance bruyante. Stress pour comprendre: tensions.
- Problèmes de statique à tous les étages : inférieurs, médians et supérieurs, (asymétrie de longueur de jambe d'environ 2 cm) ; raideurs et tensions.
- Perturbations, focalisation sur cette gêne. Inquiétude et Interrogations sur le devenir.
- NEUTRALISATION quasi TOTALE de l'acouphène qui passe, le jour de l'examen, **de 6/10 à 0/10** avec appareillage bilatéral.
- Protection contre les agressions sonores. Les tests de tolérance sont parfaits.

4-2-14 : Cas de Madame DUB…

- Patiente très fatiguée et surmenée, tendue, perturbée par un acouphène bilatéral gênant estimé variable entre 0.5 et 8.5/10 sur une échelle analogique de gêne subjective.
- Présence d'une légère déficience auditive bilatérale, essentiellement sur la fréquence 4.000Hz, associée à une hyper-

sensibilité aux sons forts.

- Problèmes de statique à différents étages : inférieurs, médians et supérieurs, (problème d'un genou avec ligaments laxes), de raideurs, et de tensions.
- Perturbations, focalisation sur cette gêne.
- Inquiétude et Interrogations sur le devenir.
- Des traitements divers ont déjà été tentés.
- Dédramatisation entreprise par une information large.
- Essais d'appareillage auditif bilatéral satisfaisant.
- NEUTRALISATION quasi TOTALE de l'acouphène qui passe, le jour de l'examen, de 2 à 0/10 à gauche avec appareillage bilatéral et plus perçu à droite. Appareillage non retenu pour l'instant.
- Protection contre les agressions sonores. Les tests de tolérance sont parfaits.
- Traitement du terrain et des émotions.
- Assouplissement physique (surtout au niveau du cou) souhaitable.
- Rechercher une respiration plus ample ; Prises en charge des émotions, sophrologie à prolonger.
- Se forger une philosophie de vie encore plus sereine et plus positive. Eviter la focalisation sur l'acouphène

La prise en charge a toutefois été très appréciée, en supprimant les peurs et les craintes.

4-2-15 cas de Monsieur BI…

Patient perturbé par un acouphène bilatéral, constant, gênant et invalidant estimé entre 2/10 et 9/10.

- Problèmes de statique au niveau des étages supérieurs, de raideurs, et de tensions.
- Perturbations, focalisation sur cette gêne, état dépressif, introverti, inquiétude et Interrogations sur le devenir : dédramatisation entreprise par une information large.
- Essai d'appareillage auditif bilatéral très satisfaisant.

- Diminution de l'acouphène qui passe **de 5/10 à 0/10** avec appareillage bilatéral.
- Diminution confirmée à plusieurs reprises.
- Protection contre les agressions sonores. Les tests de tolérance sont parfaits.
- Traitement du terrain et des émotions, assouplissement physique (surtout au niveau du cou) souhaitable, rechercher une respiration plus ample.
- Prises en charge des émotions, relaxologie et sophrologie à prolonger.
- Ostéopathie crânienne à prolonger chez lui, respecter une alimentation moins « «carnée», diminuer les laitages (sinon les supprimer).
- Se forger une philosophie de vie plus sereine et plus positive. Eviter la focalisation sur l'acouphène. Un suivi régulier par ORL est conseillé.

4-2-16 cas de Madame KOR…

Patiente très nerveuse, stressée et tendue perturbée par un acouphène bilatéral gênant estimé variable entre 8 et 10/10

- Présence d'une déficience auditive bilatérale légère non reconnue par Madame, associée à une hyper-sensibilité aux sons forts. Difficultés de compréhension et de discrimination, surtout dans une ambiance bruyante. Stress pour comprendre: tensions.
- Problèmes de statique à tous les étages : inférieurs, médians et supérieurs, de raideurs, et de tensions.
- Perturbations, focalisation sur cette gêne**, VRAIE DOULEUR.** Inquiétude et Interrogations sur le devenir, idées d'autolyse. Dédramatisation entreprise par une information large.
- Essais d'appareillage auditif bilatéral très satisfaisant. NEUTRALISATION importante de l'acouphène qui passe, le jour de l'examen, **de 10/10 à 5/10 puis à 3/10 avec appareillage bilatéral**. Diminution confirmée à plusieurs reprises. Essais satisfaisants en ambiance extérieure.

- Protection contre les agressions sonores. Les tests de tolérance sont parfaits.
- Traitement du terrain et des émotions. Assouplissement physique (surtout au niveau du cou) souhaitable. Rechercher une respiration plus ample.
- Prises en charge des émotions, sophrologie à prolonger. Se forger une philosophie de vie encore plus sereine et plus positive. Eviter la focalisation sur l'acouphène.
- Un suivi régulier par ORL est conseillé.

4-2-17 : Cas de Madame Ame… conclusions partielles

Patiente très nerveuse et tendue perturbée par un acouphène pratiquement unilatéral gênant et invalidant estimé continu et constant à ''12/10'' sur une échelle analogique de gêne subjective.

- Présence d'une surdité bilatérale moyenne plus importante à droite, associée à une hyper-sensibilité aux sons forts.
- Difficultés de compréhension et de discrimination, même dans le calme, mais surtout dans une ambiance bruyante. Stress pour comprendre: tensions.
- Problèmes de statique à tous les étages : inférieurs, médians et supérieurs, (asymétrie de longueur de jambe), de raideurs, et de tensions. Une prise en charge de reprogrammation posturale est fortement conseillée.
- Perturbations, focalisation sur cette gêne, inquiétude et Interrogations sur le devenir.
- Dédramatisation entreprise par une information large.
- Essais d'appareillage auditif bilatéral très satisfaisant.
- NEUTRALISATION partielle de l'acouphène qui passe, le jour de l'examen, de 12/10 à7/10 avec appareillage bilatéral.
- Diminution confirmée à plusieurs reprises.
- Protection contre les agressions sonores. Les tests de tolérance sont parfaits.
- Traitement du terrain et des émotions.
- Assouplissement physique (surtout au niveau du cou) souhaitable.

- Rechercher une respiration plus ample.
- Prises en charge des émotions, sophrologie à prolonger.
- Respecter une alimentation «raisonnable».
- Se forger une philosophie de vie encore plus sereine et plus positive. Eviter la focalisation sur l'acouphène.
- Un suivi régulier par ORL est conseillé.

4-2-18 : cas de monsieur Gris…

CONCLUSIONS partielles du C.R. :

- Patient perturbé par un acouphène bilatéral gênant et invalidant 12/10.
- Perte auditive légèrement augmentée depuis 2005.
- Problèmes de statique et de douleurs au niveau des étages supérieurs, de raideurs, et de tensions à différents étages.
- Perturbations, inquiétude Interrogations sur le devenir
- Rééquilibration posturale à compléter.
- Assouplissement physique (surtout au niveau du cou) et mental souhaitable.
- Prises en charge des émotions, sophrologie et P.N.L à prolonger.
- Se forger une philosophie de vie plus sereine et plus positive. Les entretiens, explications et conseils ont permis de faire disparaître momentanément et complètement l'acouphène, **ce qui prouve qu'il n'est pas irréductible.** Essais d'appareillage auditif actuellement non supportés. Monsieur Jean-Baptiste Gris… a toutefois pris conscience de la non-gravité pathologique de son cas. Des semelles orthopédiques sont conseillées, ainsi qu'une prise en charge par hypnose (après une préformation).Il est fortement conseillé de prolonger cette prise en charge tinnitométrique et le soutien temporaire apporté par notre équipe par une assistance de communication avec un thérapeute indépendant de la famille à qui il pourra confier ses soucis. Un suivi régulier par son Médecin, par ORL est conseillé.

CR de la prise en charge de Mme GRIGNARD : On constate un excès d'énergie nerveuse, un besoin d'hydratation cellulaire correspondant à un besoin en oméga 3 (complémentarité en oméga 3 conseillée). Manque d'amplitude respiratoire, travail sur la détente musculaire et respiratoire. On trouve une tendance à l'insomnie et des troubles neurologiques. On retrouve un problème de masséter qui semble soutenir un problème d'ETM. Terrain dépressif + +. Les acouphènes sont en relation avec le stress, un épuisement surrénalien et un possible empoisonnement rénal ancien. Travailler également sur les muscles de la tête et du cou et sur les différents planchers musculaires ce qui révèle une nouvelle fois des difficultés au niveau de l'ATM.

Il est conseillé d'essayer de décongestionner par hypnose les problèmes en relation avec la nourriture (problème ancien) et le sentiment d'insécurité permanent. Des compléments en vitamines B (complexes) et en vitamines E sont conseillés. Dans une deuxième phase, quand les problèmes de déconditionnement seront résolus. D'autres conseils et informations ont été donnés directement à Monsieur GRIS.

4-2-19 : Cas de Monsieur COTT...

Né en1929, angines et otites de la jeunesse ; anorexie, conflits familiaux ; explosion d'un transformateur ; divorce août 2001 ; apparition des **acouphènes qui augmentent de 5/10 à 10/10 ;** à 9/10 actuellement
De nombreux déséquilibres au niveau vertébral. Mobilité réduite.
Avec appareillage **les acouphènes passent à 4/10** et remonte à 7/10 après retrait des appareils.

4-2-20 : Cas de Monsieur GUIL...

Né en 1953, à pratiqué le tir aux lance-roquettes antichars, fusils et autres, mal supportés. Pertes auditives bilatérales sur les aigus 60 DB hypersensibilité au son fort ; **acouphènes variables entre 3 et 9/10**. S'isole dans sa cave car ne supporte rien.

Les acouphènes sont fortement **diminués entre 0 et 2/10** variables dans le temps.
Monsieur GUIL... a réalisé un suivi très précis de l'évolution de la variabilité de son acouphène, jour après jour, pendant plusieurs mois. Il était possible de constater que l'acouphène s'essoufflait avec le temps et qu'il était mieux supporté.
Monsieur GUIL... a utilisé des cassettes que nous avions réalisées pour pouvoir s'endormir avec des sons mélangés : sons purs, bruit blanc et autres qui le soulageaient.

4-2-21 : Cas de Monsieur M. MART...

Né en 1973, Directeur des achats en industrie, **acouphène unilatéral à gauche, gênant et invalidant,** gêne **variable entre 7 et 10/10.**
Survenu brutalement, 8 jours exactement après une chute importante à vélo, traumatisante psychologiquement.
Evoque des idées d'autolyses. L'acouphène est insupportable, obsessionnel. Hypersensibilité aux sons.
Tempérament stressé, rigoureux et souvent rigide, dues en partie aux exigences de son travail professionnel. Il est sensible mais tendu à cause de ses craintes sur le devenir. Les premiers diagnostics médicaux ne lui ont donné aucun espoir d'amélioration.

Etiologie :

- Fils unique : ictère à la naissance.
- Maladies d'enfance : rhumes, oreillons, otites, coqueluche.

Anamnèse

Sur le plan postural :

- Entorses bilatérales des chevilles en jouant au Basket vers l'âge de 20 ans.
- 1 jambe «plus courte» ? (jambe droite plus courte d'1cm au cours de la prise en charge posturologique du 6 janvier).
- Douleurs tendinites au niveau des genoux (vélo).
- Forte musculature de sportif.

- Le bassin est déséquilibré.
- Douleurs colonne vertébrale.
- Douleurs lombaires : sacro-iliaque.
- Douleurs dorsales.
- Douleurs cervicales.
- Problème omoplate gauche.
- Fracture humérus droit en 2008.
- Douleurs au poignet gauche.
- Penche la tête à droite.
- Malocclusion légère des mâchoires, en cours de traitement.
- Des céphalées sont parfois notées.

<u>Sur le plan médical</u> :

- Quelques rhumes,
- Problèmes de déséquilibres visuels «en période de froid».
- Mal des transports. Problème en planeur (rotations non supportées).
- En 1984 : Traumatismes crâniens :
  1. chute au collège – perte de connaissance légère,
  2. Plusieurs chutes à vélo dont une très importante, 8 jours avant l'apparition de l'acouphène.
- Un examen ostéopathique a été réalisé après la chute de vélo le 23 décembre 2014 :

  conclusion :

  rigidité de la boîte crânienne

  Blocage du pariétal gauche et de la dure-mère.
- Trois Anesthésies Générales :
  - 1988 : dents de sagesse. 2011 : humérus. 2013 : coloscopie.
  - Traitements actuels : sous anxiolytique et antidépresseur depuis un mois environ.

- Monsieur est sorti «en boîte» et a écouté également le walkman d'une façon importante. Il a travaillé en usine pendant 8 ans, à mi-temps dans une ambiance bruyante.
- Oreille droite : quasi normale.
- Oreille gauche : perte de sensibilité dans les fréquences aigües : 30 dB sur les fréquences 4000 à 8000 Hz.
- P.E.A : normaux. Une I.R.M. est programmée. Hypersensibilité aux sons forts à gauche

<u>Sur le plan de l'acouphène</u> :

- Actuellement, un seul bruit est perçu dans l'oreille gauche, de type «sifflement», de fréquence aiguë, avec parfois des «pics complémentaires sur d'autres fréquences».
- Gêne acouphénique estimée variable entre 7 et 10/10, avec de temps en temps des inhibitions temporaires.
- Constant. Nuisance mal ressentie, surtout le soir avant de se coucher, **VRAIE DOULEUR INVALIDANTE.**
- L'endormissement dans le silence est difficile. Réveil fréquent la nuit vers 03H : en relation avec le foie en médecine chinoise (et symboliquement en rapport avec la colère).
- L'acouphène augmente dans le silence, avec la fatigue, le stress, les craintes et s'il se concentre sur la présence de l'acouphène.
- L'acouphène diminue sous l'effet de l'anxiolytique et antidépresseur.

<u>Sur le plan psychologique et comportemental</u> :

- Conflit récurrent avec son père dans l'adolescence – pressions importantes^{+++} de son père pendant ses études.
- Méconnaissance des causes et hypothèses de son acouphène.
- L'acouphène est mal vécu, comme une **<u>vraie DOULEUR</u>**.
- Respiration de peu d'amplitude.
- Très rigoureux, strict, très stressé par son travail, et ses

responsabilités importantes.

- Attitude rigide, tendue, manque de souplesse. N'accepte pas ce qu'il ne comprend pas.
- Peu ouvert de nature aux techniques comportementales, mais accepte de s'améliorer.
- Difficultés de concentration.
- Il aspire à être soulagé de son acouphène qui le mine.

Sur le plan visuel :

Monsieur ne porte pas de lunette. Il présente une légère asymétrie verticale de position des yeux.

Il est sujet à des instabilités légères et à des impressions vertigineuses en cas de déplacement, (en transport en général, en planeur en particulier).
Il est gêné par la lumière et ressent des déséquilibres parfois lors de déplacements particuliers.
L'acouphène passe à 2/10, au lieu de 5/10 signalés juste avant les essais.

Au retrait des appareils, diminution confirmée à 1,5 puis inhibition résiduelle tinnitométrique longue sur une durée de 4' environ, puisque l'acouphène revient progressivement à gauche de 1,5/10 à 2,5/10, valeurs subjectives plus faibles que les valeurs initiales (rappel : 5/10).

Par ailleurs, l'appareillage améliore légèrtement l'audition, la compréhension et la localisation spatiale, même en présence d'un bruit perturbant de «cocktail-party».

Des tests de tolérance aux sons forts sont réalisés à plusieurs reprises, avec des instruments de musiques bruyants (cloches, maracas, transitoires...). Monsieur les supporte bien à gauche avec l'appareil, contrairement à sa situation sans appareil.

L'oreille droite non protégée ressent une gêne habituelle.

De nouveaux essais et réglages ont été réalisés le mardi après-midi (1H30). Les réglages des appareils ont été peaufinés sur trois programmes. Il n'a pas été jugé utile d'adjoindre le nouveau dispositif de générateur de bruit blanc. Les résultats étaient considérés comme bons et favorisant la tolérance au résiduel d'acouphène.

Un suivi otologique ORL régulier est conseillé, régulièrement, dans le temps, avec contrôle de l'état des conduits auditifs externes.

II-2 : Prise en charge ostéopathique : le crâne est TRES peu mobile, le rythme crânien est très limité en amplitude.

II-3 : Prise en charge podologique : La jambe droite est plus courte d'1cm. Il est suggéré d'envisager des orthèses plantaires, (épaisseur 6mm environ) qui seront réalisées près du domicile de Monsieur MART... *Une attitude scoliotique a été constatée.*

II-5 : Prise en charge sophrologique :
M. MART... *a eu le besoin de parler ; la séance lui a permis de se libérer légèrement. Exercice de respiration abdominale. Les exercices de tensions et de relâchements du corps (visage, bras) lui ont permis de ressentir son corps. Il doit positiver et semble sur la bonne voie.*

II-6 : Entretiens comportementaux :
Il a bien été précisé à M. MART... que les conseils qui lui sont prodigués sont des pistes de bon sens et non pas une analyse psychologique. Il a bien compris le sens des interventions des différents thérapeutes qui l'ont pris en charge. Il doit s'appuyer maintenant sur sa volonté de se construire sur des bases solides et de reprendre confiance en lui. Des activités de coordination «corps-esprit» seraient souhaitables, telles que la pratique du CHI CONG ou du TAÏ CHI ou équivalents. La musicothérapie pourrait peut-être améliorer la relation «temps-espace» ; la sophrologie et la P.N.L. pourraient être poursuivies.
La natation sur le dos semble souhaitable ainsi que des mouvements de renforcement de la musculature dorsale.

Des exercices de respiration avec blocage, puis expiration à la fois du gaz carbonique, mais aussi symboliquement de tous ses ennuis sont suggérés.

4-2-22 : Cas de Monsieur LUC…

38 ans, fonctionnaire du Trésor Public : **acouphène gênants et invalidants.**

Anamnèse :

- Enfant dur en conflit avec ses parents,
- A 18 mois : Opération division palatine, sous A.G.,
- Chute d'un muret à l'âge de 2 ans – radio du crâne – perte de connaissance,
- A 7 ans, à 8 ans, à 9 ans : Electrolyses des cils des paupières, sous A.G.,
- A 10 ans : Intervention chirurgicale (testicule coincé) sous A.G.,
- A 18 ans : Opération grain de beauté au pied, sous A.G.,
- Quand il était petit, avait des tocs «essayant d'attraper des mouches avec la bouche»,
- Plusieurs chutes de vélos,
- Service Militaire dans l'Artillerie (char d'assauts), tirs au canon (portée 40km),
- Quelqu'un lui a marché sur la tête (oreille droite), pendant un exercice,
- Avait des frayeurs, peurs : regardait sous son lit,
- Photophobie, larmoiements,
- Difficulté de conduite nocturne.

Sur le plan statique :

- Pieds plats. Porte des semelles depuis 2005. Pieds non stables. Entorse pied gauche.
- Problème varices douloureuses jambe gauche. Parfois : blocage cuisse droite.
- Craquements des cervicales plus épaules. Epaule droite plus basse, penche la tête à droite.

<u>Sur le plan comportement</u> :

- Attitude crispée, tendue, respiration de faible amplitude,
- Parfois, engourdissement du bout des doigts, après exercices avec altères,
- Contractions^{+++} des mâchoires la nuit, fibrillation des paupières.

<u>Sur le plan auditif</u> :

- Audiogramme de 2008 : perte légère sur toutes les fréquences, scanner normal, IRM normal.
- Analyse angiologique normale. A fait de la musique dans une fanfare. Boîtes de nuit.

<u>Sur le plan de l'acouphène</u> :

- Sifflements oreille droite.
- Myoclonies à gauche.
- Bruits aléatoires parfois.

Le deuxième jour, l'acouphène est passé de 9,5/10 à 4,5/10

Les battements cardiaques sont perçus beaucoup plus faiblement.
Au retrait des appareils, l'acouphène revient progressivement de 5/10 à 8/10 sur une période de cinq minutes.
Ceci prouve bien que le résultat obtenu soit bien le bénéfice d'une NEUTRALISATION partielle et non pas d'un masquage.

Prise en charge inforgétique et de reprogrammation cellulaire :
Une analyse a été réalisée par S.C.I.O. et un travail de ré-harmonisation est entrepris.

Il est noté une déminéralisation : SOINS.

- Problème de fatigue psychique : SOINS.
- Problème de transit, colon «encrassé» : racine de bien-être.
- Risque potentiel ulcéreux ?
- Très anxieux, raide.
- Soins biofeedback spécifiques sur les intestins et reins, sur systèmes immunitaire et lymphatique : aubier de tilleul en tisane.
- Les zones de drainage et les émonctoires ont été activées.

- Traitement régulation des émotions et des neurotransmetteurs.
- Des conseils personnalisés ont été transmis directement au patient.

4-2-23 : Cas de Monsieur ARV...

Monsieur ARV..., venu en 2002 à l'âge de 50 ans, acouphènes bilatéraux gênants et invalidants, plus important à gauche, évolutif depuis février 1995, associé à une perte auditive moyenne bilatérale 50 à 60 DB et une hypersensibilité aux sons forts.

Derrière ces symptômes évoqués transparaissent des incompréhensions naturelles, des craintes et des peurs, ainsi qu'un mal-être qui sont les motivations profondes de la demande de prise en charge. Un état dépressif est traité depuis de nombreuses années. Certains traitements chimiothérapiques n'ont pas eu d'effet positif, et au contraire certains (reboot Real, antihypertenseur) ont aggravé l'acouphène.

Estimé variables entre 0 et 9/10 l'acouphène est aggravé dans le calme par la fatigue et le stress ainsi que par la tension dans les ambiances bruyantes. Des prises en charges diverses par les thérapeutes de l'équipe et un appareillage adapté **ont permis de diminuer l'acouphène entre zéro et 3/10.** Des adaptations ont été réalisées dans le temps.

4-2-24 : Cas de Monsieur BILL...

Né en 1946, enseignant, souffre d'un acouphène estimé à 7-8/10.
Les acouphènes passent de 8/10 à 2/10 avec appareillage.
La prise en charge globale a permis de dédramatiser la situation, de mieux comprendre les causes et les éléments qui peuvent aggraver l'acouphène.

4-2-25 : Cas de Madame JOUF…

Née en 1932, Madame ne supporte pas ses acouphènes estimés «invivables». Bruits de moteur d'avion estimé à 10/10, invivable, malgré le port de prothèses qui ne lui apportent pas de soulagement.

Passé médical lourd, posture fortement déséquilibrée ; pertes auditives bilatérales 33db à droite et 43 à gauche. Plusieurs chocs émotionnels, professionnels et personnels créent un état dépressif.

Equipée de contours numériques avec générateurs de bruit blanc, elle a bénéficié de plus d'une reprogrammation posturale, d'une équilibration visuelle.

Elle porte maintenant ses appareils nuit et jour et ses acouphènes ne sont plus perçus qu'à 2/10 à droite et 4/10 à gauche au lieu des 10/10 précédents. Ca n'est pas la panacée, mais c'est quand même mieux et madame accepte cette solution.

OBSERVATIONS SUR CES CAS : Des profils otologiques et audiométriques très différents, extrêmes parfois, n'entravent pas la mise en œuvre de la technique TINNITOMETRIE®.

4-3 : Analyses

a : Autres observations et interprétations de l'auteur.

On sait fort bien que la présence d'un bouchon de cérumen peut provoquer un acouphène. Cette obstruction plus ou moins importante du conduit auditif externe entraîne une baisse de l'audition : c'est un phénomène de transmission, donc de diminution de l'activité auditive dans l'oreille interne. Ceci entraîne une impression d'oreille bouchée et l'apparition ou l'aggravation d'un acouphène.

Le retrait de ce bouchon fait disparaître ces conséquences : ceci restitue la fonction auditive habituelle avec disparition de l'acouphène

Une otite séreuse ((avec de la glue dans l'oreille moyenne)), entraînant une diminution des sensations auditives, peut également provoquer l'apparition ou l'aggravation d'un acouphène. La guérison ou l'intervention chirurgicale adaptée entraînent souvent la disparition de celui-ci.

La chasse, le tir au fusil sont des facteurs aggravants, plus fréquemment sur l'oreille controlatérale ((opposée)) de l'épaulement : la déflagration provoque une dépression physique de l'autre côté de la tête. Les variations brusques de pression provoquées par un pétard ou un coup de fusil par exemple créent des sons transitoires, très forts et ponctuels. Elles déclenchent souvent l'acouphène : c'est un micro traumatisme sonore. L'oreille, du côté de l'épaulement, semblerait protégée par le bras du tireur.

On verra plus loin que l'amélioration obtenue par notre technique TINNITOMETRIQUE® qui procure une diminution du niveau de perception de l'acouphène, peut parfois se dégrader temporairement si le patient est enrhumé ou souffre d'une otite (voir paragraphe 7-5 par exemple).

La plongée sous-marine peut provoquer ou accentuer les acouphènes (variations de pression exercée sur le tympan et sur tout l'organisme et barotraumatisme). Les chutes dans l'eau sont parfois dramatiques pour la bonne santé des oreilles des plongeurs et pratiquants du surf ou activités dérivées ((traumatismes par surpression brutale sur les tympans)).

b : Rappels de quelques expériences de physique

(pour s'approcher d'un «modèle» voisin de ce qui se passerait dans l'oreille interne ; rappel voir aussi paragraphe 2-6).

Le lecteur intéressé pourra trouver dans l'annexe 17-4 des approches physiques d'exemples de phénomènes vibratoires, oscillations, oscillations forcées et résonances.

4-4 : La technique TINNITOMÉTRIE®

4-4-a : Notre site :

www.acouphene.com et www.tinnitometrie.com.

Créé en 1992, notre site a évolué en fonction de l'enrichissement de nos expériences et des résultats enregistrés avec nos patients. Les principes sont toujours les mêmes : informer les patients sur les possibilités de notre méthode, leur proposer d'étudier leur situation globale, leur proposer notre aide pour diminuer leur acouphène et améliorer leurs performances globales. On ne parle JAMAIS de les guérir !

4-4-b : Prise en charge TINNITOMÉTRIQUE®

Elle s'applique après réalisation des explorations médicales habituelles et incontournables et essais des thérapeutiques du corps médical spécialisé (O.R.L.).

La technique TINNITOMETRIE® comporte une étude générale :

- Une anamnèse large de tous les évènements marquants de la vie du patient.
- Recensement des antécédents O.R.L. et généraux.
- Recensement des thérapeutiques déjà suivies.
- Recensement des dysfonctionnements physiques et des accidents éventuels.
- Recensement du mode de vie.
- Evaluation subjective de la gêne ressentie et des perturbations provoquées par les acouphènes.

Tout ceci se fait en entretien direct et interactif avec le patient qui souhaite pouvoir s'exprimer librement et totalement sur le «mal» qui le mine. Il est dans un tunnel !

Une information très large et accessible au patient est alors entreprise. Elle vise en priorité à DEDRAMATISER l'acouphène. Une prise en charge globale du patient est effectuée par une équipe pluridisciplinaire pour lui dispenser au patient des informations générales et spécifiques de son cas avec empathie et écoute attentive, puis restauration de la fonction auditive avec protection maximale, analyses optométrique, sophrologique, ostéopathique, articulation maxilo-mandibulaire, podologique, posturologie, PNL, etc., en fonction de l'anamnèse ((voir les pages des thérapeutes chap.11)).

Les mesures des besoins de corrections nécessaires pour stimuler l'oreille sont réalisées, qu'il y ait perte auditive ou non : nous ne parlons pas forcément de «surdité» !

La restauration de la fonction auditive, selon des critères spécifiques, est «l'outil» principal de la TINNITOMETRIE®. La neutralisation totale ou partielle de l'acouphène est observée dans plus de 90 % des cas dès l'interposition d'aides auditives. Après retrait de ces aides auditives, une inhibition résiduelle TINNITOMÉTRIQUE® est observée dans la majorité des cas : c'est la preuve que la diminution de la perception de l'acouphène est bien une neutralisation et non pas un masquage.

LES PATIENTS

Tous les âges, hommes ou femmes sans distinction, avec des problèmes auditifs ou non, peuvent être concernés.

PATIENTS-TYPES CONCERNES PAR LA METHODE

En principe ce sont des personnes souffrant d'acouphènes gênants ou invalidants. Les examens médicaux ont déjà été effectués et les traitements thérapeutiques déjà suivis n'ont pas apporté de résultats ou sont insuffisants. Les patients avec acouphène léger, sauf motivation spéciale, n'accepteraient pas une prise en charge aussi lourde. Une approche plus légère peut toutefois être envisagée.

La méthode est destinée à ceux qui ont réellement envie d'être soulagés, cet aspect qui peut paraître bizarre n'est pas à négliger. En effet certains patients se «servent» de leur acouphène pour s'en plaindre (ou se plaindre !), souhaitant parfois inconsciemment attirer sur eux l'attention de leur entourage pour leur signifier qu'ils sont en manque. Ils bénéficient ainsi de ce qu'on appelle un «avantage secondaire». Il faut être attentif à cet aspect et ne pas essayer forcément de les soulager : ils seraient alors dans l'obligation de trouver un autre moyen d'attirer l'attention sur eux (aspect psychologique ou psychiatrique).

Dans le cadre de la technique TINNITOMETRIE®, plus de 90 % des patients ressentent et confirment une diminution de la perception et donc de la gêne de l'acouphène par une NEUTRALISATION totale ou partielle de celle-ci et une meilleure connaissance de leur problème. Et ceci dès le premier ou deuxième jour de la prise en charge.

Ceci inclut des solutions originales : restauration de l'activité auditive au niveau supra liminaire, avec protection contre les nuisances sonores (contre l'hyper-sensibilité aux sons forts), mais aussi par une prise en charge comportementale avec l'utilisation de solutions thérapeutiques telles que sophrologie, ostéopathie, optométrie, podologie, posturologie et traitement de l'articulé temporo mandibulaire (ATM), programmation neurolinguistique, prise en charge inforgétique et de reprogrammation cellulaire ((approche quantique avec matériel S.C.I.O.)) visant à rétablir une homéostasie, en fonction des dysfonctionnements observés - cette liste n'est pas exhaustive ((voir pages techniques)).

4-4-c : Intérêt d'une équipe pluridisciplinaire **(et «inhibition résiduelle TINNITOMÉTRIQUE®»)**

Conférence donnée par l'auteur aux Assises Nationales O.R.L. CLERMONT FERRAND : novembre 1998 (résumé)

Rôle de l'Audioprothésiste dans le cadre d'une équipe pluridisciplinaire :

- Importance du problème :

Estimation en 1996 : 10% de la population se disait gênée par les acouphènes (actuellement 15%, car parler de ses acouphènes n'est plus à cacher !), dont 2% ne les supportent pas. Une prise en charge importante est indispensable. Une projection récente évoque 1 milliard de personnes atteintes de déficience auditive dans une vingtaine d'année !

- Rôle de l'O.R.L. :

L'acouphène est un syndrome ((ensemble de symptômes)) et très rarement une maladie : après avoir consulté un généraliste, le patient va bénéficier chez l'O.R.L. des examens otologiques nécessaires. Après analyse des résultats des explorations fonctionnelles, il prodigue au patient les informations, les conseils et les stratégies adaptées. Il s'agira principalement de traitements médicaux : vasculaire, antidépresseur, anti-épileptique, etc., parfois chirurgie. Dans cet exposé, le rôle de l'O.R.L. ne sera pas développé mais son intervention préalable est incontournable.

Notre expérience nous montre que les résultats sont malheureusement décevants dans bien des cas, et que, bien souvent, les patients enregistrent ECHECS sur ECHECS. Ils s'entendent dire la plupart du temps : «Il n'y a rien à faire, Il faut vivre AVEC». Ils n'acceptent pas cette sentence car ils vivent leur acouphène comme un véritable «supplice chinois» (voir en 7-29). Ils ressentent un sentiment d'abandon, de remise à soi-même, d'incompréhension impossible à partager, ce qui entraîne parfois des états dépressifs, puis des «cachets», puis «la maison de repos» (sic) pour certains.

- La TINNITOMÉTRIE®

- Objectifs :

Dans le cadre de la technique TINNITOMÉTRIE®, l'objectif est de soulager le patient de sa gêne acouphénique. Celle-ci est évaluée à l'aide d'une échelle visuelle analogique subjective graduée de 0 ((pas d'acouphène)) à 10/10 ((acouphène insupportable)) (voir chap. 7-2).

On considère que l'acouphène est la conséquence d'une association de plusieurs dysfonctionnements. L'objectif va être de supprimer tout ou partie de ces dysfonctionnements.

Le chapitre 2-6 a évoqué les phénomènes de résonance qui sont observés dans le monde physique. Tenant compte des observations constatées à de nombreuses reprises chez des patients malentendants et acouphéniques, il nous a semblé intéressant de rechercher si des phénomènes identiques pouvaient exister dans le fonctionnement du système auditif.

Notre hypothèse de base est fondée, entre autres, sur une mise en résonance anormale de la membrane basilaire ((voir 2-5 : description de l'oreille interne)), qui présenterait un mouvement oscillatoire anormal, source initiale de l'acouphène.

Une représentation simplifiée de l'oreille moyenne et de l'oreille interne suggérée par Docteur Jean Bernard CAUSSE permet d'imager ce qui pourrait se produire sur le plan vibratoire :
Notre technique consiste donc, en première intention, à rétablir la fonction auditive au niveau supraliminaire ((au niveau de perception normale de la parole)), en adaptant des aides auditives traditionnelles. Par contre, les réglages et l'adaptation seront différents de l'appareillage auditif standard, puisque l'objectif premier est de protéger le système auditif (pour ne pas amplifier et entretenir l'acouphène) et le second de neutraliser le phénomène de résonance. Parallèlement, le patient sera confié à un ou plusieurs autres praticiens (ostéopathe, sophrologue, optométriste, dentiste, podologue,...) pour corriger les autres dysfonctionnements même légers identifiés dans l'approche et l'analyse initiale.

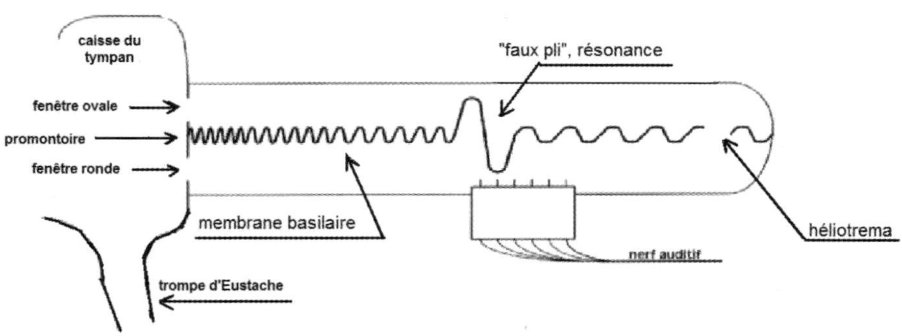

représentation schématique d'une coupe d'oreille interne

En effet, nous avons observé dans les années 1990 que les résultats avec la technique de neutralisation d'acouphène par l'appareillage auditif seul étaient de l'ordre de 75 % de patients soulagés alors que lorsque l'on associe les autres thérapies, les résultats dépassent 90% de cas soulagés.

L'un des rôles principaux de l'audioprothésiste sera encore et encore de dédramatiser dans la mesure du possible la situation d'une part, mais aussi de redonner espoir au patient qui est impliqué dans la technique. Il ne faut pas oublier le fameux «champ des possibles» et le rôle important du patient lui-même dans le processus de «sa guérison», ou du moins de son soulagement.

En effet, les patients acouphéniques ayant subi un certain nombre d'échecs n'osent plus croire à une solution possible pour les soulager. Par des explications complètes et précises sur notre intervention et nos objectifs, nous arrivons à créer un climat de confiance propice à la compréhension des dysfonctionnements souvent minimes en soi, à l'application de la technique TINNITOMÉTRIQUE® dans sa globalité et à l'implication du patient lui-même dans la prise en charge.

- les composantes de l'acouphène :

L'International Association for the study of pain (IASP) propose de définir la douleur comme «une expérience sensorielle et émotionnelle désagréable associée à un dommage tissulaire présent ou potentiel, ou décrite en termes d'un tel dommage».
L'intérêt de cette définition est de ne pas réduire la notion de douleur aux seules causes lésionnelles et d'en accepter la réalité même en l'absence de démonstration étiologique lésionnelle. Même si le désordre physique ((on ne constate rien d'apparent)) ne peut être constaté, il s'agit malgré tout d'une authentique douleur et non d'une douleur imaginaire, discutable ou simulée, (c'est le cas de l'acouphène), ce qui conduit à des attitudes «rejetantes» ((de la part de l'entourage)) injustifiées.

Comme dans l'étude de la douleur, nous sommes en présence de mécanismes physio-biologiques et psychologiques. C'est un phénomène «psychosomatique» ((des facteurs psychologiques ont une incidence sur le corps et entraînent des signes physiques ou leur accentuation)) dans la mesure où cette douleur est un processus psychique en réponse à une agression somatique et **non le contraire** !

On retrouve dans le syndrome acouphène les mêmes composantes que dans la douleur.

1/ Composante sensorielle : traitée par un appareillage auditif spécifique.

2/ Composante comportementale : traitée par sophrologie, ostéopathie, prises en charge posturale, visuelle, A.T.M. ((articulé-temporo-mandibulaire)), etc.

3/ Composante affectivo-émotionnelle : traitée par la respiration, la sophrologie, la relaxation et la prise en compte de la dépression réactionnelle.

4/ Composante cognitive : traitée par sophrologie, la dédramatisation de l'acouphène, l'attitude positive de l'équipe thérapeutique, la suppression des «faux concepts» ((attribuer à un symptôme une fausse origine)), l'intégration de l'entourage familial, médical et social ((voir en 7-11 le phénomène d'habituation)).

C'est pourquoi la prise en charge TINNITOMÉTRIQUE® doit être multidisciplinaire et holistique, et chaque cas est **unique et personnalisé**.

Le Professeur Jonathan HAZELL, O.R.L. de Nottingham, s'est spécialisé de longue date dans la recherche de solutions pour les patients acouphéniques. Il considère avec juste raison que le système auditif, depuis la nuit des temps, est un système d'alarme. L'homme des cavernes était en permanence confronté au problème de vie et de survie. En fonction des bruits qu'il entendait (**perception**) : barrissements, rugissements, sifflements dans les hautes herbes, chants d'animaux comestibles, il réalisait (**interprétation**) qu'il s'agissait d'un éléphant, d'un lion, d'un serpent, dont il devait se protéger ou d'un animal comestible. Il pouvait alors réagir et décider de se cacher pour survivre ou chasser pour lui permettre de se nourrir en plantes, fruits ou viande (**réaction**).

Normalement, une excitation sonore va être transmise par la voie afférente ((la voie qui transfère informations sous forme d'influx nerveux de l'organe au cerveau - voir ci-dessous pour la vision et l'audition)) aux aires auditives (**perception**), grâce à des influx nerveux puis suivre un cheminement neuronal montant au système limbique et réticulaire (S.L.R.). Elle est analysée par celui-ci (**interprétation**) qui va envoyer des neuromédiateurs : (**réaction**) par la voie efférente ((le cheminement descendant)).

L'histoire suivante (racontée par le Pr Hazell) illustre ces comportements :

- Vous faites un long voyage sur autoroute et la nuit arrive. Vous ne pouvez pas atteindre votre destination et vous décidez d'essayer de trouver un hôtel pour passer la nuit.
- Vous apercevez un motel qui s'avère correspondre à vos attentes.
- Vous arrêtez votre voiture et vous vous dirigez vers la réception.
- Deux scenarii se présentent.
- Dans le premier, on vous signale que le motel a été entièrement rénové : peintures, électricité, chauffage, abords, mais qu'il y a un petit problème dans la dernière chambre disponible. En effet, il existe un bruit émis par le nouveau système téléphonique. Ce problème doit être réparé le lendemain, mais c'est la seule chambre qui reste disponible.
- Vous l'acceptez et vous allez vous coucher vers 23h, dans un petit bungalow très sympathique. Vers 1 heure du matin, vous vous réveillez dans votre premier sommeil et vous entendez effectivement ce sifflement annoncé à la réception. Vous vous retournez et vous vous rendormez sans problème.
- Dans le deuxième scénario, on oublie de vous signaler ce bruit généré par le téléphone. Par contre, on vous indique que deux serpents venimeux se sont échappés du zoo voisin et que les pompiers et les gendarmes sont à leur recherche. Le

réceptionniste espère que les bruits et les sirènes ne vont pas perturber votre sommeil. Vous acceptez néanmoins la chambre et vous allez vous coucher vers 23h, dans un petit bungalow dont les portes ne sont pas étanches !

- Vers 1 heure du matin, vous vous réveillez dans votre premier sommeil et vous entendez un sifflement : (*Perception*). La réception ayant omis de vous signaler ce problème, ce son va provoquer chez vous une attitude de défense contre la présence d'un serpent : (*Interprétation*) ; vous criez «au secours», vous vous mettez debout sur votre lit avec le polochon pour défendre chèrement votre peau ! : (*Réaction*). Et pourtant, c'est le même bruit que celui perçu dans la première version !
- Un autre phénomène est tout aussi important. Imaginez une maman qui vit depuis des années au calme à la campagne. Elle dort bien et sans souci. Cette personne ayant été obligée de déménager en ville près d'une gare va réagir dans un premier temps au passage de chaque train. Elle se réveille en sursaut quand le train de 22h arrive en gare, elle a eu peur puis se rendort. Elle sursaute à nouveau quand le TGV de 23h entre en gare. Ceci est normal car ce sont des bruits nouveaux qui entraînent comme expliqué une réaction de défense du système limbique, siège des émotions.

Mais on sait aussi qu'après quelques semaines, la personne continuera à dormir sans être réveillée. C'est le «phénomène d'habituation» qui s'installe en présence d'une situation que le cerveau considère alors par habitude et comme normale.

Certains prétendent que la nuit les oreilles dorment ! Ceci est faux car si cette dame ne se réveillera plus au passage des trains pourtant bruyants, elle va le faire immédiatement si son bébé émet un petit son dans la pièce d'à côté !

- Ceci explique l'hypothèse selon laquelle le niveau de l'acouphène peut évoluer de la manière schématisée par le tableau ci-dessous :

PERCEPTION	INTERPRETATION	REACTIONS
Phénomène de résonance de l'oreille interne + Décodage donc Perception + Action sur le système limbique et réticulaire + Secrétions de neuro- médiateurs	Þ Interprétation	Secrétions de neuro- médiateurs + Auto-entretien ou aggravation par toutes les tensions + Mémorisation

Le Pr. J. Pawel JASTREBOFF (USA) a réalisé une étude sur le comportement animal. Il a ensuite extrapolé à l'homme les résultats obtenus et imaginé les réactions en boucle qui expliquent, en partie, les incidences relatives entre les différents systèmes.

INTERACTIONS ENTRE LES DIFFÉRENTS SYSTÈMES

(selon les travaux de JASTREBOFF)

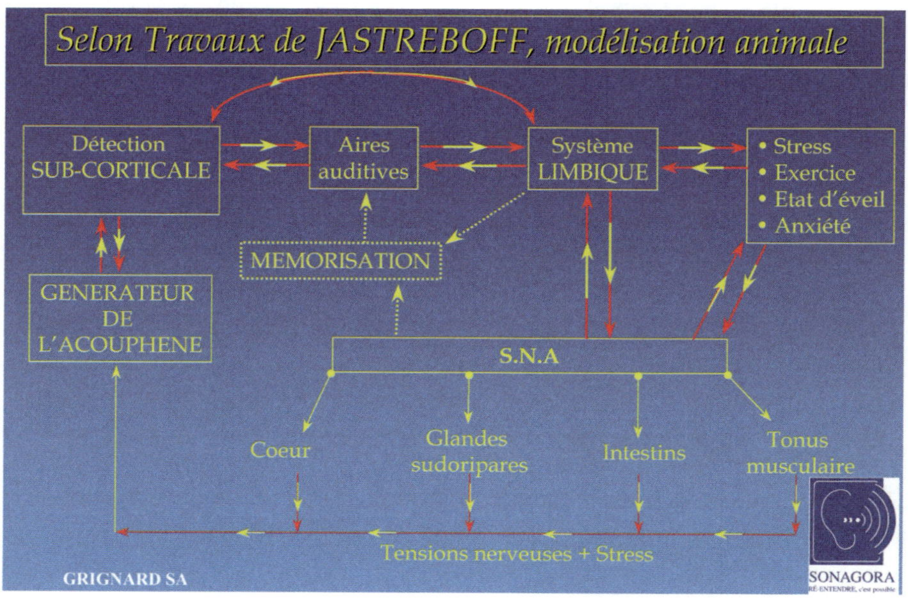

Dans ce magnifique tableau des interactions présenté par le Professeur Pawel JASTREBOFF un autre aspect particulier exposé ci-après mériterait d'être analysé. S'il évoque à juste titre la mémorisation par le système limbique ((siège des émotions)) de la perception d'un son traduit par un «acouphène», on oublie ce que sont devenus les énergies mécaniques initiales (pressions sonores).

Regardons à nouveau la coupe d'une oreille type (voir page 23) et la représentation imagée des ondes sonores représentées par des et des influx nerveux représentés par des (les réactions chimiques ne sont pas représentées).

Considérons à nouveau le cheminement d'un son extérieur à l'oreille qui va se propager dans les différentes parties de l'oreille. Ce son est au départ une pression sonore recueillie par le pavillon, amplifiée dans le conduit externe sur les fréquences de la zone 3.000Hz , amplifiée par le transfert d'impédance entre la membrane tympanique et la fenêtre ovale et que l'on présente parfois comme l'amplification de la pression sonore par la chaîne ossiculaire. Cette pression est ensuite transmise aux liquides de la rampe tympanique ((dans l'oreille interne)). Les résonateurs de la membrane basilaire, concernés par la fréquence, vont entrer en résonance . Les cellules ciliées ainsi mises en mouvement sont en contact avec la membrane tectoriale. Il se produit un «découplage» qui déclenche des réactions chimiques qui vont créer les influx nerveux ((petits courants électriques)) qui vont cheminer à leur tour vers les aires auditives pour «décodage».

Par ailleurs, les vibrations spécifiques de la membrane basilaire qui sont à l'origine de l'acouphène vont également «déclencher» des influx nerveux vers les aires auditives, qui vont les interpréter comme un acouphène.

Mais on ne dit pas que les vibrations mécaniques se «transforment» en «courants électriques» ! Alors, que sont-elles devenues ??

N'oublions pas la maxime attribuée à Antoine Laurent Lavoisier : «Rien ne se perd, rien ne se crée, tout se transforme».

Hypothèse : ne pourrait-on pas considérer que ces vibrations sonores ((mécaniques)) qui d'une part vont déclencher le découplage déjà décrit engendrant les influx nerveux ((petits courants électriques)), mais vont d'autre part être également enregistrées dans une autre «mémoire» du cerveau ((rappel : qui est constitué de 76% d'eau...)). Dans certaines circonstances, des vibrations de fréquences particulières pourraient-elles «réveiller» et relancer l'acouphène de base ? ((rappel : les vibrations de la voiture en paragraphe 4-2-3)).

Des champs électromagnétiques ((qui ont également un comportement vibratoire)) peuvent également agir sur l'acouphène et l'amplifier. Rappelons d'ailleurs que des traitements utilisant des émissions de champs électromagnétiques soulagent parfois les acouphènes ! Des recherches en ce sens permettraient-elles de faire évoluer nos connaissances dans cette voie pour trouver des solutions complémentaires adéquates ?

Les perturbations dans différents domaines de l'organisme justifient l'importance de la prise en charge des patients par une équipe pluridisciplinaire dont l'organigramme suivant indique une composition non exhaustive :

Composition et fonctionnement minimal d'une équipe TINNITOMÉTRIQUE®

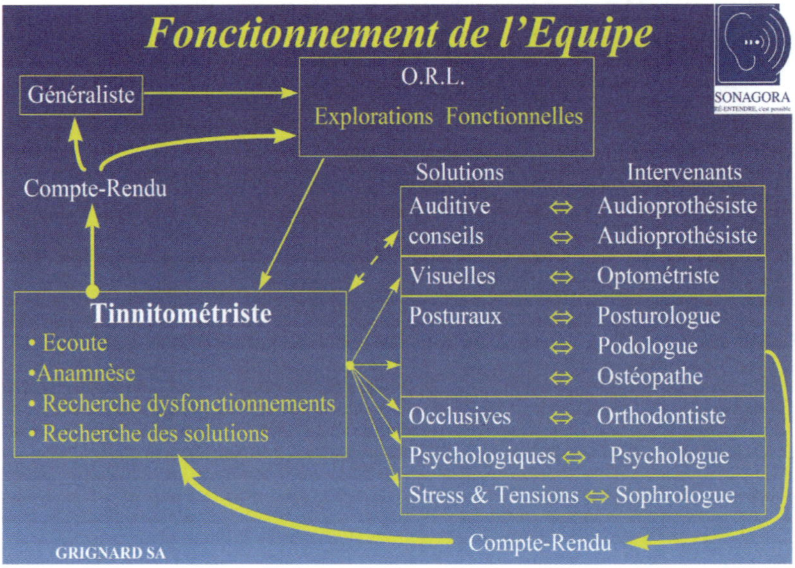

La première étape du patient passe par le médecin généraliste, puis l'O.R.L. avec toutes les explorations médicales nécessaires. S'il est disponible, il peut devenir le chef d'orchestre de l'équipe des thérapeutes qui vont accueillir tour à tour le patient. En ce qui nous concerne, nous recevons des patients en provenance du monde entier. En conséquence, dans le cadre de notre **prise en charge tinnitométrique**® locale, c'est l'audioprothésiste qui prend en considération l'aspect thérapeutique holistique ((dans la globalité)), en relation avec les autres professionnels de l'équipe. Les différents traitements exposés plus loin sont entrepris et un compte rendu global est ensuite adressé à l'O.R.L. (et au généraliste) qui recevront à nouveau le patient, pour un bilan final.

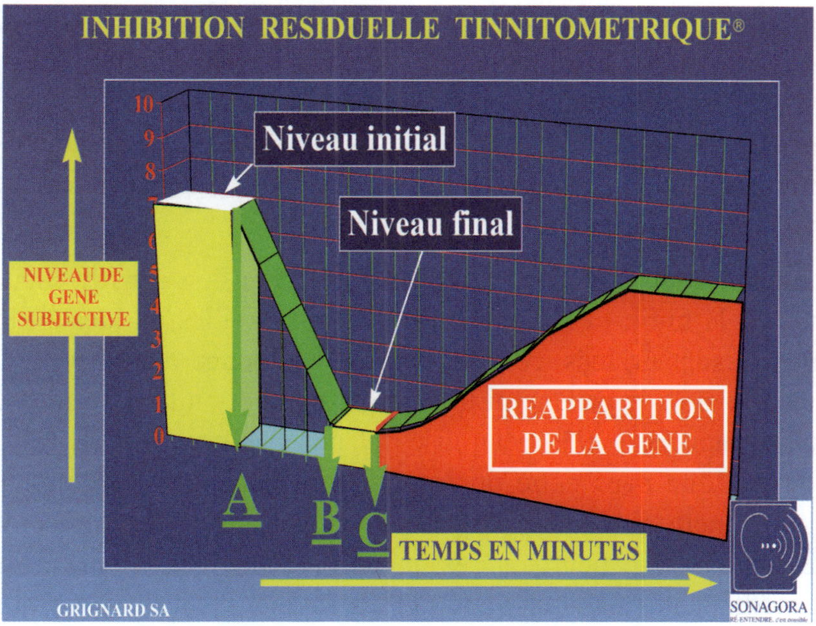

Mise en évidence d'une inhibition résiduelle TINNITOMÉTRIQUE®

Certains thérapeutes utilisent un test clinique qui s'appelle : «inhibition résiduelle». Il consiste à faire entendre un son extérieur à un certain niveau pendant une minute pour que l'acouphène du patient soit diminué. Les opérateurs notent ensuite l'évolution du retour progressif de l'acouphène, sur quelques minutes.

Dans la technique tinnitométrique®, le patient, équipé des aides auditives, n'est pas soumis à cette stimulation sonore. Il reste pendant toute la séance d'essai dans une pièce où règne une ambiance calme et naturelle. On note la valeur de gêne acouphénique estimée par le patient lui-même avant les essais puis la nouvelle valeur après appareillage spécifique : cette valeur subjective est toujours plus faible.

On pratique un test particulier ((qui s'appelle D.F.S)), ce que ne font malheureusement pas tous les audioprothésistes pour les pertes auditives faibles. Cet ajustement permet à l'ordinateur d'analyser la résonance du conduit auditif externe, de générer dans l'aide auditive un son en opposition de phase et de supprimer ainsi l'effet de résonance du conduit auditif externe comme décrit au chapitre 2-2, (entre autres dans la zone de fréquence 3.000Hz). Après cette adaptation technique, le patient signale souvent une nouvelle diminution de son acouphène (on note cette nouvelle valeur estimée par le patient lui-même).

L'amélioration de l'audition, de la compréhension dans le silence et dans le bruit, l'équilibre entre les deux oreilles, la localisation spatiale sont évalués, ce qui demande une bonne demi-heure. On prévient alors le patient qu'il n'est pas guéri et on lui rappelle que son acouphène a été «neutralisé» et non pas «supprimé». On ne doit pas dire dans notre pratique que l'acouphène a été masqué, puisque nous n'utilisons pas de bruit de masquage ! Il est impératif de prévenir le patient - qui est partie prenante - des essais et que naturellement, quand on va retirer les appareils, l'acouphène va se faire entendre à nouveau. On lui demande alors de nous indiquer toutes les 30 secondes les niveaux de retour de l'acouphène.

L'inhibition résiduelle tinnitométrique® est donc une prolongation de la diminution de l'acouphène, avec un retour plus ou moins long selon les patients. L'acouphène ne remonte d'ailleurs pas toujours au niveau initial, ce qui confirme qu'il s'agit bien d'un phénomène de résonance. Toujours sans appareil, il est constaté que l'acouphène ne reprend sa valeur initiale qu'après exposition à des bruits de la vie courante, à du stress et à des tensions habituelles de la vie, parfois plusieurs heures après les essais. Ceci nous confirme bien également qu'il faut protéger le système auditif par des procédés internes à l'appareil auditif (que les audioprothésistes connaissent très bien).

Le tableau ci-dessous représente un cas de neutralisation partielle l'acouphène passe de 7/10 à 1/10 et, après retrait des appareils, remonte progressivement à 6/10 seulement au bout de minutes, puis reste stable dans la salle d'examen.

Légende :
Les niveaux de gêne subjective sont exprimés en ordonnées par rapport à notre échelle analogique acouphénique graduée (voir 7-2-1 et 7-2-2). De 0/10 = pas de gêne à 10/10 = insupportable, invivable.

En A = niveau de l'acouphène avant intervention : 7/10 dans ce cas.
En B = niveau de l'acouphène après intervention : 1/10.

Le temps d'examen ((variable)) est représenté en abscisses.
Entre A et B, le temps passé est fonction de l'adaptation prothétique.

En C = niveau de l'acouphène après retrait des appareils.
Puis = niveau de gêne estimée toutes les 30'' : l'acouphène remonte de 1/10 à 6/10.

Nous rappelons que chaque mesure subjective est estimée dans le silence.
Il est possible de quantifier l'efficacité de la neutralisation. Voir chapitre 17-3 et annexe 17-7.

- Exemples d'applications :

Trois cas extrêmes illustrent les possibilités de La TINNITOMÉTRIE®

Ils ont été exposés au paragraphe 4-2 et nous prions le lecteur de bien vouloir s'y rapporter. (***4-2-3 Cas de*** Monsieur H..., pompier,

37 ans, ***4-2-4 Cas de*** Madame F..., 48 ans et -***4-2-5 Cas de*** Madame P..., 70 ans).

- *Synthèse de ces trois cas* – Rappel : des cas otologiques et audiométriques très différents, extrêmes, n'entravent pas la mise en œuvre de la technique TINNITOMÉTRIE®.

Conclusion de cette conférence (présentée en 1998)

Après une prise en charge médicale O.R.L. incontournable, une prise en charge TINNITOMÉTRIQUE® incluant : anamnèse, questionnaire complet spécifique, utilisation d'une échelle analogique subjective d'évaluation de la gêne subjective, et l'ensemble des traitements exposés peut être conduite. Elle permet d'apporter au patient une assistance par des explications, des conseils, un appareillage spécifique, une prise en charge des différents dysfonctionnements par une équipe pluridisciplinaire motivée : podologue, posturologue, ostéopathe, sophrologue, dans le cadre d'une relation «patient-équipe de qualité». L'accompagnement familial, médical, social est fortement recommandé. L'implication du patient est incontournable.

Il est précisé qu'en plus de 40 ans de pratique, nous n'avons jamais constaté d'aggravation de l'acouphène suite à l'appareillage, avec réglages spécifiques.

A la relecture de cet exposé de 1998, les observations se confirment dans le temps et se précisent.

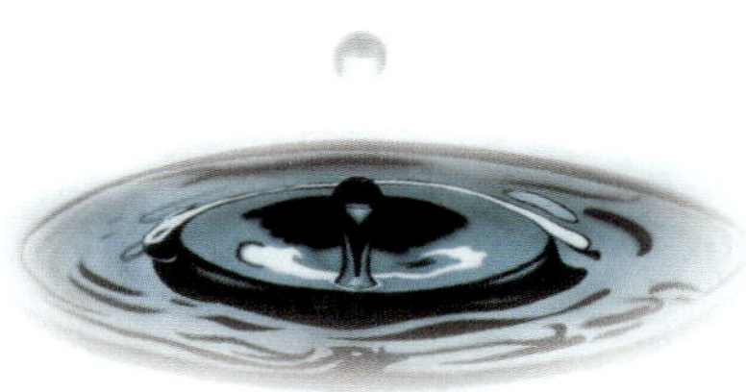

V
OBJECTIFS DE LA TINNITOMETRIE®

-1 : Définition

Comme ce fut déjà dit, le terme TINNITOMETRIE® a été construit a partir de deux racines tinnire et métrie. La prise en charge d'un patient consiste donc à ***prendre la mesure d'un acouphène et en soulager le patient.***

-2 : Présentation générale de la technique

Les acouphènes font partie des symptômes associés ou non à la déficience auditive. Notre approche spécifique est basée sur l'analyse du niveau de confort et d'inconfort auditif du patient par la méthode audiésimétrique. Ce niveau est comparé aux valeurs supraliminaires standards (72 dB SPL).

L'analyse d'un cas d'acouphène doit inclure l'anamnèse ((analyse des causes)), l'analyse prothétique ((partie technique des appareillages)), l'analyse de l'environnement social, professionnel et culturel, en partie l'analyse psychique, et engager une prise en charge totale du patient par la TINNITOMETRIE®. La restauration de la fonction auditive au niveau supraliminaire ((conversationnel)), par une prothèse auditive adaptée selon des critères particuliers, permet de **NEUTRALISER** en tout ou partie les acouphènes. C'est «l'outil» principal mais ce n'est pas le seul.

-3 : Constat

On déplore une inefficacité récurrente des traitements habituels du corps médical, médicamenteux ou chirurgicaux (section du nerf auditif, pose d'implant pour électro stimulation) : ils sont limités et peu efficaces.

Il existe quelques techniques prothétiques : les aides auditives, avec option d'un générateur de bruits, les générateurs de bruit blanc, l'électrostimulation, les champs électromagnétiques. Pour information, les masqueurs d'acouphènes ont été abandonnés depuis les années 1990.

Le corps médical estimant qu'il n'y a rien à faire du moins au niveau médical, il semble intéressant d'évoquer une technique holistique ((globale)) qui soulage les patients dans plus de 90% des cas et d'exposer quelques cas parmi des milliers. Plus particulièrement, celui de Monsieur L... sera «décortiqué» en 58 paragraphes (voir chapitre 7 et 58 sous-chapitres) pour expliquer les raisons de nos recherches holistiques ((techniques thérapeutiques qui prennent en compte la globalité de l'individu. Par exemple, une vision **holistique** de l'être humain tient compte de ses dimensions physique, mentale, émotionnelle, familiale, sociale, culturelle et spirituelle...)).

VI
MOTIVATIONS POUR UNE PRISE EN CHARGE

6-1 : Cas de Monsieur ROB...

6-1-a: Présentation : Monsieur R..., né en janvier 1939, souffre d'un acouphène bilatéral et asymétrique gênant et invalidant. Il est perturbé également sur le plan de l'audition et de la communication. Prédominant à droite, mais aussi globalement dans la tête, l'acouphène est survenu progressivement depuis février 2007, avec augmentation notable. Monsieur R... indique rapprocher l'apparition de son acouphène avec les traitements antibiotiques sous forme d'aérosols pour traiter sinus et bronchite en février 2007. C'est aussi l'émergence de soucis divers accumulés (deuils successifs non acceptés, de conflits professionnels non digérés), de craintes diverses et d'une certaine raideur à plusieurs niveaux.

Monsieur R... nous a communiqué les éléments suivants : ce premier cas fera l'objet d'une description exhaustive, les suivants seront allégés.

6-1-b : Anamnèse :

> Aîné de 9 enfants - un gros bébé,
> Se souvient de rhumes pendant l'enfance,
> A travaillé à la ferme de ses parents,
> A 15 ans : ictère catarrhal,
> A 16 - 17 ans : zona au niveau des côtes inférieures droites, acné juvénile,
> A passé 22 mois en Algérie en 1960-61 (tirs et tensions),
> A retravaillé à la ferme pendant 2 ans pour remplacer son frère, parti à son retour en Algérie, puis pendant 2 ans, activité laitière (chauffeur puis prospecteur),
> En mai 1979 : accident avec une tondeuse (3 doigts de la main gauche partiellement sectionnés,
> Des chocs émotionnels sont notés :
En 1975 : décès de son père ;
En 1995 : conflits dans le travail
En 2001 : décès de son beau-frère,
En 2001 : décès de sa mère
En 2001 : désunion dans la famille,
En 2001 : coloscopie sous A.G.,
> Sinusite traitée par antibiothérapie forte se prolongeant en bronchite,
> En 2002 : opération sinus sous A.G.,
> En février 2007, traitement par aérosols (Sélestène, entre autres...),
> En mai 2008 : un léger déséquilibre visuel à été noté.

<u>Sur le plan postural</u> :

> Pas d'observation citée au niveau des pieds, chevilles, genoux, hanches.
> Trois interventions pour des varices ((problème circulatoire))
> En 2004 : à droite,
> En 2004 et 2006 : à gauche,
> Trois attaques ERYSIPELE à la jambe gauche, puis cuisse, puis aine en 2001 -2007 et 2008,

> Douleurs lombaires au lever,
> En août 2008 : lumbago,
> Douleurs dorsales (cyphose), plus cervicales,
> Epaule droite plus basse que la gauche,
> Arthrose légère généralisée.

<u>Sur le plan auditif</u> :

> Un audiogramme clinique récent est fourni.
> Monsieur R... présente une déficience auditive moyenne bilatérale asymétrique, plus importante à droite (38 dB) qu'à gauche (35 dB), essentiellement sur les fréquences aigües : consécutive certainement aux traumatismes sonores (tirs sans casque à l'armée) et dans son activité professionnelle dans le bruit (camions, machines), sans casque. Cette surdité est associée avec des scotomes ((encoches voir 7-31)) bilatéraux à 80dB sur les fréquences aigües (8000Hz, à gauche) et à 65 dB sur la fréquence 4000Hz à droite.
> Les conversations sont estimées difficiles dans le bruit, avec dépense d'attention, problèmes de concentration et craintes de mal comprendre.
> Monsieur parle fort et règle la télévision à un niveau élevé.
> Une hyper-sensibilité aux sons forts est signalée, il évite les situations bruyantes
> Des essais d'appareillage auditif antérieurs n'ont pas été concluants.

<u>Sur le plan de l'acouphène</u> :

> Apparition en février 2007,
Gêne estimée à l'époque à 4/10 (voir échelles en 7-2). Son apparition est estimée par Monsieur R... concomitante à des traitements lourds d'antibiothérapie pour sa sinusite avec insufflation de trois antibiotiques associés (Sélestène entre autres...).
> Augmentation progressive de la gêne subjective estimée jusqu'à 8/10 sur une échelle analogique de gêne subjective graduée de 0 (pas de gêne) à 10 (insupportable, invivable).

<u>Sur le plan comportemental</u> :

> Monsieur R... est très sensible et fragilisé par des «accidents de la vie»
> Il aspire ardemment à être soulagé de son acouphène qui le mine.
> L'acouphène est très mal vécu, comme une vraie DOULEUR.
> Ses capacités physiques et mentales sont diminuées.
> Respiration de peu d'amplitude.
> Méconnaissance des causes et hypothèses de son acouphène.
> Rigidité ++ , Stress +
> Craintes sur le devenir.

6-1-c : Prise en charge :

De nombreuses explications sont données pour informer Monsieur R... des hypothèses qui peuvent expliquer l'apparition, l'évolution des perturbations mal supportées, avec toutes les réserves d'usage.

Une stratégie spécifique lui est proposée pour essayer concomitamment ((en même temps)) de le soulager de son acouphène, de le protéger contre les nuisances sonores, d'améliorer ses performances auditives et le rassurer sur ses craintes et faux-concepts. Les perturbations du comportement sont prises en charge, dans la mesure où Monsieur R... accepte de s'impliquer dans les solutions proposées.

A : Sur le plan appareillage auditif :

Par Pierre GRIGNARD, audioprothésiste

Monsieur R... a bénéficié le lundi 17 novembre d'un entretien de 3 heures permettant de réaliser une anamnèse large des antécédents. Il a participé à une séance de détente-relaxation, à une séance de reprogrammation neurolinguistique ; il a pu visionner une cassette d'informations (c'était en 1992 !)

De ce fait, Il est noté, en début de séance dans la pièce calme, que l'acouphène n'est déjà plus estimé le mardi matin qu'à 6/10 sur une échelle de gêne subjective (au lieu de 8/10 la veille). Ceci peut être attribué aux effets bénéfiques des informations déjà fournies, des premières prises en charge et de la dédramatisation entreprise. Certains pourraient dire : effet PLACEBO ((effet subjectif mais réel produit sur une personne par un médicament ou un traitement n'ayant aucune efficacité démontrée)) ! Mais pourquoi pas ?

Un essai d'appareillage auditif bilatéral avec contour numérique est testé, avec des critères de réglages spécifiques et une obstruction limitée des conduits auditifs.

Le 18 novembre, dans la même salle d'examen et dans des conditions strictement identiques, il est noté que l'acouphène n'est plus du tout perçu ni à droite, ni à gauche. Estimation du patient : 0/10 sur l'échelle analogique de gêne subjective (voir 7-2).
Efficacité de la neutralisation de l'acouphène dans le temps :

Au retrait des appareils, il est noté une **inhibition résiduelle tinnitométrique**® (voir 7-48-b) s'étalant progressivement sur une durée de 3'30'', puisque l'acouphène revient progressivement de 0/10 à 5/10, ce qui est moins important que le 8/10 ou 6/10 antérieur. *Rappel :* c'est le patient et lui seul qui évalue la gêne ressentie...

Ceci prouve que le résultat obtenu est bien le bénéfice d'une **neutralisation totale** (dans ce cas) et non pas d'un masquage. Ce résultat de neutralisation intéressant est obtenu dans les mêmes conditions de pièce calme et sans aucune stimulation sonore, contrairement à d'autres tests habituels effectués avec un bruit de masquage.

Par ailleurs, l'appareillage améliore de façon notoire l'audition, la compréhension et la localisation spatiale ((grâce aux micros directionnels)). Ceci diminue les craintes de Monsieur de faire des erreurs de compréhension, même en présence d'un bruit perturbant de «cocktail-party». Monsieur R... était si surpris et ébloui du résultat qu'il n'a pu retenir des larmes de joie.

Des tests de tolérance aux sons forts sont réalisés à plusieurs reprises. Monsieur les supporte bien, contrairement à sa situation sans appareils.

Cet équipement permet d'obtenir en outre une protection du système auditif et du système limbique et réticulaire (siège des émotions, voir 7-11), afin de calmer l'emballement des secrétions de neuromédiateurs, l'une des causes de l'entretien et de l'aggravation de son acouphène.

Un suivi ORL régulier est bien entendu conseillé, régulièrement, dans le temps, avec contrôle de l'état des conduits auditifs externes.

B : Prise en charge podologique :

Par Lucie MINGOT, podologue

Une consultation podologique n'a pas été jugée nécessaire dans son cas. Cette consultation pourrait toutefois être réalisée près de chez lui.

C : Prise en charge ostéopathique :

Par Jean-Michel LOUPIAS, ostéopathe

Un bilan ostéopathique a permis de constater :
Le bassin est équilibré.
Au niveau vertébral :

- Au niveau lombaire : L postérieure à gauche
- Au niveau dorsal : D4 en flexion
- Au niveau cervical : RAS

Au niveau crânien : Le rythme crânien est lent et d'amplitude modérée.
Le temporal gauche est limité en rotation externe

D : Prise en charge optométrique :

Par Pierre GRIGNARD optométriste

Monsieur possède des lunettes pour voir de loin très récentes qu'il porte régulièrement, complétées de lunettes pour voir de près. Les

acuités visuelles actuelles sont de 10/10 à droite et à gauche, avec une légère fixation para-fovéale bilatérale.
Une légère modification des corrections ne justifie pas de changement :

Les amplitudes maximales et optimales de fusion, tant verticales qu'horizontales sont limitées et légèrement décalées. Une hyperphorie légère est présente le 18 novembre. Toutefois, une compensation prismatique testée n'apporte pas d'amélioration du confort.

Un assouplissement musculaire au niveau du cou est souhaitable pour récupérer une meilleure mobilité.

E : Prise en charge sophrologique :

Par Ghislaine Gicquel-Jacob, sophrologue

Monsieur R... est une personne ouverte à la relaxation. Dans son état actuel d'anxiété pour l'avenir, M. R... est prêt à suivre tout traitement.

1ère séance
Exercice de respiration abdominale concluant. Les exercices de tensions et de relâchements du corps (visage bras) lui ont permis de ressentir son corps tendu. Pas de problème pour l'image positive ; s'est dit heureux, juste une petite gène par ses acouphènes.

2ème séance
Exercices de respiration, beaucoup plus libres que la veille. Bon relâchement mental. A pu voir des images, exercice très positif. A oublié ses acouphènes. (NDLR : précision : Monsieur R... n'était pas encore équipé d'appareil à ce moment de la prise en charge).

En fin de séances, M. R... n'a pu retenir ses larmes. Beaucoup d'émotions à libérer (décès de proches). Désire continuer cette thérapie.

F : Programmation Neuro-Linguistique (P.N.L.) :

Par Constantin Rigollet

Cette prise en charge a été réalisée le 17 novembre. L'objectif est de prendre la mesure de son état, de supprimer des «ancrages» anciens et d'en créer d'autres, positifs. Des consignes ont été données directement à Monsieur R...

G : Prise en charge inforgétique et de reprogrammation cellulaire :

Par Docteur Françoise PRAQUIN-GRIGNARD

Une analyse a été réalisée par «approche quantique» avec le matériel S.C.I.O. et un travail de ré-harmonisation est entrepris.
Un soin du terrain est entrepris axé sur l'acouphène.
Il est noté une **acidose** caractéristique sur un terrain hépatique, avec faiblesse de la vésicule biliaire : SOINS.

Soins biofeedback ((prendre contrôle de son corps et de ses émotions après en avoir pris conscience par des techniques appropriées)) spécifiques sur le foie, l'audition, les corps énergétiques et subtils, les émotions, les chocs et traumatismes.

Activation des zones de drainage et des émonctoires.
Des conseils personnalisés ont été transmis directement au patient, entre autres concernant son alimentation.

Un traitement de régulation des émotions et des neurotransmetteurs est entrepris.

Conclusions du cas de Monsieur C :

- Patient perturbé par un acouphène bilatéral gênant estimé variable entre 5/10 et 10/10 sur une échelle analogique de gêne subjective.
- Présence d'une surdité bilatérale moyenne essentiellement sur les fréquences aigües, associée à une hyper-sensibilité aux sons forts.

- Difficultés de compréhension et de discrimination, surtout dans une ambiance bruyante. Stress pour comprendre.
- Problèmes de statique au niveau des étages médians et supérieurs, de raideurs, et de tensions.
- Perturbations, focalisation sur cette gêne.
- Inquiétude et Interrogations sur le devenir.
- Dédramatisation entreprise par une information large.
- Essais d'appareillage auditif bilatéral très satisfaisant.
- NEUTRALISATION TOTALE de l'acouphène qui passe, le jour de l'examen, de 7/10 à 1/10 avec appareillage bilatéral.
- Diminution confirmée à plusieurs reprises. Essais satisfaisants en ambiance extérieure, au restaurant pendant 1 journée.
- Protection contre les agressions sonores. Les tests de tolérance sont parfaits.
- Traitement du terrain et des émotions.
- Assouplissement physique (surtout au niveau du cou) souhaitable.
- Rechercher une respiration plus ample.
- Prise en charge des émotions, sophrologie à prolonger.
- Respecter une alimentation «raisonnable».
- Se forger une philosophie de vie encore plus sereine et plus positive. Eviter la focalisation sur l'acouphène.
- Un suivi régulier par ORL est conseillé.

le 21 novembre 2008

Pour information : Monsieur R... a renouvelé son équipement d'appareils auditifs en 2015, toujours très satisfait de la suppression des acouphènes et de l'audition retrouvée.

6-2 : Cas de Monsieur T…(avec un peu d'humour !)

La technique TINNITOMETRIE® étant holistique ((globale)) dans son approche et sa conception, le corps médical spécialisé n'en était que pas ou peu informé. Toutefois, avec l'accord du patient, chaque prescripteur O.R.L. et le médecin généraliste reçoivent de notre part, un compte-rendu détaillé dont modèle en 7-1. Par ailleurs j'ai informé personnellement dans leur cabinet, les ORL qui acceptaient de recevoir cette information originale.

Dans les années 1990, au cours d'un entretien avec le médecin-chef de l'Hôpital d'Instruction des Armées Robert Picqué de 33140 Villenave-d'Ornon, j'avais évoqué les possibilités de prendre en charge les patients acouphéniques par la technique TINNITOMETRIE®, même en présence de scotomes importants (voir plus loin chapitre 7-31).

Après avoir écouté mes explications, le médecin-colonel m'a répondu : «C'est bien beau tout ce que vous me dites, mais pour en être convaincu, je vais vous confier un patient, militaire dans l'aviation, qui souffre depuis des années d'acouphènes très importants. Il a travaillé pendant 25 ans sur les pistes d'aviation et a supporté, parfois sans protection, les bruits de décollages de jets. Si vous arriviez à le soulager, je vous ferais construire une statue dans Bordeaux !»
Quel challenge !

Nous avons donc reçu ce patient à deux ou trois reprises. Il présentait une perte auditive bilatérale importante, surtout bien entendu dans les fréquences aigües, avec un scotome de près de 100dB sur les fréquences 3.000Hz et 4000Hz (voir autre cas de scotome en 7-31), conséquence des traumatismes sonores provoqués par les décollages d'avions à réactions, parfois sans protection auditive à l'époque. Après des explications sur les possibilités raisonnables à espérer, nous avons procédé à des essais prothétiques, en axant notre intervention à la fois sur une super protection contre les sons forts et une restauration partielle de l'audition.

L'acouphène, qui était estimé à 10/10 en permanence depuis des années («bête noire» de son O.R.L. traitant), n'était plus évalué subjectivement **qu'à 5/10 avec un équipement bilatéral**. Résultat

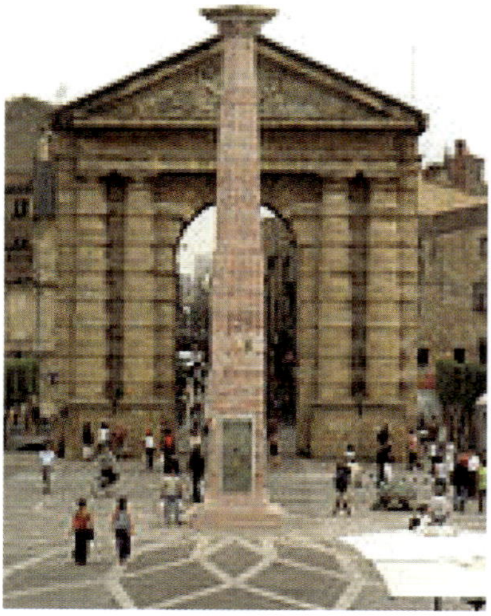

peut-être limité, mais combien apprécié !

Pour des raisons économiques, ce patient n'a pu se procurer qu'un seul appareil, ce qui diminuait un peu les résultats obtenus. Il était toutefois satisfait et soulagé par rapport à sa situation antérieure : VICTOIRE ! Comme pour chaque patient, nous avons adressé un compte rendu détaillé au Médecin Chef, (sans réponse de sa part).

N'ayant pas été invité à la pose de la statue promise en cas de succès, j'avais perdu mes illusions de cette reconnaissance d'efficacité de la méthode.

Toutefois il y a trois ans, de passage à Bordeaux j'ai découvert qu'un magnifique obélisque avait été installé place de la VICTOIRE. Je vous remercie Docteur, mais une simple statue aurait été suffisante !

6-3 : Cas de Madame A… *le compte rendu intégral est consultable sur le site* **www.acouphene.com**

Madame A.., agricultrice, 73 ans en l'an 2000.

Déficience auditive bilatérale de 35 dB environ, avec des courbes auditives plates.

Elle souffre d'acouphènes bilatéraux gênants et invalidants. On dirait des «cloches» dans le cerveau, surtout le matin et, par moment, «ça corne» dans l'oreille gauche.

De nombreuses observations sont notées :

- Varicelle, pleurésie à l'âge de 20 ans : Traitements par pénicilline en 1947 (produit ototoxique).

- Angines nombreuses (atteinte de la sphère ORL : nez, gorge, oreille).

- Des interventions multiples avec anesthésiées générales.

- Arthrose à différents niveaux : lombaire, dorsal, cervical. En 1996 lombo-sciatique gauche rebelle. Madame porte une ceinture depuis de nombreux déséquilibres sur le plan postural entraînant des attitudes de compensation : la tête penche à droite régulièrement.

- Ces dysfonctionnements ont engendré, depuis de nombreuses années : céphalées frontales, pariétales ; déséquilibres importants ((et non vertiges)) – photophobie ((gêne à la lumière)).

- Sinusite chronique : la respiration est très limitée. Un reliquat de la pleurésie «os de seiche» limite la capacité pulmonaire.

- Mobilité générale réduite : rotation de la tête à gauche très limitée et douloureuse.

- Madame porte une minerve cervicale pour dormir, depuis un an.

- Sur le plan auditif Madame A… se dit légèrement gênée dans le silence et ne peut suivre une conversation dans le bruit qu'avec l'utilisation de la lecture labiale et une dépense d'attention cérébrale préjudiciable et fatigante. Ceci crée des tensions supplémentaires au niveau du visage, du cou, des mains (causes de stress).

Sur le plan des acouphènes :

- Apparus en 1997, sans raison apparente notée.

- Sonorité variable, du bruit du réfrigérateur aux sifflements, et, depuis quelque temps, des sons de cloches, des bruits de marteaux-piqueurs.

- Localisés essentiellement à gauche au départ, ils sont maintenant bilatéraux et centraux.

- Perçus constamment, plus importants le matin, aggravés par la fatigue, le stress, l'exposition aux bruits.

- Gêne subjective estimée entre 5 et 7/10, sur l'échelle analogique de gêne subjective (Voir 7-2) qui sera appelée ultérieurement : «l'échelle».

- Problèmes d'articulé dentaire et d'occlusion.

- Tension artérielle chronique depuis plus de 10 ans, jusqu'à 20.

Autres traitements :

- Vasodilatateurs : Vastarel, Tanakan, Sermion, Trivastal, Vasobral, entre autres...

- Anxiolytiques : Lexomil, Seresta, Temesta, Victan, entre autres + millepertuis

- Anti vertigineux : Serc, Sibellium, Tanganil, entre autres...

- Psychotropes : Xanax, Tranxène, Dogmatil, Rivotril, entre autres....

Autres examens : un examen tomodensitométrique crânien a éliminé la présence d'un syndrome tumoral ((neurinome)).

Sur le plan comportemental :

- Chocs émotionnels multiples : Problèmes relationnels avec ses belles-filles dont l'une lui interdit de voir ses petits-enfants.

- Un de ses petits-enfants est mort de la mucoviscidose à l'âge de deux ans. Madame A. n'accepte pas la mort de cet enfant et surtout la naissance des deux autres enfants dans ce couple dont l'un, une petite fille de cinq ans, est atteinte aussi par cette maladie.

- Son mari est mort il y a 22 ans, brutalement, à l'hôpital, après une crise de coliques néphrétiques : elle ignore la cause réelle de sa mort.

- Sa mère est morte d'un cancer du sein, son père d'une tuberculose rénale.

- Une de ses cousines s'est suicidée par pendaison après une dépression, sous médicaments, ce qui provoque chez Madame

A… un rejet des médicaments en général, et de ceux destinés à la dépression et à l'anxiété en particulier.

Des exercices respiratoires ont été réalisés, difficilement. Ils devraient être prolongés.

Après prise en charge TINNITOMÉTRIQUE®, la restauration de la fonction auditive et la protection contre les nuisances sonores ont été réalisées par un appareillage auditif bilatéral par contours d'oreille.

Les acouphènes, **précédemment estimé à 5/10 au début d'entretien, ne sont plus perçus, ni à gauche ni à droite**. Après retrait des appareils, il est noté une inhibition résiduelle TINNITOMÉTRIQUE® (7-48) importante puisque le niveau de gêne est stable pendant une minute 30 à 0/10 et ne revient qu'à 2/10 au maximum qu'après 5 mm.

À nouveau (et comme toujours d'ailleurs en complément, l'appareillage apporte une amélioration des performances auditives évidentes aussi bien dans le silence que dans le bruit. L'utilisation d'appareils numériques, à multiples programmes, équipés de deux micros, apporte une localisation spatiale ((orientation dans l'espace)) très intéressante.

> Madame A... habite loin. Deux ans plus tard, elle avait consulté un confrère audioprothésiste qui avait ouvert (de son propre chef) les ventings des embouts sur mesure au diamètre 4 mm. De ce fait, Madame était gênée par un sifflement (effet Larsen) et ne supportait plus ses appareils. Les ventings ont été rebouchés et l'appareillage a repris son efficacité.

> En janvier 2011, j'ai contacté à nouveau par téléphone cette patiente. > Elle porte toujours les mêmes appareils. Elle avait tenté en avril 2010 un essai de nouveaux appareils dans un centre d'appareillage près de chez elle pendant une dizaine de jours. Ils n'ont pas été supportés... Les critères de réglages souhaitables étaient-ils bien choisis ?

Sur le plan visuel, (voir 7-17)

La posture de Madame est asymétrique. Il en résulte une asymétrie au niveau des muscles du cou, du système visuel et des mâchoires. Un test optométrique a été réalisé. Il met en évidence une surconvergence des axes visuels dans le plan horizontal ((ésophorie)), avec un axe visuel plus haut que l'autre ((hyperphorie)). Tout ceci est dû au déséquilibre postural évoqué précédemment. Ceci explique les céphalées, des déséquilibres, la photophobie.

Pour rééquilibrer les axes visuels, une compensation prismatique intégrée dans un verre de lunette aurait permis de supprimer ces symptômes (voir chapitre 7-17). Le médecin ophtalmologiste non informé des avantages potentiels n'a pas donné suite ! Dommage...

6-4 : cas de Monsieur CHO... : le compte rendu intégral est consultable sur le site *www.acouphene.com*.

> En 1992, Monsieur C... de Tunisie souffrait d'acouphènes gênants et invalidants.

> Dans un courrier du 13 juin 1989, un professeur O.R.L., chef de service d'un hôpital parisien écrivait à l'époque : «malheureusement, il n'y a pas de thérapeutiques spécifiques», ce qui était vrai sur le plan allopathique.

> Sur les conseils de Monsieur le professeur Michel Portmann de Bordeaux qui connaissait notre approche, nous avons reçu ce Monsieur C. en mai 1992.

Ce patient présentait :

- Une hypoacousie avec acouphène sans étiologie particulière ((sans cause connue)),
- Arthrose à la nuque et aux genoux,
- Sinusite, rare, mais encombrement nasal,
- Problème d'articulé dentaire - Rhumatismes divers,
- Arrêt du tabac en 1975 - Asthmatique,

- Vertiges en 1989 avec nausées,
- Rhumatismes divers,
- Traumatismes crâniens pendant sa jeunesse,
- Anesthésie générale en 1980 pour ganglion,
- Anesthésie générale en 1985 et opération de la prostate.
- Il présente une perte auditive bilatérale de 32dB à droite et 25dB à gauche sans Rinne (voir 7-32), avec pertes sur les fréquences aigües.

Au niveau des acouphènes :

- Apparition vers 1989 description subjective difficile, plusieurs sons sont perçus

- Intensité : forte. La gêne subjective est évaluée à 8/10 sur «l'échelle».

- Fréquence principale estimée entre 3000 et 4000 Hertz, acouphène continu mais variable dans le temps en intensité, sommeil perturbé à l'endormissement.

Notre intervention :

- Analyse des antécédents, des comportements.

- Détermination par l'otométrie (voir 11-5) des besoins d'amplification oreille par oreille au niveau de fonctionnement normal ((niveau de confort)),

- Mise en place des aides auditives.

Résultats obtenus :

Suppression totale de l'acouphène gauche qui passe de 8/10 à 0/10, l'acouphène droit passe de 8/10 à 1/10.

Après retrait des appareils : inhibition résiduelle tinnitométrique® limitée, mais retour à un niveau estimé à 6/10 seulement en une minute environ.
La mise en place à nouveau des mêmes appareils entraîne la même amélioration constatée précédemment. De même le lendemain et après huit jours.

Subjectivement, Monsieur C… ressent un bien-être (tête moins lourde) et apprécie le confort.
La technique d'utilisation spécifique est expliquée à M. C., à son épouse et à ses filles, pour l'assister dans la mise en œuvre.

Conclusion : résultat positif intéressant avec retentissements favorables sur le comportement psychologique.
Une prise en charge comportementale complémentaire serait souhaitable.
Heureusement, les résultats que nous obtenons ont permis de faire changer, en partie, les mentalités. C'est dans cet esprit que je souhaite transmettre mes connaissances à mes confrères et aux divers thérapeutes intéressés par ce domaine : c'est le fruit des relations approfondies que je consacre à tous les patients reçus.

VII
ETUDE APPROFONDIE D'UN CAS PARMI D'AUTRES

7-0 : histoire du cas de Monsieur L...
et ses développements

Le cas de M. L... est typique du genre de patients que nous avons pris en charge régulièrement. Toutes les histoires de cas sont bien sûr différentes, car il n'y a pas deux cas d'acouphènes identiques. CHAQUE CAS EST UNIQUE. Toutefois, nous trouvons fréquemment des critères communs pour lesquels nous proposons des explications parfois originales, fruits de nos connaissances apportées et peaufinées par les patients. Nous destinons ces informations d'une manière simple non pas au seul corps médical ni aux professionnels concernés (ils peuvent toutefois trouver des pistes originales et des explications à certaines de leurs interrogations), mais aux millions de patients (plus de 6 millions en France) et à l'étranger qui souffrent d'une VRAIE DOULEUR et qu'on laisse trop souvent SEULS face à leurs craintes et à leurs détresse.

Nous appuyant sur ce compte-rendu intégral, nous reprendrons séparément certains points évoqués (marqués d'une référence) pour les développer en s'appuyant sur NOTRE EXPERIENCE de prise en charge HOLISTIQUE ((ce qui veut dire dans la globalité de la personne)) et sur la logique.

7-1 : Compte rendu TINNITOMÉTRIQUE® de Mr L...

I - ANAMNESE *:*

Ce patient, né en 1964, est directeur d'une entreprise importante basée dans la région parisienne. En mai 2008, il se plaint d'un ***acouphène gênant et invalidant estimé variable entre 8 et 10/10*** *sur l'échelle analogique TINNITOMÉTRIQUE® de gêne acouphénique graduée de 0 à 10 que nous utilisons depuis 1975 (voir 7-2-1 et 7-2-2). Il a essayé de nombreux traitements antidépresseurs et autres, dont Rivotril (7-3), Xanax (7-3), Idergine, Sermion, Fludex, Rhonal 500, Teostat, Atrovent, Bisdvoir, Polaramine, Clarityne, Sorbitocolyne, Lubanthyl, Polykara..., Bricanyl, Nootropil, entre autres...*

- *Numéro quatre d'une fratrie de sept enfants, le premier étant décédé à l'âge de deux ans. Il porte le prénom de son frère décédé ce qui l'a toujours perturbé : «Il a pris sa place»... (7-4).*
- *A l'âge de deux ans et demi, a fait une très grave maladie : «encéphalite blanche». - Le diagnostic était très réservé et pessimiste. Est resté trois mois à l'hôpital : stress.*
- *Rhume et angines fréquentes (7-5).*
- *Il est resté pendant deux jours en état semi comateux pendant un séjour en colonie de vacances.*
- *Une fracture du nez à l'âge de 14 ans avec traumatismes crâniens (7-6).*
- *Il a été opéré de l'appendicite la même année (7-7).*
- *Varicelle à l'âge de 2 ans.*
- *Vers 1984 : sa mère, toujours anxieuse et stressée (7-8), dont*

il était l'enfant le plus proche, est atteinte de la maladie de Parkinson – opérée vers 1986 : grosse intervention – résultat estimé désastreux – folie - Hospitalisation pendant un an, puis elle est ramenée dans la famille jusqu'à son décès en 1999 (7-9).

- *Cette épreuve a été très mal vécue par toute la famille avec des griefs multiples (7-10).*
- *C'est en 1999 (7-11) qu'apparaît l'acouphène, progressivement d'abord puis estimé insupportable entre 8 et 10/10. Bilatéral (7-12), constant, il est fluctuant (7-13). Le sommeil est perturbé (7-14).*
- *Problème d'occlusion dentaire, claquements au niveau de l'ATM (7-15). Il y a peu de temps, a eu une «impression vertigineuse» (7-16) en ramassant une balle de golf, sensation de mauvais équilibre (7-17), difficultés de s'aligner visuellement (7-17), œil droit directeur, mais gaucher (7-18) dans la pratique journalière, difficulté de conduite nocturne (7-19), gêne, appréciation des distances.*

<u>Sur le plan postural</u> :

- *Cors au pied droit (7-20),*
- *Jambes lourdes et fatiguées,*
- *Douleurs aux hanches (Golf ?),*
- *Douleurs lombaires, dorsales et cervicales (7-21),*
- *Au niveau du coude, a eu une tumeur «spéciale»,*
- *Problème d'arthrose cervicale légère (7-22),*
- *Tensions et contractures au niveau des épaules (7-23),*
- *Asymétrie posturale (7-24),*
- *Epaule gauche plus basse, penche la tête à droite (7-24),*
- *Manque de souplesse, raideurs,*
- *Respiration de peu d'amplitude (7-25).*

Sur le plan comportemental :

- *Relation très proche avec sa mère,*
- *Le prénom qu'il porte de son frère aîné, décédé à l'âge de 2 ans, entraîne des craintes et des appréhensions, il a peur de mourir à son tour (7-26).*
- *Angoisses du quotidien chronique depuis l'enfance (7-26).*
- *Stress, Anxiété (7-27).*
- *Craintes sur le devenir (7-28).*
- *L'acouphène «lui prend la tête» : obsession (7-29).*

Sur le plan auditif :

- *Monsieur L. a travaillé dans une zone très bruyante (7-30), puis comme PDG d'une société bruyante (7-30). Il dirige actuellement une grande entreprise de niveau international et il est soumis à un stress important et constant.*
- *Audiogrammes de 2005 et 2007 : ils présentent une légère hypoacousie bilatérale de 15dB seulement avec pertes essentiellement sur les fréquences aiguës (7-31).*
- *Rinne très léger (7-32).*
- *Audition limitée, même dans le calme, ce qui induit du stress (7-33).*
- *Hyper-sensibilité aux bruits forts qu'il évite (7-34).*
- *Scanner, IRM, Doppler normaux.*
- *Essais chez lui d'appareils auditifs, non supportés (7-35).*

Sur le plan de l'acouphène :

- *Sifflements dans l'oreille droite +++ et gauche ++, (7-36).*
- *Gêne estimée constante entre 8 à 10/10, (7-36).*
- *Sommeil perturbé : n'est pas reposé le matin au réveil (7-37).*
- *Acouphène plus important le matin et au crépuscule (7-38).*
- *Il a essayé l'acupuncture (7-39), a bénéficié d'une prise en*

charge comportementale cognitive d'un grand hôpital parisien, sans résultat (7-40).

Parallèlement aux nombreux médicaments allopathiques déjà cités, il a essayé tous les «remèdes de grand-mère» (7-41) : sans résultat. Il est suivi et soutenu par un «sage» marocain.

II - PRISE EN CHARGE :

De nombreuses explications sont données pour informer Monsieur L... des diverses hypothèses qui peuvent expliquer l'apparition, l'évolution des perturbations mal supportées, avec toutes les réserves d'usage (7-42).

Une stratégie spécifique lui est proposée pour essayer de le soulager de son acouphène, et le rassurer sur ses craintes et faux-concepts (7-43). Les perturbations du comportement sont prises en charge, dans la mesure où Monsieur L... accepte de s'impliquer dans les solutions proposées (7-43).

II-1 Sur le plan appareillage auditif :

Un audiogramme prothétique complémentaire aux deux audiogrammes cliniques est réalisé. Il est noté un léger scotome sur la fréquence 1.500Hz à droite (voir 7-31 et 7-44) qui n'apparaît pas sur l'audiogramme qui n'a pris en compte que les fréquences 1000Hz et 2000Hz. Les autres valeurs sont globalement stables.

Il est noté le deuxième jour de la prise en charge que l'acouphène n'est plus estimé entre 8 et 10/10 comme habituellement, mais seulement entre 4 et 5/10. Ceci peut être attribué aux effets bénéfiques des premières prises en charge et de la dédramatisation entreprise (7-45).

Un essai d'appareillage auditif bilatéral (7-46), avec contours numériques est testé, avec des critères de réglages spécifiques (7-47).

Le 17 juin, dans la même salle d'examen et dans des conditions strictement identiques sans stimulation extérieure, il est noté ***que l'acouphène n'est plus perçu du tout : 0/10*** *sur l'échelle analogique TINNITOMÉTRIQUE® de gêne subjective (7-48).*

Au retrait des appareils, il est noté une inhibition résiduelle TINNITOMÉTRIQUE® s'étalant sur une durée de 1'30", puisque l'acouphène revient progressivement de 0/10 à 5/10 (7-48), sans dépasser cette valeur.

Ceci prouve bien que le résultat obtenu est bien le bénéfice d'une ***NEUTRALISATION totale*** *et non pas d'un masquage (7-48). Ce résultat de neutralisation intéressant est obtenu dans les mêmes conditions de pièce calme et sans stimulation (7-48).*
Par ailleurs, l'appareillage améliore l'audition, la compréhension et la localisation spatiale (grâce aux micros directionnels) (7-49). Ceci diminue les craintes de Monsieur de faire des erreurs de compréhension, surtout en présence d'un bruit perturbant de type «cocktail-party», réunions professionnelles, etc.

Des tests de tolérance aux sons forts sont réalisés à plusieurs reprises. Monsieur les supporte bien, contrairement à sa situation sans appareils, alors que son épouse, présente dans la même salle d'examen, ressent une gêne importante (7-50).

Cet équipement permet d'obtenir ***en outre une protection du système auditif et du système limbique et réticulaire, afin de calmer*** *l'emballement des secrétions de neuromédiateurs, l'une des causes de l'entretien et l'aggravation de son acouphène (7-51).*

Cet appareillage par contour est souhaité par Monsieur.

Un suivi ORL régulier est bien entendu conseillé (7-52).

II-2 : Prise en charge ostéopathique (voir aussi exposé du thérapeute 11-1)

Un bilan ostéopathique crânien n'a pu être programmé en l'absence du thérapeute habituel. Cette technique devrait être mise en œuvre chez lui pour réguler les tensions et les lésions de la boîte crânienne, et consolider le résultat. L'état des cervicales C3-C4 (7-53), l'amplitude du rythme crânien, sa mobilité (7-54) et la bascule au niveau des épaules en particulier seraient à contrôler.

II-3 : Prise en charge podologique (voir aussi 7-55) et exposé du thérapeute en 11-2.

Cette prise en charge a été programmée le 16 juin.
Les résultats cliniques transmis par la podologue, dans les trois plans de l'espace, sont les suivants :

- **- Analyse statique :**

  - *Pieds varus avec affaissement de la 5ème* tête métatarsienne droite,

  - *Angle de Fick majoré droit (augmentation du polygone de sustentation = instabilité podale),*

  - *Déjettement gauche du bassin+ sur bascule droite++,*

  - *Antépulsion du tronc,*

  - *Bascule gauche ceinture scapulaire.*

- **Analyse dynamique :**

  - *Modification de l'axe de marche centrale et du centre de gravité (7-57),*

  - *Instabilité unipodale notable yeux fermés.*

A la vue de mon examen, je préconise le port d'orthèses plantaires thermoformées moulées afin de réorganiser les appuis plantaires, rééquilibrer l'ensemble postural et amortir au maximum des ondes de chocs talonniers pour soulager les contraintes articulaires sus-jacentes.

Un suivi sera effectué pendant toute la durée du traitement podologique afin d'arriver à un tonus postural adéquat.

II-4 Prise en charge optométrique :

Monsieur possède des lunettes pour voir de loin, <u>non supportées et non portées</u> (7-57). Il est noté une très légère hypermétropie sans astigmatisme. Les acuités visuelles droite et gauche sont de 10/10 avec une fixation parafovéale de l'œil droit (7-57).

Le système visuel est rigide (7-57) et les amplitudes optimales de fusion sont TRES limitées (0 dioptrie sur le plan vertical au lieu de 3 dioptries, et 0 dioptrie(!) sur le plan horizontal au lieu de 15 dioptrie) (7-57). Une phorie verticale légère et une ésophorie sont notées. Si les valeurs sont faibles, elles doivent être mises en relation avec les capacités optimales de fusion très limitées (7-17 et 7-57).

Ceci explique les difficultés de fixation, de conduite nocturne (7-19), d'instabilité de position, et de déséquilibres (7-16 et 17).

Un prisme de 0,5 dioptrie prismatique, base oblique sur l'œil droit améliore la vision mais surtout le confort. Une addition légère permet de soulager la vision proximale. Une lunette avec compensation prismatique partielle est réalisée et un examen ophtalmologique est préconisé.

Un assouplissement musculaire au niveau du cou est souhaitable

Il est intéressant de constater que 15 jours après avoir porté ses semelles orthopédiques d'une part et ses nouvelles lunettes avec la même puissance que précédemment, mais avec la compensation prismatique préconisée, Monsieur L. nous appelait pour nous dire que, pour la première fois de sa vie, il avait gagné le tournoi de golf !!! (à Paris quand même !)

II-5 Prise en charge sophrologique (voir exposé du thérapeute en 11-3)

Monsieur L... est une personne nerveuse et agitée. Il paraît avoir du mal à se poser. Il est angoissé.

1ère séance

Exercice de tension et de relâchement.
Exercice de respiration (7-52) : Bon résultat dans l'ensemble.
M. L... a pu se relâcher et a vu des images positives. Pas de gêne pendant la séance. Ses acouphènes lui semblaient loin.

2ème séance

Exercice de respiration beaucoup plus libre que la veille. Bon relâchement physique et mental. A pu voir des images, exercice très positif. Beaucoup plus calme et détendu que la veille. A oublié ses acouphènes.

Désire continuer ce genre de séances.

II-6 Programmation Neuro-Linguistique ((P.N.L.)) (voir exposé du thérapeute en 11-4)

Une prise en charge a été réalisée. L'objectif est de prendre la mesure de son état, de supprimer des ancrages anciens et d'en créer d'autres, positifs.

Les consignes ont été données directement et par écrit à Monsieur L...

II-7 Prise en charge inforgétique et de reprogrammation cellulaire (voir exposé du thérapeute en 11-7)

- *Une analyse et une réinformation cellulaire a été réalisée par S.C.I.O. (appareil de biofeedback assisté par ordinateur de rééducation inconsciente) et un travail de ré-harmonisation est entrepris.*
- *Il est noté un terrain très acide, dû au stress oxydatif : SOINS.*
- *Problème de fatigue psychique : SOINS.*
- *Très anxieux, et raide.*
- *Soins biofeedback spécifiques sur le foie, sur systèmes immunitaire et lymphatique. Renforcement des surrénales.*
- *Activation +++ des zones de drainage et des émonctoires*
- *Traitement régulation des émotions et des neurotransmetteurs.*
- *Des conseils personnalisés ont été transmis directement au patient.*

Une analyse est en cours depuis plusieurs années pour essayer de soulager ce patient sans résultat probant. Une prise en charge pourrait être envisagée, par sophrologie ou hypnose, pour libérer l'inconscient de cette charge lourde et pesante qui retentit indirectement sur l'acouphène.

Voir aussi en 11-7 la nouvelle méthode BEST basée sur l'équilibrage du conscient / subconscient.

<u>III - CONCLUSIONS</u> *de la prise en charge tinnitométrique initiale*

- *Patient perturbé par un acouphène bilatéral gênant et invalidant constant estimé entre 8/10 et 10/10 sur une échelle analogique de gêne subjective.*
- *Problèmes de statique au niveau des étages supérieurs, de raideurs, et de tensions*
- *Perturbations, focalisation sur cette gêne.*
- *Inquiétude et Interrogations sur le devenir.*
- *Dédramatisation entreprise par une information large.*
- *Essais d'appareillage auditif bilatéral très satisfaisant.*
- *Diminution de l'acouphène qui passe de 5/10 à 0/10 avec appareillage bilatéral.*
- *Diminution confirmée à plusieurs reprises.*
- *Protection contre les agressions sonores. Les tests de tolérance sont parfaits.*
- ***Traitement du terrain et des émotions***
- *Assouplissement physique (surtout au niveau du cou) souhaitable.*
- *Rechercher une respiration plus ample.*
- *Prises en charge des émotions, sophrologie à prolonger.*
- *Ostéopathie crânienne à prolonger chez lui.*
- *Se forger une philosophie de vie plus sereine et plus positive. Eviter la focalisation sur l'acouphène.*
- *Un suivi régulier par ORL est conseillé.*

Le 18 juin 2008
Pour l'équipe TINNITOMÉTRIQUE®

Suivi du patient :

Monsieur L... a été suivi régulièrement pour connaître l'évolution de sa situation. La crise économique et les difficultés de gestion de son entreprise ont maintenu un niveau de stress souvent très élevé, préjudiciable au soulagement.

Une étude complémentaire a été réalisée concernant les champs électromagnétiques présents dans son habitation. Ils ont été traités.

Contacté récemment, Monsieur L... nous a confirmé l'amélioration obtenue grâce à une meilleure connaissance de son problème, une dédramatisation, une diminution des craintes. Même si son acouphène est encore légèrement présent (tous les problèmes comportementaux ne sont pas réglés), il a pu ainsi bénéficier, en complément, d'une habituation rendue possible par son acceptation.

Il m'a indiqué que les deux critères importants de son comportement ont été nécessaires pour lui : ***patience et acceptation.***

7-2 : Echelles analogiques de gêne subjective

Nous avons longtemps étudié (comme beaucoup d'autres chercheurs), la possibilité de définir l'acouphène et de le classifier, en catégorie, en type, en fréquence, en intensité, en modulation, en composantes diverses. Cette recherche objective, intéressante dans le principe, s'avère entachée d'erreurs. Il existe bien sûr de grandes «familles», en fonction des différentes étiologies, des troubles associés, des évolutions. Mais ceci présente un intérêt limité. Sur le plan clinique, comme le suggère Monsieur le Professeur Bruno FRACHET, Chef du Service ORL Hôpital Rothschild à Paris, grand spécialiste de l'acouphène, il faut avant tout considérer le patient comme une personne qui souffre d'une **VRAIE DOULEUR**.

Partant de ce concept d'évolution de la douleur, nous avons donc créé et utilisé, dès le départ, une «échelle analogique de gêne subjective», graduée de 0 = «pas de gêne acouphénique» à 10/10 = «gêne insupportable, invivable». C'est le patient lui-même qui va nous indiquer à quel niveau il estime VIVRE sa douleur acouphénique. Nous utilisons depuis longtemps une échelle identique à celle de l'évaluation de la douleur en milieu hospitalier, avec curseur, réalisée par le laboratoire IPSEN.

Au même instant, le thérapeute peut traduire l'estimation du patient en valeur de gêne subjective.

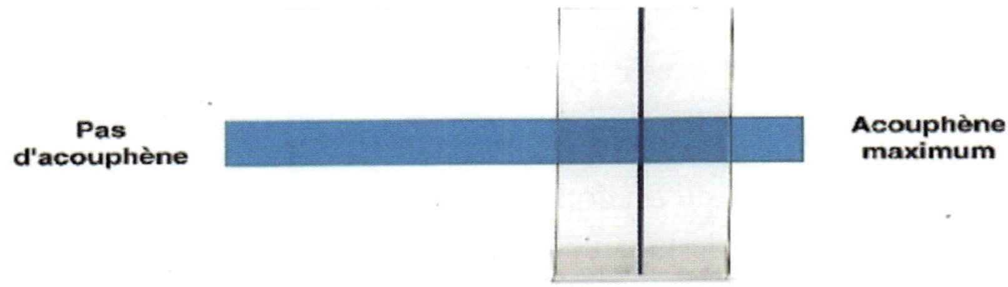

7-2-1 réglette côté patient : il positionne le curseur en fonction de son estimation

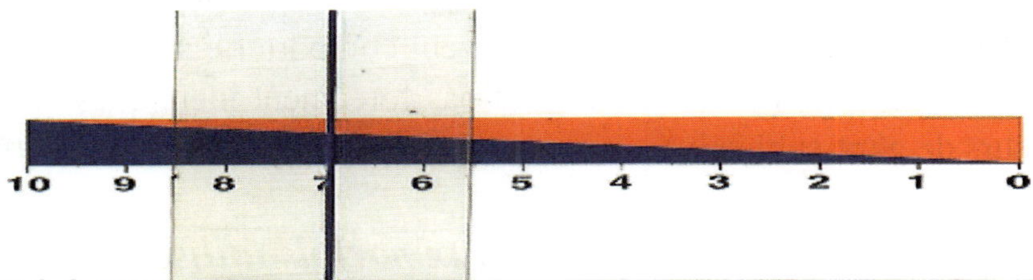

7-2-2 Règle douleur côté thérapeute : évaluation subjective correspondante

La face de la règle 7-2-1 qui est montrée au patient présente simplement une bande bleue avec à gauche l'inscription «pas d'acouphène» et à droite «acouphène maximum». Le patient doit situer le curseur au niveau correspondant à son estimation personnelle. Dans la mesure où l'acouphène est variable, il lui est demandé d'indiquer le niveau de gêne minimale, le niveau maximal, ainsi que le niveau estimé au cours de l'entretien, dans la salle d'examen.

La réglette permet, sur l'autre face, d'accorder une valeur numérique subjective à chaque niveau évoqué par le patient.

Nous estimons qu'il y a amélioration de la situation du patient après nos interventions lorsque le niveau **de gêne subjective ((douleur))** est abaissé de deux graduations minimum.

- Si après intervention la valeur de gêne évoquée par le patient est estimée à 0/10, nous considérons être en présence d'une «neutralisation totale de l'acouphène».

- Si la nouvelle valeur est inférieure de deux graduations à la valeur initiale, nous considérons être en présence d'une «neutralisation partielle de l'acouphène».

- Dans le cas contraire le résultat est considéré comme nul, au moins provisoirement.

C'est cette procédure qui est constamment utilisée depuis 1975 pour apprécier l'évolution de la gêne subjective de l'acouphène.

Nous procédons d'une manière identique pour évaluer le **niveau analogique de perception** de l'acouphène. Les valeurs varient également de zéro à 10/10. Elles peuvent comporter également un minima et un maxima. Elles ne sont pas forcément identiques aux valeurs de gêne subjective.

7-3 : Traitements médicaux parfois utilisés

L'utilisation de certains médicaments entraîne parfois des effets secondaires inattendus.
(tiré de http://base-donnees-publique.medicaments.gouv.fr/).

Un certain nombre d'acouphènes sembleraient dus à l'émission de sons par l'oreille interne elle-même sous l'effet de «décharges électriques» de type épileptique au niveau de certaines zones du cerveau. Dans la mesure où ils ne connaissent pas d'autre solution pour soulager leur patient de son acouphène, et dans un souci d'efficacité, certains médecins prescrivent parfois des molécules utilisées pour d'autres symptômes (en particulier dans le traitement de l'épilepsie qui présente des activités électriques apparemment identiques). Des résultats négatifs sont occasionnellement rapportés par les patients et l'emploi de ces traitements, qui peuvent calmer parfois dans un premier temps les symptômes acouphéniques, est controversé par une partie du corps médical lui-même. Nous ne portons aucun jugement sur l'intérêt de ce médicament, mais pensons utile d'évoquer les observations rapportées par certains patients. Ils en apprécient souvent mal les effets secondaires et préfèrent arrêter le traitement.

Quand on sait que les patients acouphéniques qui souffrent sont déjà hypersensibles, présentent parfois des troubles du comportement, de l'irritabilité, de l'agressivité, des céphalées, des problèmes de mémoire, de concentration, de libido, de dépression entre autres, on peut comprendre qu'un grand nombre ne supportent pas ce type de médicament.

Le plus grave est qu'ils l'arrêtent parfois BRUTALEMENT, par lassitude, mal (peu ou pas) informés des risques encourus de ce fait. Parfois, ayant été informés, ils ont oublié les conseils de sevrage très progressif qui leur ont été prodigués.

DONC PRUDENCE ET SUIVI MEDICAL CONSTANT SOUHAITABLE

D'autres molécules sont des anxiolytiques pour soulager les patients acouphéniques.

Nous tenons simplement à signaler que les effets secondaires parfois observés ne peuvent que fragiliser encore plus les patients qui souffrent d'une vraie douleur et qui présentent déjà une diminution de leurs capacités personnelles et de leur tonus.

Si le médecin se doit de soulager son patient, même avec des effets secondaires, il est intéressant et souhaitable de rechercher, par des techniques autres que médicamenteuses, des solutions différentes qui peuvent apporter une amélioration sans effets secondaires.

A nouveau, **prudence et suivi médical constant souhaitable.**

7-4 : L'enfant a hérité du prénom de son frère prédécédé

La perte d'un enfant est un drame considérable. Cette perte a «imprégné» sa mère des concepts de la mort (dont la cause est inconnue). La volonté d'échapper à ce sort a conduit cette mère à redonner au nouvel enfant arrivé le prénom de celui qu'elle a perdu. Ce dernier, conscient de cette situation, endosse dans son esprit la culpabilisation de la mort de son frère aîné. Il est de ce fait confronté à l'idée de la mort et cette information peut devenir une obsession et un déni de lui-même.

En présence d'une telle agression de son intégrité personnelle, cette personne va intégrer tous les risques encourus avec l'idée constante de la mort comme son frère auquel il s'identifie. Cette idée de la mort a été renforcée par l'encéphalite blanche contractée par le patient, Mr L... à l'âge de deux ans et demi, avec hospitalisation pendant trois mois.

Une analyse est en cours depuis plusieurs années pour essayer de le soulager, sans résultat probant. Une prise en charge pourrait être envisagée, par sophrologie ou hypnose, pour libérer l'inconscient de cette charge lourde et pesante qui retentit indirectement sur l'acouphène.

Une nouvelle technique permet également de «nettoyer» les évènements «TOXIQUES», en travaillant sur l'inconscient. Il s'agit de la méthode BEST basée sur l'équilibrage du conscient / subconscient (par kinésiologie) à travers l'analyse comportementale du sujet lorsqu'il se concentre sur différents problèmes, physiques, vécu traumatique, émotions, perturbations, obsessions, acouphènes !.. , etc. (Voir exposé du thérapeute en 11-7).

7-5 : Rhumes, angines et otites

Il est fréquent de rencontrer des antécédents de rhumes et angines - parfois chroniques - chez les patients acouphéniques. Rappelons que la dénomination du médecin O.R.L. veut dire «OTO-RHINO-LARYNGOLOGUE». La sphère O.R.L. comporte donc les problèmes de l'oreille, du nez et de la gorge. Toute cette zone est concernée par les séquelles des infections de ces organes qui communiquent entre eux. Pour le patient, il pense que les maladies de cette zone ou leurs séquelles sont sans rapport avec la perception d'un son perçu par l'oreille. Souvent d'ailleurs, ces maladies sont mal prises en compte par les patients, et négligées parfois.

En présence d'un rhume ou d'une angine, l'infection se répand dans cette zone O.R.L. très vascularisée. En particulier, la trompe d'Eustache, ((conduit reliant l'oreille moyenne au rhino-pharynx qui permet le passage de l'air extérieur vers l'oreille moyenne et équilibre ainsi la pression de l'air de chaque côté du tympan)), va être infectée à son tour, créant un épanchement inflammatoire de l'oreille moyenne. Les parois de ce «tube» très vascularisé sont cernées par de l'os. En cas d'inflammation, une transsudation au travers des capillaires de la muqueuse va entraîner un épaississement des parois qui vont rétrécir de ce fait le diamètre du passage de l'air et parfois se boucher. En cas d'obstruction, une dépression s'installe dans la cavité de l'oreille moyenne. Les cellules ayant «consommé» l'oxygène de ce volume, celui-ci va diminuer, et attirer le tympan provoquant une otite, soit sèche (otite douloureuse), soit séreuse avec production de «glue» (otite qui passe parfois inaperçue).

L'oreille moyenne renferme la chaîne ossiculaire composée du marteau, de l'enclume et de l'étrier. Ce sont les plus petits os du corps humain. Ils sont maintenus en place par plusieurs muscles et ligaments et servent à amplifier les vibrations du tympan.

Leur mission est de transférer les vibrations du tympan à la fenêtre ovale, qui, à son tour, va les transférer aux liquides de la cochlée. En termes physiques, il s'agit d'un «transfert d'impédance» qui est le rapport des surfaces du tympan à la fenêtre ronde.

En cas d'otite, la membrane tympanique, déformée par la dépression (ou par une suppression) de la caisse tympanique ((oreille moyenne)), ne joue plus que partiellement son rôle de transmetteur. De ce fait, les sons extérieurs seront moins amplifiés et entraîneront une baisse d'audition. Ce phénomène amplifie **l'émergence** de l'acouphène par rapport au seuil d'audition. Ceci explique parfois les variations du niveau subjectif de perception de l'acouphène, en fonction de l'état de la trompe d'Eustache. De même, lorsque le patient se déplace en altitude (à la montagne ou en avion) l'acouphène peut changer et varier en intensité, en fonction de la variation de la pression atmosphérique.
En ce qui concerne les voyages en avion, la période critique majeure se situe dans la demi-heure qui précède l'atterrissage ; pour compenser la variation de la pression atmosphérique à l'intérieur en altitude, l'avion est pressurisé. L'ajustement de la pression à l'intérieur de l'avion devrait normalement être très progressif et peu sensible. Cette manœuvre se passe habituellement sans conséquence. En principe, à la montée, on ne constate que peu de gêne. Par contre, dès le début de la descente, l'équipage va plus ou moins progressivement rétablir la pression intérieure de l'avion pour qu'elle se rapproche de la pression atmosphérique qui règne au niveau du sol de l'aéroport. L'augmentation et l'équilibration de la pression dans l'oreille moyenne se font normalement à travers la trompe d'Eustache si cette zone n'est pas enflammée. Les pressions à l'intérieur de l'oreille moyenne et dans le conduit auditif s'équilibrent. Par contre, dès que la descente est commencée, la diminution de la pression de l'avion peut provoquer la fermeture de la trompe d'Eustache et créer de ce fait un déséquilibre de pression entre l'oreille moyenne et le conduit auditif externe, surtout en cas d'otite par exemple ou de perturbation tubaire (dysfonctionnement de la trompe d'Eustache). Le tympan est alors distendu, provoquant des douleurs souvent insupportables.

Il peut aussi parfois se produire une réouverture brutale de la trompe d'Eustache (un clash). Elle entraîne un mouvement brutal

du tympan qui transmet le choc vibratoire, par la chaîne ossiculaire, aux liquides de l'oreille interne. Ceci peut causer des dégâts aux cellules ciliées et provoquer un acouphène ou l'aggraver s'il existait déjà auparavant.
Lorsqu'un patient acouphénique doit se déplacer en avion, et surtout s'il est enrhumé, je lui conseille de consulter un médecin de préférence O.R.L. afin que celui-ci puisse estimer l'utilité de prescrire un vasoconstricteur qui limitera les problèmes ci-dessus évoqués.

Il est aussi nécessaire d'informer les voyageurs aériens de l'intérêt d'anticiper ces problèmes. Dès que l'information du début de la descente de l'avion a été donnée, 30 minutes environ avant l'atterrissage, il faut déglutir régulièrement, mastiquer du chewing-gum par exemple, boire, bailler. Les mouvements de la mâchoire vont provoquer ou maintenir «l'ouverture» de la trompe d'Eustache. Utiliser à ce moment là (ponctuellement) le produit si conseillé par le médecin ORL.

De plus, mais seulement dans la mesure où la personne n'est pas enrhumée, elle peut réaliser doucement, lentement et avec mesure l'épreuve de Val Salva. Celle-ci consiste à boucher les narines avec les doigts et comprimer **TOUT DOUCEMENT** l'air contenu dans les voies aériennes. Ceci a pour effet d'envoyer de l'air dans l'oreille moyenne (via la trompe d'Eustache) pour rétablir la pression et éviter la douleur. Ces conseils et les restrictions éventuelles pourront être apportés et autorisés par le médecin O.R.L.

On retrouve très fréquemment dans l'anamnèse ((recherche des causes)) des patients acouphéniques des antécédents d'otites, et en particulier des otites fibreuses. Après une otite séreuse, la glue se transforme parfois en filaments ou en fibres qui vont réduire les mouvements de la chaîne ossiculaire, limitant ainsi les amplitudes des mouvements des osselets, donc l'efficacité du transfert des vibrations ((les sons)), et ceci entraîne une diminution de l'audition. L'ankylose des osselets et la sclérose partielle du tympan y contribuent également.

Dans tous les cas, la baisse de l'audition chez un patient acouphénique entraîne une augmentation de la perception de l'acouphène.

Exemple : cas de Madame JOUR…

Un incident illustre les conséquences d'un dysfonctionnement de la trompe d'Eustache. Une patiente, professeur de faculté, nous avait été confiée il y a 26 ans par un chirurgien O.R.L. du sud de la France. Elle souffrait d'une perte auditive mixte ((qui concerne oreille moyenne et oreille interne)) associée à des acouphènes bilatéraux gênants et invalidants. Trois tentatives de suicides avaient été tentées, mais avortées grâce aux attentions et à la surveillance constantes de son mari. Elle était en arrêt de travail depuis un certain nombre de mois.

Une prise en charge avec appareillage auditif spécifique nous avait permis de neutraliser pratiquement ses acouphènes.
Nous avions réussi à la soulager presque en totalité, les acouphènes bilatéraux, estimés habituellement à 10/10 sur l'échelle de gêne subjective TINNITOMÉTRIQUE®, n'étaient plus perçus qu'à une valeur appréciée par Madame à 2/10 environ, sur la même échelle.
Madame avait repris ses cours avec joie, dynamisme et un tel plaisir que ses étudiants l'avaient appelée «MAGIC JORDAN». Nous l'avions reçue en contrôle à quelques reprises annuelles et constaté l'amélioration obtenue.

Puis, trois ans plus tard, Madame JOUR... appelle ma secrétaire en lui disant que ses acouphènes étaient revenus, comme avant. Ils avaient repris de l'importance trois jours auparavant et étaient redevenus insupportables. Elle était désespérée, déprimée et totalement démoralisée. En déplacement ce jour-là, je l'ai appelée pour avoir un entretien avec elle et lui dire que nous allions essayer de comprendre les raisons de ce brutal changement de résultats.

Après un entretien assez long et questionnement à distance, je lui ai demandé si quelque chose s'était produit pendant la semaine précédente. Après réflexion, elle m'a informé qu'elle était très enrhumée depuis 4 jours. Je l'ai donc rassurée immédiatement en lui demandant d'aller en urgence consulter un médecin O.R.L. et de traiter efficacement son rhume par un traitement approprié. Je m'étais souvenu qu'au cours de notre entretien initial, elle m'avait déjà signalé que l'acouphène augmentait quand elle allait se promener à la montagne ou qu'elle redescendait rapidement en voiture.

Deux jours plus tard, Madame JOUR... m'informait que son rhume était terminé et que l'acouphène avait disparu presque en totalité et qu'il était à nouveau maîtrisé. Je lui ai rappelé que les résultats intéressants obtenus nécessitaient le meilleur état général possible, une sphère O.R.L. exempte de problème pathologique ou physiologique. Je l'ai rassurée en lui précisant que si le résultat venait à nouveau à baisser d'efficacité, il fallait analyser calmement les raisons logiques de cette modification et supprimer la cause éventuelle recensée. Notre rôle est de rassurer le patient.

La rédaction de ce livre était pratiquement bouclée en novembre 2016 quand je reçois avec grand plaisir un appel téléphonique de Madame JOUR…20 ans plus tard. Elle m'informe que son acouphène avait complètement disparu pendant des années, mais qu'elle possède encore les premiers appareils de 1992 qu'elle utilise parfois le soir ! Un incident s'est produit en août 2016. Elle s'est baignée dans sa piscine et a nagé sur le dos pendant plusieurs minutes trois jours durant, la tête et les oreilles bien sûr dans l'eau. Elle a également pris l'avion et avait un peu oublié les consignes données oralement et par écrit 25 ans plus tôt pour éviter les problèmes dus aux variations de pression atmosphérique. Quelques jours plus tard, un acouphène était réactivé et l'inquiétude était revenue. Son audition avait normalement diminué. Un appareillage auditif près de chez elle était tenté mais sans résultat pour la perception de son acouphène, l'audition étant bien entendu améliorée. Elle a décidé de reprendre un rendez vous avec notre équipe pour améliorer sa situation par une prise en charge globale.

Pour les résultats, vous devrez attendre un peu et les lire sur notre site ! Un peu de suspens dans ce livre !

Cet incident m'incite à faire comprendre aux patients que la gestion de leur acouphène est délicate et mérite le respect des consignes de prévention et de protections qui leur sont données pour conserver les avantages acquis. Par ailleurs, il n'y a pas de modification de l'acouphène SANS RAISON. Une recherche minutieuse des causes logiques est indispensable pour comprendre le pourquoi et apporter les solutions adaptées ! Ce n'est pas toujours évident et il ne faut pas se tromper d'interprétation.

Qu'il me soit permis de raconter l'histoire de la grenouille. Des savants français avaient réussi, après un long conditionnement, à dresser une grenouille. Au bout d'un certain temps, celle-ci obéissait aux ordres et sautait quand on lui en intimait l'ordre : «SAUTE»! et la grenouille sautait. Les chercheurs ont publié ces résultats intéressants dans les revues scientifiques internationales spécialisées.

Des savants d'un autre pays (je ne cite pas de nom !) ont voulu aller plus loin. Ils ont réussi eux-aussi à dresser une grenouille pour la faire sauter : «JUMP»! Et au bout de quelques semaines, la grenouille sautait. Ils ont voulu aller encore plus loin que les savants français et ont coupé la patte avant gauche à la grenouille : «JUMP» ! Et la grenouille sautait. Puis la patte avant droite et la grenouille, plus difficilement sautait encore. Ils ont coupé la patte arrière droite à la grenouille : «JUMP»!, la grenouille a recherché son équilibre sur la patte arrière gauche et, avec un gros effort a réussi à sauter. Les savants étaient ravis. Mais quelqu'un a demandé à aller encore plus loin : on a coupé la dernière patte arrière gauche à cette pauvre grenouille, et «JUMP»!, rien ne se passa, «JUMP»! JUMP»! Pendant trois jours : la grenouille n'a plus sauté !

Les savants de ce pays ont publié alors leurs résultats du dressage en concluant que **quand on coupe quatre pattes à une grenouille, elle devient sourde !**

Il ne faut pas faire d'erreur d'interprétation et ne pas faire de faux diagnostics. Les patients ne doivent pas conserver consciemment ou inconsciemment de faux-concepts.

7-6 : Traumatismes crâniens

Les traumatismes crâniens, en complément des perturbations anatomiques et fonctionnelles apparentes, peuvent être responsables de conséquences au niveau des acouphènes et de l'audition.

La boîte crânienne est composée de plusieurs types d'os : temporal, frontal, maxillaires supérieur et inférieur, occipital, pariétal, le conduit auditif externe, l'apophyse mastoïde entre autres. Ces os ne sont pas soudés mais articulés entre eux. Il a été démontré qu'il existait une «respiration crânienne» ((appelée aussi respiration primaire)), avec des phases d'expirations et d'inspirations. Les ostéopathes aguerris perçoivent ainsi les micro-variations de la boîte crânienne, de très faibles amplitudes ((qui sont objectivables)). Cette faculté de respiration fluide peut être perturbée suite à des traumatismes de tous ordres.

Les sons que nous percevons sont des vibrations mécaniques. Elles sont perçues normalement par nos oreilles, mais également captés par l'ensemble de notre corps. Les vibrations se transmettent par l'intermédiaire des os. Au cours d'une audiométrie vocale par exemple, le vibrateur est placé normalement au niveau de la mastoïde. La personne peut entendre et reconnaître les mots grâce à la transmission ((mécanique par les os)). Mais il peut de la même manière les entendre (plus difficilement certes et moins fort) si le vibrateur est appliqué au niveau de la rotule du genou par exemple !.

Nous avons constaté que les personnes ayant subi des traumatismes sonores avaient des fonctionnements plus rigides, confirmés d'ailleurs par l'examen ostéopathique (voir chapitre 11-1). Nous expliquons au patient qu'un phénomène vibratoire est amplifié lorsque la structure qui le contient est plus rigide. Pour l'imager aux patients, nous plaçons une bille dans un récipient en carton. Nous agitons la boîte en carton : le son produit est grave et atténué. Nous plaçons ensuite cette même bille dans un récipient en verre que nous agitons de manière identique. Le son produit est agressif, plus aigu et beaucoup plus fort. Par analogie, dans la cochlée constituée de cartilage et d'os, le phénomène vibratoire que constitue un acouphène, se trouvera amplifié si la densité de la cochlée augmente ou suite à un traumatisme physique par exemple.

Certains patients nous ont informés que leur acouphène avait augmenté progressivement. Parallèlement leur spécialiste O.R.L. indiquait parfois une «calcification de la cochlée». Ce constat implique une élévation de la densité de la cochlée qui passe partiellement d'une structure cartilagineuse à une structure osseuse et une augmentation corrélative du phénomène vibratoire qu'est l'acouphène.
En toute logique, lorsqu'un critère augmente la perception de l'acouphène, il nous a semblé intéressant de rechercher l'action antagoniste qui apporterait une amélioration.

C'est la raison pour laquelle, en cas de rigidité importante de la boîte crânienne, une reprogrammation posturale, une prise en charge ostéopathique peuvent apporter une amélioration (voir chapitre ostéopathie 11-1).

De même les massages au niveau de l'articulé temporo-mandibulaire (ATM) en particulier, au niveau des muscles du cou et du haut du dos, les exercices de relaxation, de détente peuvent relâcher les tensions musculaires et avoir un effet bénéfique sur l'acouphène.

Rappelons que tout traumatisme entraîne un stress avec des réactions excessives qui dépendent de la nature et de l'importance du stress mais aussi de chaque individu.

7-7 : Interventions chirurgicales, anesthésies et ischémies

Une intervention chirurgicale cardiaque, par exemple, n'a pas de rapport direct avec l'acouphène. Par contre, cette opération se pratique sous anesthésie générale et dure un certain temps. Pendant l'intervention, le chirurgien ne souhaite pas être gêné par une hémorragie et demande naturellement à l'anesthésiste de baisser la pression sanguine pour que le champ opératoire ne soit pas inondé de sang. Il peut ainsi travailler avec un contrôle visuel optimal.

L'oreille étant l'organe le plus mal vascularisé (il n'y a ni artère, ni artériole, mais seulement des capillaires) elle va souffrir de cette baisse de pression*; selon le Pr Rémy PUJOL, l'ischémie même partielle est suivie d'une accumulation de glutamate et d'aspartate* dans le *liquide extracellulaire, qui aggravée par une déficience en oxygène* et en *glucose* provoque alors la mort cellulaire.

Ceci concerne l'apport sanguin artériel à l'oreille. Cette diminution entraîne essentiellement une hypoxie ((baisse de l'oxygénation des tissus de l'organe en dessous de ses besoins)). Les cellules ciliées de l'oreille interne déjà très fragiles ainsi que les membranes mal vascularisées peuvent en pâtir. Toutefois les conséquences des anesthésies (souvent incontournables) n'apparaissent qu'en fonction du type et de la durée de l'intervention et de la répétition des anesthésies générales.

Peut-être les anesthésistes pourraient-ils limiter les conséquences de ces problèmes d'ischémies. Il suffirait pour cela, pendant les périodes où le chirurgien ne «sectionne» pas d'artères ou de vaisseaux, et en accord avec lui, de remonter momentanément la pression sanguine, ou de modifier la teneur en oxygène du mélange gazeux de la ventilation mécanique du patient sous anesthésie générale. Nous espérons qu'ils sauront prendre cet aspect en considération. Nous conseillons aux patients acouphéniques de les en informer.

Des observations d'un autre genre ont été faites concernant les patients opérés d'otospongiose ou de chirurgie de l'oreille. J'avais assisté

à quelques interventions de ce type, dans une clinique hautement spécialisée. J'avais entendu une patiente opérée d'une tympanoplastie ((reconstruction de l'oreille moyenne)) dire au chirurgien, au cours d'une contre-visite du 3ème jour après l'intervention: «Docteur, mon audition est bien meilleure, mais j'entends par contre un sifflement qui n'existait pas avant l'intervention».
J'avais constaté que ces personnes présentaient presque systématiquement des problèmes au niveau des vertèbres cervicales. Que s'est-il passé pendant l'intervention ? Le patient est allongé sur la table d'opération. La tête est tournée à 80° ou 90° environ pour pouvoir positionner à sa verticale le microscope opératoire. L'intervention dure environ une heure. Il peut se produire pour certains patients présentant des problèmes cervicaux une compression d'une des artères du tronc cérébral, provoquant une ischémie ((sous-alimentation sanguine)) au niveau de l'oreille interne. Ceci peut provoquer une perte auditive entraînant un acouphène latent, non perçu avant l'intervention.

Ayant évoqué ce problème avec Monsieur le Professeur Michel Portman de Bordeaux, j'avais suggéré de modifier la procédure d'installation de la position du patient en inclinant la table opératoire par rotation dans son axe longitudinal. De ce fait il n'est plus nécessaire de tourner la tête du patient que de 30 à 40° environ, ce qui évite la compression du système artériel cervical et donc ses conséquences. Il semblerait que cette solution ait été adoptée par certains chirurgiens.

7-8 : Le stress

Le stress est un facteur constant et important dans le processus de l'acouphène. L'environnement a une influence sur le comportement du patient. Le stress de la mère se transmet naturellement à son enfant. Deux exemples personnels illustrent les conséquences de l'environnement :

La première expérience s'est déroulée au cours d'un voyage en famille à SAINT DOMINGUE. Au cours d'une excursion dans un petit village en brousse, à la fin du déjeuner en plein air, un homme s'est amusé à sortir de sa cage un boa mesurant 1m50 environ, en le plaçant autour de son cou. J'ai personnellement une peur bleue des serpents !!! Cet homme a proposé à l'un de mes fils (5 ans à l'époque) de placer le boa autour de son cou. Mon fils s'est tourné vers moi, inquiet, sollicitant ma réaction et mon avis. J'ai surmonté ma répulsion (j'étais situé à 15 m du boa !!!) et je l'ai rassuré de loin en acquiesçant de la tête et en lui donnant mon autorisation, avec calme et sérénité. Tout s'est bien passé. Les serpents n'ont toujours pas, pour lui, de connotation négative.

Deuxième expérience : au cours d'un déjeuner, l'un de mes enfants me signalait, il y a quelques années, qu'il percevait un bruit dans une oreille. C'était un acouphène ! J'aurais pu réagir en donnant de l'importance au symptôme évoqué, en initiant des consultations, des examens, une prise en charge. Tout ceci n'aurait eu pour conséquence qu'une prise en considération importante de mon fils sur ce problème. Il aurait pu focaliser sur ce son, s'en inquiéter, dans la mesure où il entend fréquemment parler à la maison des perturbations causées par un acouphène.

J'ai préféré dédramatiser immédiatement en lui indiquant que ceci était normal, évoquant l'expérimentation réalisée auprès de jeunes adolescents sans aucun problème dont 94% d'entre eux avaient perçu un acouphène, lorsqu'ils avaient été placés dans une pièce spéciale d'un laboratoire d'analyses, pièce dans laquelle règne le silence absolu. Il n'a plus jamais évoqué cette perception sonore. Un audiogramme de précaution a été réalisé un peu plus tard, anodin. Je reste néanmoins attentif à toute récidive éventuelle, et surveille baladeur, MP4, etc. Mes enfants possèdent des embouts de protection pour aller (exceptionnellement) en boîte de nuit.

Le stress est souvent évoqué comme cause d'aggravation des acouphènes. En conséquence, ceci justifie une prise en charge comportementale de détente, relaxation, respiration ample, et neutralisation des craintes du patient (voir prise en charge sophrologique).

Le stress au travail et dans la vie joue également un rôle important. Les conditions de travail, une alimentation saccagée par la qualité des aliments, des repas pris sur le pouce créent des tensions, parfois des dysfonctionnements de l'estomac qui peuvent entraîner des ulcères. Par ailleurs, au niveau cellulaire un stress oxydatif peut être observé.

Tout naturellement, la logique de notre méthode nous incite à donner des conseils d'hygiène de vie et de comportement, et de suggérer des prises en charge adaptées.

http://slideplayer.fr/slide/137773/

Livre : *SANS LE STRESS, LA VIE EST IMPOSSIBLE : COMMENT LE GERER* éditions SAURAMPS Médical 2010

http://slideplayer.fr/slide/1600498 fonctionnement du cerveau

7-9 : Le deuil

Le critère «deuil» est presque systématiquement présent dans l'interrogatoire du patient. Il peut s'agir de la perte d'un parent, d'un ami, mais aussi de la perte du travail, de la tranquillité ou de tout autre élément auquel le patient tient.

Dans le cas de M. L..., outre la perte de sa mère à laquelle il était très attaché, il a transféré vers lui les éléments de comportement de sa mère. Impuissant à la sauver, il était comme elle anxieux et stressé. Il a mal vécu la maladie de Parkinson de sa mère et la folie qui lui a succédé. Un état dépressif peut se manifester par un grand nombre de symptômes. Il est souvent associé à des sentiments de tristesse ou de désespoir qui ne disparaissent pas.

M. L... pense que son acouphène est une prémisse d'une situation qui va empirer pour lui dans le même sens. C'est un faux concept. 

Un autre aspect du deuil est celui de la perte progressive de l'audition dans l'apparition progressive de la presbyacousie. Plusieurs phases se succèdent : la prise de conscience, le déni ((car le patient refuse la réalité)), le découragement et ce qui est souhaitable et recherché : une adaptation au nouveau type de fonctionnement et une acceptation.

Le deuil est une vraie douleur. Elle doit être prise en compte. Des techniques comportementales permettent de prendre conscience de la vie et, progressivement, de pouvoir faire «le deuil».

7-10 : Les griefs

Les griefs sont des concepts négatifs reliés à un événement ou à un souvenir. Il faut constater que l'épreuve du décès de sa mère coïncide avec l'apparition de l'acouphène de M. L...

Cette relation est inscrite, elle est imprégnée au niveau de son inconscient. En programmation neurolinguistique (P.N.L.), c'est un «ancrage». La perception de l'acouphène lui fait penser au décès de sa mère, à sa peine, à sa douleur, à ses griefs à l'encontre de ceux qu'il juge responsables. Ces éléments lui font penser à leur tour que c'est à cette période que l'acouphène est apparu. Il est entré dans un cercle vicieux. La prise en charge P.N.L. ((programmation neuro linguistique)) (voir chapitre spécifique11-4) permettra de «casser» cet ancrage pour le remplacer par un autre : le souvenir d'une image agréable.

7-11 : Apparition de l'acouphène, chocs émotionnels, phénomène d'habituation.

Il est remarquable de constater, comme très souvent, que l'acouphène apparaît au cours d'un choc émotionnel important. C'est la perte d'un être cher, des conflits importants ou d'autres motifs.

Dans le cas de M. L..., les accidents de la vie se sont emmagasinés au niveau de l'inconscient, préparant le terrain de l'acouphène. Le décès de sa mère à été le facteur déclenchant. Il est également associé avec la perception de l'acouphène qui renvoie à la perte de sa mère et réciproquement. Un ancrage est ainsi établi qu'il faudra prendre en compte par des thérapies comportementales appropriées. D'autres exemples illustrent l'importance du choc émotionnel dans le déclenchement de l'acouphène :

Une patiente acouphénique a parfaitement positionné l'apparition de son acouphène. Ayant subi une altercation violente avec son mari, elle est partie de la maison. Elle est allée pleurer sur un banc. L'acouphène est apparu 30 minutes après l'altercation. Ce délai était nécessaire pour que les secrétions de neuromédiateurs de «défenses» du système parasympathique perturbent le fonctionnement du système auditif.

Une autre patiente était venue me consulter, se plaignant d'un acouphène estimé à 8/10 sur «échelle». Après la prise en charge, l'acouphène avait été réduit à 3/10 par la dédramatisation, la relaxation, la sophrologie et une meilleure connaissance des causes de son acouphène. Un appareillage auditif avait diminué encore la perception de l'acouphène, presque à 0/10, mais n'avait pas été retenu pour des raisons économiques d'une part et, d'autre part, par l'acceptation de ce bruit devenu minime et acceptable.

Trois mois plus tard, suite à des conflits divers et nouveaux, l'acouphène avait repris de son importance et la patiente avait demandé à être reçue pour une nouvelle prise en charge. Son acouphène était estimé alors entre 4 et 6/10.

Au cours du voyage qui l'amenait de la Rochelle au Blanc (36300) pour une nouvelle prise en charge, son mari qui conduisait la voiture s'est laissé déporter dans un virage, frôlant un autre véhicule à tel point que les deux rétroviseurs se sont heurtés et ont explosé ! Madame a eu très peur mais a signalé que son acouphène était «monté» à 9/10 mais 10 minutes plus tard seulement. Le bruit d'une part, mais surtout le facteur émotionnel étaient bien sûr en cause, mais un temps de latence de 10 à 1 minutes avait été nécessaire pour que les conséquences du choc émotionnel se traduisent par des secrétions de neuromédiateurs modifiant entre autres le fonctionnement des systèmes efférents ((secrétions de neuromédiateurs (ou hormones) qui redescendent du cerveau)). Ceci avait modifié plusieurs critères de filtrage des sons, permettant une émergence accrue de l'acouphène. Au cours des entretiens, il est parfois possible d'imager et de «décomposer» le niveau de gêne acouphénique ressenti. En se basant toujours sur la même échelle subjective de gêne acouphénique, on peut parfois estimer, avec les réserves d'usage, que le niveau est «composite». Par exemple, pour un certain patient, nous avons estimé que la gêne variable évoquée était comprise entre 4/10 à 8/10 se décomposait en :

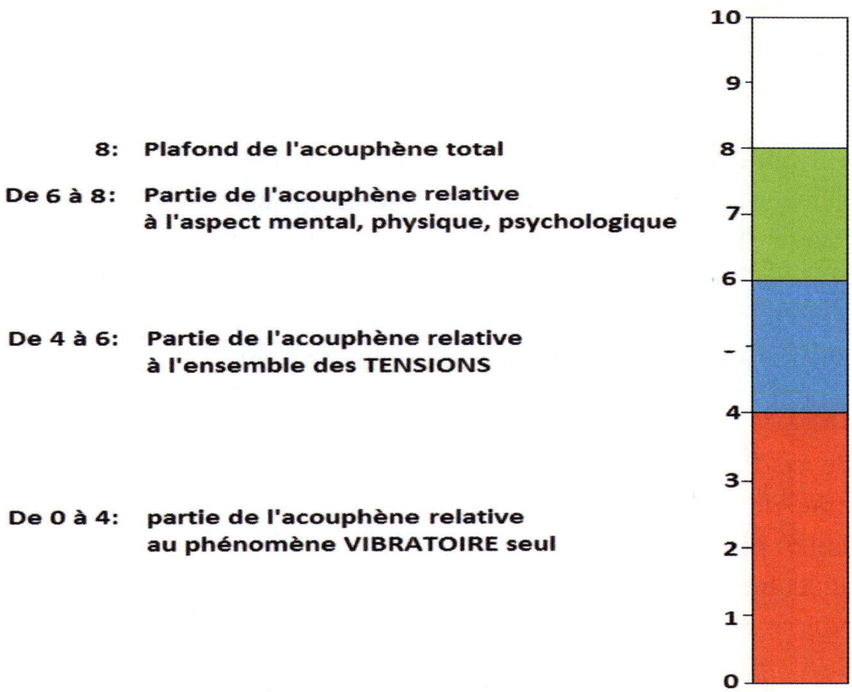

7-11-1 Graphe de la composition de son acouphène

Pour cet acouphène estimé globalement à 8/10 on pourra par exemple suggérer que le phénomène de résonance (vibratoire) puisse être positionné à 4/10 sur cette échelle. On peut également proposer de considérer que l'ensemble des tensions représente 2 unités supplémentaires et que l'aspect mental, psychique et psychologique concerne les 2 unités restantes. Ceci permet d'expliquer que la neutralisation de l'acouphène par le seul appareillage ne peut intervenir en principe que sur les 4 premières unités (en bas) et que, sous cet aspect, l'acouphène peut être diminué de 8/10 à 4/10.

L'amélioration complémentaire qui est du ressort du patient lui-même peut être obtenue en réduisant les tensions diverses (déséquilibre postural, problème d'occlusion, problème visuel,...) et que les 2 dernières unités peuvent être diminuées en agissant sur le plan comportemental (dédramatisation, relaxation, sophrologie, P.N.L., hypnose,...). Le patient peut donc estimer sa gêne le premier jour à un niveau inférieur à 4/10.

Ceci n'est bien sûr qu'un exemple d'analyse. D'autres «traitements» peuvent également être envisagés. La motivation du patient est un élément primordial : nous ne pouvons que l'aider à se prendre en charge, nous ne pouvons pas nous substituer à lui. Il lui sera plus facile d'accepter des thérapies comportementales si l'acouphène a été diminué de 8 à 4 dans l'exemple précédent. La diminution des tensions demandera par contre plus de temps pour soulager le patient. Il y a synergie et interconnexion de toutes les thérapies.

De ce fait, le patient pourra mieux comprendre l'ensemble des stratégies à développer pour améliorer sa situation par lui-même : il doit se prendre en charge. Il est important de rappeler au patient que seule une prise en charge holistique permet d'optimiser les résultats (voir aussi chapitre 7-1).

Un autre cas a montré l'impact d'un évènement apparemment de peu d'importance. Un patient, comptable en retraite depuis 7 ans, adressé par un ORL, se plaignait d'un acouphène récent (2 mois environ). Une anamnèse longue n'avait pas permis de déceler une origine spécifique ayant permis l'aggravation de l'acouphène.
L'audiogramme montrait une perte auditive très légère. Aucun choc émotionnel n'avait été évoqué. Je lui ai toutefois demandé s'il n'avait pas eu de contrariété.

Il m'a signalé qu'en effet, 3 jours avant l'apparition de son acouphène, son beau-frère lui avait demandé de reprendre sa comptabilité, suite à un contrôle fiscal !
Il avait peur de ne plus savoir faire ce travail important. Je lui ai dit «Appelez votre beau-frère et dites-lui NON, je ne veux pas», ce qu'il a fait sur le champ, de mon bureau.

Ce patient ne m'a plus jamais parlé d'acouphène! La TINNITOMÉTRIE® c'est cela aussi !

Les Professeurs Pawel J.JASTREBOFF (USA) et Jonathan HAZELL de Nottingham sont co-auteurs de la Tinnitus Retraining Therapy (TRT) ((technique consistant à associer des traitements médicamenteux, des équipements par générateurs de bruit blanc (GBB) ou depuis peu des appareils auditifs ou des appareils mixtes (appareils auditifs+GBB), le tout accompagné de prises en charges comportementales)). Le but est de rechercher une habituation du cerveau à entendre des bruits et d'être en conséquence moins traumatisé par la perception de l'acouphène (cette approche sera exposée au chap. 7-23).

Ils expliquent au préalable que l'audition est depuis la nuit des temps, un système d'alarme efficace. L'homme des cavernes se servait de son audition pour entendre un barrissement de dinosaure, un feulement de lion, le sifflement d'un serpent dans les hautes herbes, mais aussi le brame d'un cerf, le chant d'un coq de bruyère (ou leur équivalent !). Il interprétait ce bruit et réagissait en se cachant pour survivre dans les premiers cas, ou bien allait cueillir plantes et fruits ou allait chasser le gibier pour se nourrir dans les seconds.

Ils évoquent les réactions automatiques à certaines agressions de la vie. Imaginez que vous êtes tranquillement assis, écoutant un ami en face de vous. Vous êtes détendu, calme et serein. Si par contre un coup de feu est tiré très près de vous dans votre dos, vous allez réagir : vous sursautez, vous vous affolez, vous transpirez des mains, vous avez des palpitations cardiaques.

Ce n'est pas vous qui commandez ces réactions incontrôlées. C'est votre système nerveux autonome ((système limbique dont on a déjà parlé qui est le «siège des émotions»)) qui, comme son nom l'indique, va adresser des ordres à différents systèmes de l'organisme. Il génère le sursaut qui a pour but de réveiller votre attention et vous permettre de réagir efficacement ; il fait battre le cœur plus vite pour qu'il puisse alimenter les organes nécessaires à diverses réactions ; selon votre contrôle des émotions, il va permettre d'analyser la situation nouvelle. L'histoire de l'interprétation des serpents, déjà racontée au chapitre (4-4) illustre ces comportements.

Perception-interprétation-réaction sont des réactions automatiques et involontaires. «Le limbique mériterait parfois lui aussi des 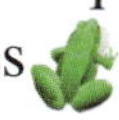 !»

Un autre phénomène est tout aussi important. Rappelez vous en (4-4) l'histoire de la maman qui déménage du calme à la ville. Le «phénomène d'habituation» provient du fait que le cerveau peut s'habituer à des situations nouvelles.

Les observations illustrées par des images sont très importantes dans l'acouphène et dans les explications données au patient. L'acouphène est un bruit anormal qui attire d'abord l'attention, inquiète ensuite quand il devient permanent, quand on lui dit maladroitement que c'est un «bruit fantôme» !  ((terme pourtant normal dans le lexique médical)). Quand on lui dit qu'il n'y a pas de solution, et que les sites internet sont peu réconfortants, le désespoir s'installe et perturbe la vie du patient.

On a beau leur dire de positiver, de ne pas focaliser sur l'acouphène, de penser à autre chose, etc. C'est bien beau, mais quand la gêne est importante, il est pratiquement impossible d'oublier cette présence constante qui altère l'audition, énerve et exaspère parfois jour et nuit.

C'est pourquoi notre objectif est de diminuer le plus rapidement possible le niveau de perception de l'acouphène, et la gêne qui en découle, comme cela est exposé dans différents paragraphes.

7-12 : Latéralisation

Il est courant de lire, dans les publications, que l'acouphène est prédominant du côté gauche ce qui est fréquent, sans en comprendre la raison. Il n'y a pas de règle absolue. Il est familier de constater que les audiogrammes de l'oreille gauche montre une perte de sensibilité plus importante que celle de l'oreille droite. La forme même des conduits auditifs externes ne sont pas symétriques.

Dans certains cas on peut attribuer cet élément au fait que le patient soit droitier. Les chasseurs par exemple présentent souvent une perte auditive plus importante à gauche. La déflagration des nombreuses cartouches tirées pendant des années provoquent à chaque fois une dépression du côté de l'oreille gauche non protégée, donc une dégradation de l'intégrité de l'oreille interne de ce côté, alors que l'oreille droite est protégée par le haut du bras.

Mais les agressions sont parfois ressenties des deux côtés dans des endroits bruyants : atelier, usine, boîtes de nuit... Dans ce cas les deux oreilles sont agressées en même temps et l'acouphène peut être localisé dans l'une ou l'autre oreille. Parfois le patient évoque un acouphène unilatéral à un niveau élevé. On doit toujours se souvenir que cet acouphène important peut empêcher la perception d'un acouphène plus faible sur l'autre oreille. Le patient doit en être informé avant le traitement pour ne pas s'inquiéter de l'apparition d'un acouphène dans une oreille qu'il croyait saine. La diminution du niveau de l'acouphène de l'oreille droite par exemple appareillée et soulagée de ce fait, peut permettre au patient d'entendre un acouphène qui était masqué dans l'oreille gauche.

Comme nous le verrons plus loin, la protection contre les bruits forts est indispensable. Le patient doit comprendre que les sons perçus à travers l'oreille externe, l'oreille moyenne, l'oreille interne sont acheminés au niveau des aires auditives, puis transmises au niveau du système limbique et réticulaire, que l'on peut représenter comme le siège de régulation des émotions. C'est en fonction de cette conception qu'est basé le test de recherche du réflexe stapédien controlatéral. Cela consiste à envoyer du côté d'une oreille des sons de plus en plus forts et à enregistrer du côté de l'autre oreille la mise en route du muscle du marteau prévu pour protéger l'oreille contre les bruits forts.

En cas d'agressions sonores du côté de l'oreille droite par exemple les informations vont suivre ce cheminement et provoquer, au niveau du système limbique ((siège des émotions)), une sécrétion de neuromédiateurs qui vont être acheminés aux différents organes des deux oreilles droite et gauche. De ce fait, une oreille gauche appareillée et protégée des sons forts peut voir son acouphène augmenter par une agression du côté opposé (oreille droite). Ceci explique et confirme, entre autres avantages, la nécessité d'équiper les deux oreilles avec une protection maximale contre les sons forts.

Tout ceci est très complexe et il nous est même arrivé, exceptionnellement, de rencontrer un patient qui a réagi d'une manière peu orthodoxe. Souffrant d'un acouphène sur l'oreille droite, présentant une déficience auditive moyenne, nous avons procédé à des essais d'appareillage sur cette oreille droite, sans résultat. Nous avons procédé à de nouvelles tentatives, avec de nouveaux appareils, de nouveaux réglages, toujours sans résultat.

Nous avons tenté de tester à ce moment, à tout hasard, un appareillage sur l'oreille gauche (perte auditive légère) et constaté, avec surprise, mais aussi avec plaisir, que nous avions diminué la perception de l'acouphène du côté droit. Nous n'avons pas d'explication à ce phénomène…

7-13 : Fluctuations de l'acouphène et PRECAUTIONS à respecter

Si l'acouphène est parfois estimé constant, il est plus fréquent de constater qu'il varie en fonction de certains critères. Le patient n'en comprend pas toujours les raisons. Elles sont multiples et variées. Elles interfèrent entre elles.

L'un des facteurs importants est la perte auditive. Le phénomène de résonance exposé précédemment entraîne la perception de sons produits par l'oreille elle-même. Nous définirons la valeur de gêne évoquée comme étant la «base» de l'acouphène. S'agissant d'un phénomène vibratoire, toutes les vibrations ou des tensions peuvent avoir une influence positive ou négative sur cette valeur.
Si la perte auditive est un facteur de base de l'acouphène, toute modification entraînera une variation de l'acouphène. Ceci est constaté lorsque l'oreille moyenne est perturbée. En cas de variation d'altitude par exemple (avion ou montagne), les performances auditives sont modifiées et l'acouphène peut varier en augmentant ou en diminuant.

Une obstruction progressive des conduits auditifs externes par du cérumen qui s'accumule peut faire apparaître ou amplifier un acouphène. Un examen otologique et un nettoyage adapté supprimeront la cause, donc les conséquences.
A ce sujet, je dois rapporter un cas malheureux d'une patiente, Madame V., souffrant d'une perte auditive mixte à droite ((à la fois un problème d'oreille moyenne et d'oreille interne)) et d'un d'acouphène gênant et invalidant sur cette même oreille. Elle avait été opérée deux fois de tympanoplastie ((réparation ou remplacement de la chaîne ossiculaire par un piston reliant le tympan à la fenêtre ovale)) sur cette même oreille droite, avec résultat partiel mais naturellement incomplet, le tympan étant toujours partiellement absent. Ne voulant pas être opérée de nouveau, elle était venue nous consulter pour envisager un appareillage auditif complémentaire indispensable. Son acouphène avait été diminué et l'audition avait été améliorée par l'appareillage auditif, mais restait limitée.

Quelque temps plus tard j'avais suggéré à cette patiente de consulter un O.R.L. pour envisager une reprise de tympanoplastie ce qui fut fait. Un nouveau tympan avait été remis en bonne place et la chaîne ossiculaire détruite avait été remplacée par un piston ((qui transmettait les vibrations du tympan à la fenêtre ovale)). L'audition de base était alors améliorée, les courbes de l'audiogramme étant très sensiblement relevées. De nouveaux réglages de l'appareillage avaient restauré une audition correcte et diminué l'acouphène, pratiquement neutralisé.

Quelques mois plus tard l'acouphène ayant repris de l'importance, la patiente revient me voir en contrôle. Le conduit auditif externe était obstrué par du cérumen. Ne pouvant consulter son chirurgien O.R.L. habituel elle en a sollicité un autre. Celui-ci a utilisé un aspirateur d'oreille pour évacuer ce cérumen ce qui était la cause de l'augmentation de l'acouphène. L'acouphène étant revenu le lendemain, cette dame était découragée. Un audiogramme tonal montrait une rechute brutale de l'audition. Il se pourrait que l'aspirateur ait touché le tympan, provoquant une dépression, et rompant la liaison tympan-piston-fenêtre ovale, provoquant ainsi un retour de surdité de transmission regrettable. Cette patiente n'a malheureusement plus voulu se faire opérer à nouveau et, démoralisée et dépressive, a gardé un acouphène important.

On constate également une diminution de l'acouphène en présence d'un bruit de fond moyen. Deux raisons essentielles à cela : l'acouphène émerge moins que dans le silence d'une part (c'est un aspect «masquage»). L'oreille interne est stimulée par le bruit de fond d'autre part, ce qui «neutralise» en partie le phénomène de résonance.

L'hypertension artérielle, qui influence le fonctionnement de l'oreille interne peut modifier l'intensité de l'acouphène. On peut le constater aussi au cours de certaines grossesses ou après des efforts physiques intenses, par exemple.

Mais les causes de variation de l'intensité de l'acouphène peuvent être plus lointaines. Il est maintenant admis que des variations de pertes auditives entraînent une aggravation de l'acouphène. Une baisse de l'audition entraîne presque systématiquement une évolution négative. Mais ces pertes peuvent être dues à un dysfonctionnement de la trompe d'Eustache qui peut s'obstruer et provoquer une dépression au niveau de l'oreille moyenne. Cette obstruction peut être due à des causes pathologiques comme nous l'avons vu précédemment (rhumes, inflammations, otites) mais aussi en conséquence d'une perturbation au niveau de la vertèbre qui lui correspond (cervicales : liaison C2-C3 ou C3-C4). Ce dysfonctionnement peut être dû lui-même à de multiples causes. Traumatismes, mauvaise position dans le lit sur l'oreiller, faux mouvement, déséquilibres de la colonne vertébrale (scolioses), mais aussi tout dérèglement postural.

Ceci justifie la prise en charge posturologique et podologique et l'intérêt d'une prise en charge ostéopathique. Tout est lié : Dans son magnifique ouvrage intitulé «LA REPROGRAMMATION POSTURALE GLOBALE» (édition Sauramps, I.S.B.N. 2 84023 110 7) le Docteur BRICOT, Président du Collège International d'Etude de la Statique, évoque toutes les interactions existant entre les différents systèmes complexes qui nous régissent. Une phrase en résume la complexité et l'intérêt : «quand un patient se plaint d'un mal de tête, je commence par examiner ses pieds» !!! Une prise en charge «holistique» ((ce qui veut dire prenant en compte la globalité du patient)) est incontournable. Mais ceci demande beaucoup de temps !

Rien de ceci n'est surprenant. Tout est logique et doit être analysé sans à priori pour déceler les causes d'un changement. Ce qui est plus compliqué, c'est de connaître tous les facteurs qui peuvent modifier le fonctionnement global. C'est une des raisons pour lesquelles nous insistons sur une information large et détaillée de tous les facteurs physiques, physiologiques et psychologiques qui peuvent intervenir et modifier l'ensemble des composants de l'acouphène. Une prise en charge holistique est donc souhaitable pour que le patient puisse «piloter» lui-même son acouphène. Nous présentons aux patients un enregistrement sur DVD leur donnant des explications. Ils découvrent un entretien réalisé avec une patiente il y a quelques 20 années. Ils peuvent se rendre compte que beaucoup d'éléments de leur cas sont semblables et qu'il y a des explications et des solutions simples et logiques souvent omises.

7-14 : Le sommeil

Très souvent, les patients se plaignent d'un sommeil perturbé et ils incriminent leur acouphène! Il faut relativiser l'incidence de l'acouphène sur cette perturbation. Il est largement connu maintenant que chez un sujet jeune, le sommeil se décompose en plusieurs cycles.

Chaque cycle de sommeil est divisé à son tour en quatre stades différents : l'endormissement, le sommeil lent léger, le sommeil lent profond, le sommeil paradoxal qui termine chaque cycle. La durée d'un cycle est variable selon les sujets, allant d'une heure à une heure 30 environ. Cela varie également dans le courant de la nuit.

Au cours du stade 1 «endormissement», la respiration ralentit, les muscles se relâchent, la conscience diminue. Le sujet a l'impression parfois de tomber dans le vide.

Au cours du stade 2 «sommeil léger», la personne peut se réveiller à cause d'un bruit ou d'une lumière, mais elle se souvient d'avoir dormi. Cette phase représente la moitié du temps de sommeil total.

Au cours du stade 3 et 4 «sommeil profond» la personne peut difficilement se réveiller. Ceci constitue environ 20% du sommeil total. C'est la période pendant laquelle la personne récupère de la fatigue physique accumulée pendant la journée. Des ondes lentes et amples sont émises par le cerveau.

Au cours du stade paradoxal, la respiration devient irrégulière, l'activité cardiaque est élevée et la personne présente en alternance des signes d'éveil et des aspects de sommeil profond. C'est au cours de cette dernière période que se produisent les rêves, les cauchemars.

Au fil du temps, inexorablement, les phases quatre puis trois diminuent petit à petit et le sommeil devient plus léger. Il ne faut donc pas imputer au seul acouphène les diminutions de la qualité du sommeil.

Les patients se plaignent également de difficultés à se ré-endormir au cours de la nuit. Ceci est dû souvent à des craintes logiques causées par des nuits antérieures peu réparatrices. Il est important de gérer soi-même ces difficultés. Il faut positiver : le sommeil est prévu pour réparer les fatigues enregistrées dans la journée. Si l'on se réveille, c'est certainement parce que nous n'avons pas besoin de dormir davantage.

Certaines personnes ne dorment que 4 ou 5 heures par nuit seulement, et cela est suffisant pour eux. Il faut donc se préparer mentalement à gérer ces périodes de réveil, calmement et sereinement. En cas de réveil, ne pas dramatiser, prendre un bon livre par exemple jusqu'au moment où le sommeil vous rappelle.

Plusieurs causes sont recensées : la personne a subi son acouphène pendant toute la journée avec les conséquences comportementales inhérentes : stress, fatigue, agacement, dépense nerveuse, etc.

Cette accumulation rend souvent l'endormissement difficile. Des réveils sont fréquents avec difficultés pour se ré-endormir. L'aspect obsessionnel s'incruste de plus en plus. Par ailleurs, la personne étant dans un silence relatif, l'acouphène émerge davantage, et le patient focalise sur cet «affreux acouphène» qui est responsable de tout .

Les patients ne doivent donc pas s'inquiéter outre mesure de cette diminution inéluctable et normale, pratiquement pour tout le monde. Ce n'est pas forcément à cause de leur acouphène, mais comme ils recherchent un responsable, le sommeil sert de bouc émissaire ! Il est donc nécessaire qu'ils soient informés et conscients de cette évolution naturelle et physiologique de la qualité du sommeil.

Il ne faut pas négliger les conseils d'alimentation saine, de repas léger le soir, de l'effet nocif pour certains du café ou thé par exemple après 14h. Tout ceci est logique, mais il ne faut pas l'oublier.

La neutralisation de l'acouphène obtenue par la restauration spécifique de l'audition, dans le cadre de la technique TINNITOMÉTRIE®, soulage le patient tout au long de la journée. Le résultat d'amélioration le rassure et dédramatise son problème. Le sommeil s'en trouve dans ce cas moins perturbé. Il est conseillé de garder l'appareillage le plus tard possible et de le retirer, schématiquement, avant d'éteindre la lumière pour s'endormir. Le patient bénéficie ainsi d'une rémanence de protection contre l'acouphène de quelques minutes. Une émission légère d'un fonds sonore non signifiant ((sans parole)), peut éviter également le réveil de l'acouphène après retrait des appareils auditifs.

Certains patients gardent toutefois leurs appareils pour dormir pendant la nuit, ce qui fut mon cas pendant trois ans. Certains aménagements sont envisageables. Il est possible de prévoir, dans l'appareillage, un programme spécifique pour la nuit. L'une des fonctions de l'appareillage auditif est d'amplifier les bruits environnants pour stimuler l'audition et neutraliser, en tout ou partie, le phénomène de résonance dû à l'oreille interne. Les appareils auditifs numériques actuels sont maintenant très silencieux. Si la personne se trouve dans un milieu très calme, l'appareil n'amplifie rien, car : 3 fois 0 = 0, et 100 fois 0 = toujours 0 ! Donc la nuit, dans le silence total, l'efficacité de l'appareil est plus limitée. Il est donc souhaitable de prévoir une émission légère (musique douce, bruit de mer) pour créer une ambiance sonore, une activité mécanique entretenant la neutralisation obtenue dans la journée.

Cette émission peut être diffusée doucement en champ libre ((par haut-parleur)) ou envoyée dans une boucle magnétique ((placée sous le matelas par exemple)). Dans ce cas, une bobine magnétique incluse dans l'appareil auditif recevra l'information. Seul le patient, équipé d'un appareil avec programme «boucle», percevra l'émission. L'audioprothésiste saura conseiller utilement le patient dans ce domaine.

Dormir avec un appareil auditif derrière le pavillon peut éventuellement gêner. Il est possible de réaliser un coussinet en mousse, évidé en son centre, et introduit dans la housse de l'oreiller. Un de mes patients, pour sa part, a modifié ses postures de sommeil et porte ses appareils toutes les nuits. Il m'a signalé il y a quelques semaines qu'une nuit, il avait fait un faux mouvement exceptionnel et son appareil avait quitté son oreille. Il avait été réveillé dans les minutes qui suivaient, l'acouphène de ce côté ayant repris son amplitude initiale.

7-15 : Problème de mal occlusion, claquements de l'ATM

Au cours de l'entretien préalable, les patients évoquent souvent des problèmes de malocclusion ((mauvaise fermeture des mâchoires)) et des claquements et douleurs de l'articulé temporo-mandibulaire (A.T.M.) ((articulation entre les deux mâchoires)). On trouve ces éléments très fréquemment en présence d'une posture asymétrique. Les déséquilibres entraînent des tensions, facteurs aggravant de l'acouphène. Il existe entre autres causes un nerf secondaire reliant l'articulé temporo-mandibulaire à la corde du tympan. Les vibrations ou fibrillations des muscles de la mâchoire peuvent donc transmettre une information vibratoire au niveau de l'oreille moyenne. C'est l'une des sources énergétiques qui entretiennent et peuvent aggraver l'acouphène.

Il est possible d'en apporter la preuve aux patients concernés en leur demandant de serrer fortement les mâchoires. Rappel : on constate presque toujours une augmentation de l'acouphène par augmentation de la rigidité de la boîte crânienne (le facteur «résonance» est augmenté voir 7-13).

La malocclusion doit être prise en considération par les professionnels concernés : orthodontiste et dentistes. Puisque le déséquilibre occlusal découlerait souvent d'un déséquilibre postural, il paraît intéressant de se préoccuper d'une rééquilibration posturale : logique ! Et d'une recherche de pollution dans la bouche par des matériaux toxiques (voir paragraphe 11-5-6). Mais le patient peu informé a souvent beaucoup de mal à savoir dans quel ordre il doit consulter les thérapeutes. Dans le cadre d'une prise en charge TINNITOMÉTRIQUE®, seules des informations et des orientations judicieuses et appropriées vers les spécialistes concernés peuvent-être délivrées.

Toutes les techniques visant à la relaxation, à la détente peuvent libérer en partie ces tensions, ce qui diminuera par conséquent l'acouphène.

7-16 : «Vertiges» et «faux vertiges» ; «céphalées» et «fausses migraines».

Le mot «vertige» est utilisé souvent par les patients d'une manière incorrecte.  Il existe réellement des vertiges dont l'origine n'est d'ailleurs pas toujours parfaitement connue. Ce sont des sensations rotatoires : la personne a l'impression que la terre tourne autour d'elle. Ceci est parfois accompagné de nausées importantes, de perte d'audition, de sueurs froides.

L'une des formes importantes particulières est le syndrome de Ménière. Dans ce cas, une perte auditive importante et des acouphènes sont souvent associés, souvent d'un seul côté. Des céphalées ((et non pas forcément des migraines)), une photophobie ((gêne à la lumière)), une hyper-sensibilité aux sons forts, des acouphènes, des difficultés de conduite nocturne, des difficultés à la lecture de près ((saute de lignes)) sont notées conjointement.

Le traitement du vertige véritable est pris en charge par le corps médical, sous différents aspects, ce qui n'est pas de notre domaine de compétence et que nous ne développerons pas. La technique TINNITOMÉTRIE® n'a aucune prétention curative dans ce cas. Les traitements médicaux étant prodigués, elle peut toutefois apporter une amélioration fonctionnelle en restaurant partiellement l'audition quand nécessaire, la localisation des sons dans l'espace, une diminution du stress et souvent de ces faits une diminution des acouphènes. Une surveillance médicale O.R.L. régulière est bien entendu indispensable dans ces cas pathologiques.

Les patients utilisent souvent d'une manière non appropriée et par erreur cette terminologie de «vertiges» pour des symptômes différents. Un questionnement précis sur les sensations ressenties révèle qu'il s'agit parfois plutôt d'un «déséquilibre» ((appelé parfois positionnel)) dont les causes sont totalement différentes. Les sujets évoquant ce symptôme parlent de difficultés à la marche, de sensations de pertes d'équilibre en tournant rapidement la tête ou en se relevant, de peur de marcher le long d'un trottoir. Et bien sûr, pour eux, tout ceci est imputé à leur acouphène ! 

Ceci se constate la plupart du temps pour des patients présentant des postures asymétriques à différents étages. Il est donc indispensable de recenser tous les problèmes survenus au cours de la vie, au niveau des pieds, des genoux, des hanches, des différents niveaux de la colonne vertébrale, mais aussi les accidents, les traumatismes crâniens, les opérations. Certaines activités sportives, stimulant certains muscles de manière asymétrique peuvent engendrer les mêmes symptômes (Judo, tennis,...).

Les conséquences sont des asymétries posturales qui se répercutent, du pied vers la tête avec des tensions musculaires de compensation. L'étage le plus important se situe au niveau des cervicales, pour plusieurs raisons : des tensions à ce niveau vont être compensées par des tensions au niveau des mâchoires (avec des conséquences de malocclusion, des problèmes d'articulé-temporo-mandibulaire ((ATM)) : ((voir les chapitres correspondants)), des asymétries au niveau des muscles du système oculomoteur ((voir chapitre 7-17 pour la vision)), de la boîte crânienne dans son ensemble.

Le médecin qui examine un patient se plaignant d'un soi-disant «vertiges» 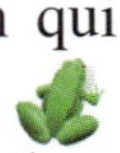 va logiquement de ce fait, après l'examen médical de base, l'orienter vers l'O.R.L. pour des explorations spécifiques du fonctionnement des canaux semi-circulaires de l'oreille interne en particulier. L'O.R.L. ne pourra pas découvrir d'anomalies dans ces explorations fonctionnelles ((tests de Romberg, de Fukuda, des index, vidéo nystagmographie, marche aveugle, épreuves calorique et rotatoire)) aux ((faux)) symptômes évoqués par erreur involontaire par le patient lui-même, dans la mesure où les causes réelles sont situées ailleurs. Il s'en suivra souvent des prescriptions de médicaments anti-vertigineux qui pourront à la fois soulager momentanément, mais par contre aggraver le problème par des effets secondaires exposés dans le chapitre 7-17.

Dans le cadre de mes autres activités professionnelles en optique et en optométrie ((recherche d'harmonisation de la vision dans le cadre général de l'organisme)), une patiente du Berry m'a donné un jour la maxime correspondante, que Jules ROMAIN aurait pu dignement inclure dans l'interrogatoire du Docteur Knock : après le fameux «ça vous gratouille»? ou «ça vous «chatouille»?, il aurait pu ensuite ajouter : «ça vous virole» ? ou «ça vous berlute»? Il aurait ainsi pu diagnostiquer et différencier le «vertige» du «déséquilibre» ! L'oreille et la vision ont systématiquement des interactions qu'il faut prendre en compte.

Il faut en conséquence bien «décortiquer» et détailler sans erreur d'interprétation les sensations ressenties et ne pas négliger le domaine de la vision qui peut donner des sensations proches entraînant parfois des confusions et des interprétations erronées. (Voir 7-17).

Mais il faut également admettre que certains patients peuvent subir à la fois des vertiges et des déséquilibres. Il y a dans ces cas un retentissement et une synergie des symptômes et des conséquences. En conséquence, la diminution des causes d'un des symptômes peut également retentir sur les causes et conséquences d'un autre symptôme et diminuer ou retarder les sensations perçues. Tout est interdépendant.

Dans un autre domaine, les patients se plaignent parfois de maux de tête qu'ils appellent «migraines» . Il existe bien sûr des «migraines» réelles : elles appartiennent bien entendu au domaine médical. Elles ne doivent pas être confondues avec des «céphalées» qui ont des origines différentes. Il est très important de demander aux patients de décrire précisément ce qu'ils ressentent. Ils évoquent souvent une douleur frontale, une gêne à la lumière, des douleurs occipitales ou latérales. Il est important de les interroger pour savoir s'ils ressentent d'autres symptômes.

- Gêne à la conduite nocturne (voir 7-19).
- Difficultés en lecture de près : saute de lignes par exemple.
- Nécessité parfois de suivre les mots avec un doigt.
- Difficultés de mémorisation d'un texte.
- Difficultés pour enfiler du fil dans une aiguille.
- Problèmes d'équilibre, surtout en se levant ou en tournant la tête ((appelés parfois «vertiges positionnels»)).
- Peur de marcher le long du trottoir.
- Mal de voitures.
- Vertiges et peur du vide.
- Douleurs au niveau des vertèbres cervicales.
- Difficultés pour s'adapter à des verres progressifs.

Il est important, en fonction de réponses positives, de vérifier l'équilibre des axes visuels. Une prise en charge optométrique (Voir 11-5) permettra souvent de mettre en évidence des déséquilibres des axes visuels entraînant des tensions, des «crampes» des muscles des yeux qui se traduisent par des «céphalées» et non pas «migraines».

Une rectification de la posture est souhaitable si cela est possible, surtout chez les sujets jeunes. Après prises en charge par le podologue ou posturologue, l'ostéopathe ou chiropracteur, après recherches de matériaux toxiques (voir chapitre 11-6), un examen optométrique permettra soit d'entamer une reprogrammation posturale, soit d'envisager des compensations par corrections prismatiques. Elles peuvent éliminer les tensions des muscles oculomoteurs ((qui permettent aux yeux de bouger dans toutes les directions)) et les efforts musculaires habituels, donc supprimer les symptômes et donc les céphalées (voir chapitres 7-17, 11-5).

7-17 : Mauvais équilibre et difficultés visuelles

Le chapitre précédent a évoqué la différence entre vertiges et déséquilibres. Le Docteur Bernard BRICOT chirurgien à Marseille, Président du Collège International d'Etude de la Statique, expose toute l'importance de celle-ci dans un ouvrage remarquable : **LA REPROGRAMMATION POSTURALE** ((édition Sauramps médical)). S'il est impossible de résumer l'intégralité de son ouvrage ((250 pages de pur bonheur !)) et sa conception, il est indispensable d'évoquer avec son accord certains points que nous utilisons en partie tant en optométrie que dans notre technique TINNITOMETRIE®.

Nous citons quelques extraits ((*présentés en italique*)) qu'il nous parait important d'associer aux acouphènes :

*Le système POSTURAL doit être considéré comme un «**tout structuré**» à entrées multiples ayant plusieurs fonctions complémentaires :*

- *Lutter contre la gravité et maintenir une station érigée.*
- *S'opposer aux forces extérieures.*
- *Nous situer dans «l'espace-temps» structuré qui nous entoure.*
- *Nous équilibrer dans le mouvement, le guider et le renforcer.*
- *Pour réaliser cet exploit neurophysiologique l'organisme utilise différentes sources:*

  -Les extérocepteurs, qui nous situent par rapport à notre environnement (tact, vision, audition et équilibre).

  -Les propriocepteurs, qui situent les différentes parties de notre corps par rapport à l'ensemble, dans une position donnée.

-Les centres supérieurs, qui intègrent les sélecteurs de stratégie, les processus cognitifs (Professeur Paillard) et qui traitent les données issues des deux sources précédentes. Normalement, un sujet normal doit présenter une posture normale dans les trois plans de l'espace = absence de contraintes = des rapports harmonieux = pas de douleurs.

Sur le plan horizontal, il ne doit exister aucune rotation des ceintures scapulaire ((des épaules)) et pelvienne ((du bassin)).

Les troubles de la ***statique*** *entraînent des* ***contraintes*** *((donc* ***tensions****)). Ceci est, rappelons-le, un facteur aggravant de l'acouphène. 90% de la population présente des anomalies plus ou moins importantes de la statique. Une consultation par un spécialiste est donc nécessaire.*

*En 1951, le Docteur J.Bernard BARON, du Laboratoire de Posturologie à l'Hôpital Sainte-Anne de Paris, publiait une thèse sur l'importance des muscles oculomoteurs dans l'attitude posturale. L'œil est un capteur du système postural. Différentes expérimentations de neurosciences montrent l'importance du capteur oculaire dans l'équilibre tonique postural./../ «Nous avons presque toujours retrouvé une participation oculaire chez les enfants scoliotique avec: asymétrie de convergence et/ou hétérophories ((*troubles du parallélisme des axes visuels*))».*

Une expérimentation a apporté une conclusion : les noyaux vestibulaires ne sont pas dévolus à la seule oreille interne, mais sont de véritables centres intégrateurs du système postural.

(Ndlr) : Ceci prouve bien l'interrelation entre : **posture, système visuel, oreille interne et donc acouphène**.

Toujours selon le Docteur Bricot, les troubles de la réfraction ((myopie astigmatisme hypermétropie)) sont la plupart du temps connus et corrigés. Il n'en est pas de même des troubles de la convergence et des hétérophories qui intéressent la proprioception musculaire extra oculaire et qui ne sont que très rarement diagnostiqués.

*((*Voir dans le compte rendu 7-1 de Monsieur L... le paragraphe II-4 et dans l'analyse qui suit le compte rendu le chapitre 7-16)).

Ce texte étant complexe, il est développé pour les personnes curieuses et intéressées en intégralité sur le site www.acouphene.com.

Il y a plusieurs raisons à cela :
Les médecins généralistes, les médecins scolaires, les pédiatres, etc... n'ont jamais été formés à ce type de diagnostic ;
Les paramètres des ophtalmologistes ne sont pas les mêmes que ceux des posturologues ou des optométristes, qui eux s'intéressent aux troubles de la vision binoculaire. Le diagnostic doit être fait bien avant : dès qu'il y aura un «trouble» postural.

En dehors des traumatismes, les autres étiologies sont nombreuses. Mais surtout, ces défauts de convergence ne se corrigent jamais seul. Ils provoquent une nouvelle intégration du schéma corporel qui fonctionnera avec son défaut et le déséquilibre postural qui l'accompagne. Lorsqu'on a un défaut de convergence, en l'absence de traitements, c'est pour la vie!

A) LES CAUSES APPAREMMENT PRIMITIVES.

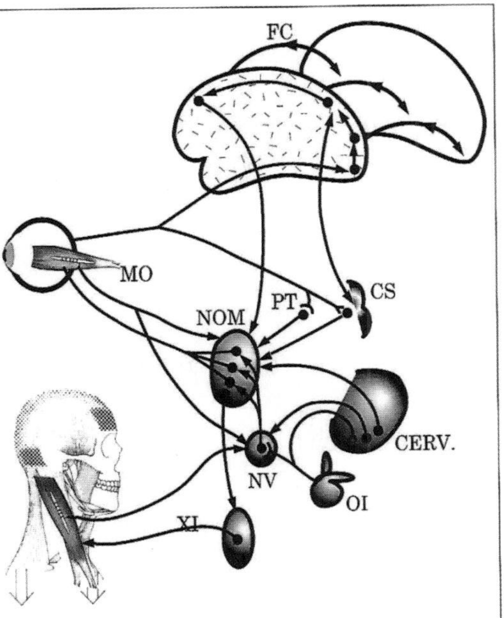

Fig. 4-1. Principales connexions de l'appareil oculomoteur.
(Inspiré de Robinson in Larmande -Encycl. Méd. Chir.-).

P-------: Lobe pariétal (lobus parietalis).
PT-----: Prétectum.
FC-----: Fibres commissurales (fibræ commissuræ).
CS-----: Colliculus supérieur.
NOM-: Noyaux oculomoteurs (nuclei oculomotarii).
NV----: Noyaux vestibulaires (nuclei vestibularii).
XI-----: Spinal (n. accessorius).
CERV: Cervelet (cerebellum).
OI-----: Oreille interne (Auris interna).

- Les traumatismes crâniens :
un simple choc ayant entraîné une obr
passagère peut suffire, à fortiori s'il y
de connaissance ou coma. C'est prob
une des causes les plus fréquentes.

- Les entorses cervicales :
deuxième grande cause, ce sont les
l'oculocéphalogyrie à l'envers (les m
cou sont très riches en fuseaux musc

- Les phénomènes d'hyper-p
intracrânienne :
. convulsions ;
. syndromes méningés ;
. accidents vasculaires cérébraux ;
. abcès du cerveau ;
. méningites.
Une forte fièvre avec réaction ménin
suffire, à fortiori s'il y a eu convulsio

- Épilepsies.

- Certaines maladies auto-immun

- Les fractures de la colonne vert

- Les souffrances fœtales.

- Enfin certains troubles semblera
génitaux ou héréditaires.

Toutes ces causes laissent un défaut
gence qui **existera toujours trent**
quante ans plus tard, alors que la
initiale guérit parfois en quelques jo
L'organisme a, dans ce cas, intégré u
schéma corporel.

Les causes apparemment primitives laissent un défaut de convergence généralement sur l'œil d
rarement sur l'œil directeur.

7-17-1) Différentes étiologies sont recensées :

Toujours selon le Dr Bernard BRICOT, elles sont nombreuses :

Les traumatismes crâniens.

Les entorses cervicales.

Les phénomènes d'hypertension intracrânienne.

Les épilepsies.

Certaines maladies auto-immunes.

Les fractures de la colonne vertébrale.

Les souffrances fœtales.

Certains troubles sembleraient congénitaux ou héréditaires.

B) les causes manifestement secondaires:

Un foyer dentaire, un trouble occlusal.

Les hépatites.

Les dérivés tricycliques ((antidépresseurs)).

Les antidépresseurs non tricycliques également.

7-17-2) : les signes cliniques

Le caractère fondamental des signes qui vont suivre, notamment en ce qui concerne les douleurs est leur prédominance vespérale ((en soirée)):

Les céphalées :

Unilatérales, à type d'hémicrânies ou à bascule, pouvant se généraliser par la suite ;

Mais également : temporales, orbitaires ou rétro-orbitaires ;

Occipitales, plutôt unilatérales ou à type de névralgies d'Arnold.

Elles peuvent s'accompagner de photophobies, de larmoiements, de vertiges ((ndlr : que j'appellerais parfois plutôt «déséquilibres»)). *Les patients sont souvent améliorés, allongés dans la pénombre ou l'obscurité.*

Il existe des équivalents mineurs aux céphalées: Sensation de tête

lourde, pesanteur occipitale et cervico-scapulaire ((cou-épaules)).
LES VERTIGES *: Les tableaux peuvent être des plus variables, allant du grand vertige à la simple sensation d'instabilité. Nous retrouvons également toujours un défaut de convergence patent dans le vertige paroxystique bénin, il est logique de se demander si les microlithiases* ((ndlr : petits cristaux qui «flottent» dans les canaux semi-circulaires)) *ne seraient pas tout simplement favorisées par l'inclinaison permanente du massif céphalique. Certains d'entre eux disparaissent après reprogrammation posturale et corrections oculaires.*

Les défauts de convergence représentent probablement une des grandes causes de vertiges étiquetés «idiopathiques» 
((ndlr : idem : que je qualifie personnellement de «déséquilibres»)).

Il existe des équivalents mineurs, cliniquement ils sont d'une extrême fréquence:
-sensation d'ébriété, peur des grands espaces ((agoraphobie));
-appréhension à conduire un véhicule surtout le soir, la nuit ou dans la pénombre, sensation d'être déporté sur le côté de la route;
- ce sont également des sujets qui se cognent fréquemment, maladroits, ils font des chutes ((escaliers)), s'accrochent les vêtements dans les poignées des portes.

Chez les personnes âgées, avant d'incriminer l'âge ou le ralentissement circulatoire  *, il sera toujours utile de pratiquer un bilan de convergence :*
- le mal des transports ou le mal de mer dans certains cas.
- un mauvais rendement sportif chez les enfants ou les adolescents ((mais aussi chez les plus grands)) : ils «ratent» la balle avec la raquette, mordent régulièrement la ligne d'appel, tirent à côté des buts, ratent le panier de basket, apprécient mal les distances ou le relief, mais également se font des entorses ou des claquages à répétition.
- La peur du vide, de la vitesse, sensation de malaise quand l'espace visuel est en mouvement.

Les cervicalgies *: hautes ou basses avec éventuellement des irradiations vers la région occipitale, vers les dorsales hautes ou vers l'épaule avec parfois des cervicobrachialgies. Les cervicalgies s'accompagnent d'une raideur de la nuque.*
Douleurs rachidiennes : plus ou moins diffuses avec des blocages vertébraux étagés

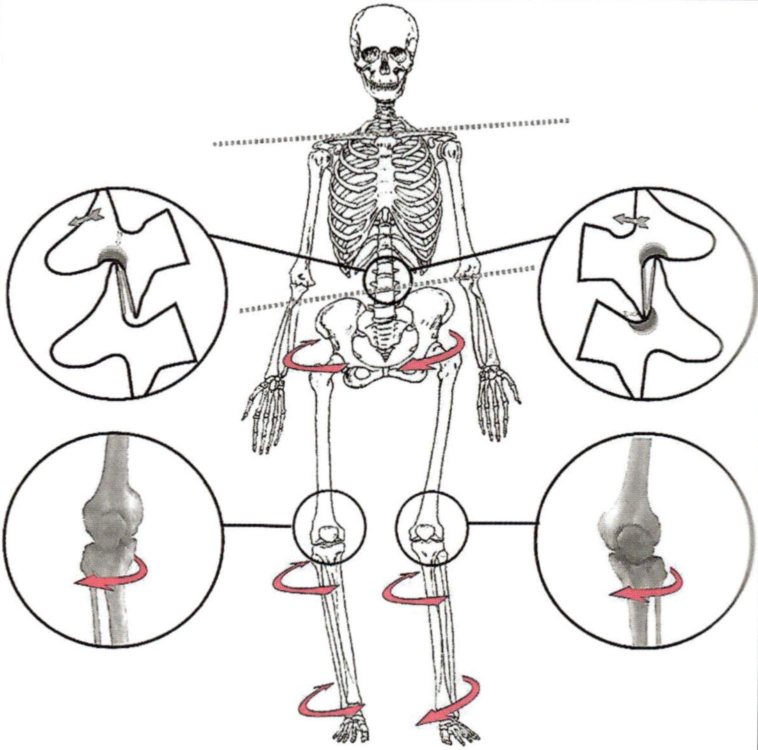

Conséquences d'une bascule homolatérale des épaules et du bassin.
Elle s'accompagne de rotations au niveau des ceintures, génératrices d'une attitude scoliotique et/ou de blocages vertébraux étagés. Au niveau des genoux, il existe un pivot rotatoire permanent ; il sera responsable de ces différentes pathologies condylo-rotuliennes ou condylo-méniscales si souvent rencontrées.

Fig.7-17-2 *(Fig. 4-2 page 118* du livre Dr BRICOT*)*

***Douleurs périphériques mono-articulaires, douleurs d'insertion, ou tendinites** : ces douleurs sont généralement le reflet d'une décompensation haute sur un système postural déjà fixé dans ses adaptations, où le reflet d'une hypersollicitation d'un système qui s'équilibre mal dans ses adaptations ((sportif)). Le jeu est souvent mis en cause.*

Jambe courte de l'enfant ((.... Et de l'adulte plus tard))

Des signes plus subjectifs :

- asthénie, brusque coup de pompe,- fatigabilité excessive ;

-difficultés de concentration, de mémorisation ;

-baisse du rendement intellectuel, retard scolaire chez l'enfant, mais aussi: enfants paresseux ou turbulents.

-Dysgraphie, dysorthographie, difficultés d'apprentissage de la lecture, enfants qui n'aiment pas lire, etc....

-Des signes plus particulièrement oculaires :

-Les yeux qui piquent

-Sensations de brulures, larmoiements, picotements, tiraillements oculaires (après avoir éliminé une pathologie plus grave, infectieuse ou autre)

-Impressions de sable dans les yeux,

-Clignement ou fermeture d'un œil surtout à la forte lumière ;

-Rougeur des yeux ;

-Photophobie et larmoiement ;

-Difficultés devant un écran d'ordinateur ou pendant de longues périodes de saisie informatique ;

-Difficultés d'accommodation ;

-»Gêne» à la fixation prolongée avec tendance à l'endormissement (devant la télévision), véritable auto-hypnose involontaire, besoin de fermer les yeux ;

-Fatigabilité excessive, vision floue, voire diplopie. La diplopie représente pour nous le stade clinique le plus évolué, il est évident que c'est bien avant qu'il convient de faire le diagnostic.

Le fait d'avoir une excellente vision (œil par œil), n'élimine en aucun cas, la possibilité d'un trouble de convergence ou d'une hétérophorie.

(Ndlr) : Dans presque toutes les anamnèses que nous réalisons, nous retrouvons les mêmes symptômes. Il est évident que tous les dysfonctionnements ont des retentissements sur l'acouphène et qu'ils doivent être pris en compte, en même temps, même s'ils sont minimes, pour améliorer la situation, dans le cadre d'une prise en charge globale.

7-17-3 L'inspection.

L'examen de la tête :
Certains signes sont évocateurs lorsqu'ils existent :

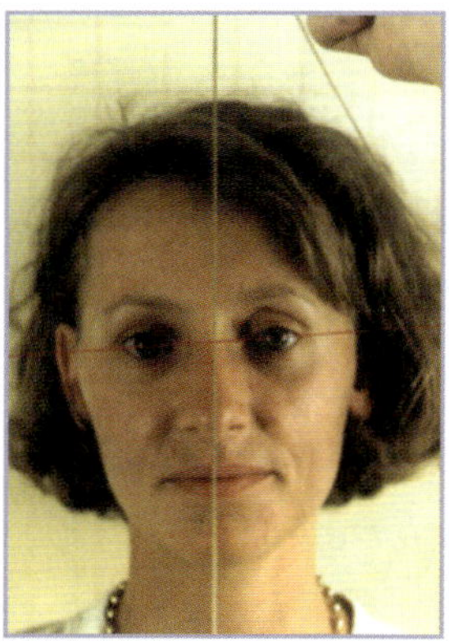

Fig. 4-3 : position oblique du massif céphalique évocatrice d'une perturbation de «l'entrée» oculaire.

Fig. 4-3

Certains signes sont évocateurs lorsqu'ils existent :

- Une tête inclinée ou en rotation : si l'on corrige, de façon passive, la position pour rétablir une ligne pupillaire horizontale, le patient aura l'impression d'avoir le massif céphalique dans l'autre sens.
- Un strabisme éventuel

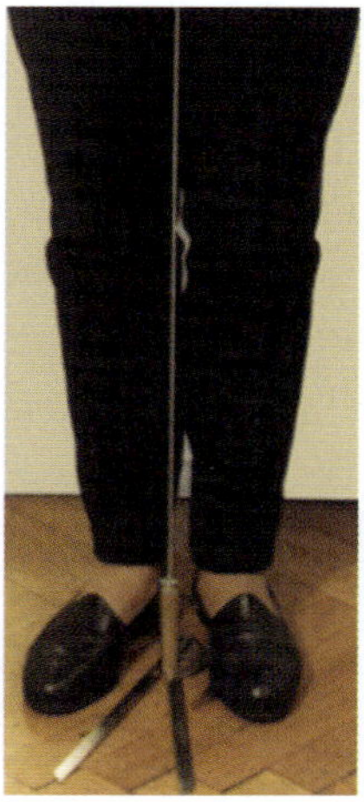

Fig. 4-4 :

L'axe des pieds n'est pas le même que l'axe du corps, parfois un pied seulement est en ouverture. Ce syndrome de déficience posturale (Da Cunha, Da Sylva) est le reflet de l'adaptation posturale ; il permet au bassin de basculer (rotation tibio-fémorale interne d'un côté, externe de l'autre).

Il a pour corollaire une adaptation podale en dysharmonie : léger valgus d'un côté, léger varus de l'autre.

Si ce signe n'existe pas, c'est généralement qu'il y a une jambe courte vraie.

Fig. 4-4 : cette attitude typique d'un pied en ouverture est un signe caractéristique et et exclusif d'une asymétrie de tension des muscles oculomoteurs

-Le rachis:

-Il existe des dérangements intervertébraux mineurs (D.I.M.) étagés et des restrictions de mouvement.

-Les épaules et le bassin : basculent dans le même sens qu'il y ait ou pas une jambe courte ...

-La rotation de la tête: est limitée du côté de l'œil hypoconvergent.

7-17-4 *les différents examens.*

Les tests sont identiques à ceux pratiqués habituellement par les orthoptistes, seuls les critères de normalité changent.

-Le test de motilité :

Il permet d'étudier, à l'aide d'une pointe de stylo ou d'une baguette de Morax, la mobilité des yeux dans les six directions du regard ; ce test permet de mettre en évidence des parésies ou des paralysies des muscles oculomoteurs.

-Le test des reflets cornéens ou test d'Hirschberg :

Une source lumineuse éclairant la racine du nez doit faire apparaître, au niveau du centre des pupilles du patient qui fixe la lumière, des reflets parfaitement centrés; c'est le gage d'une vision binoculaire correcte. En cas d'amblyopie ou de strabisme, ou de déséquilibre des axes visuels (voir plus loin), le reflet sera centré par rapport au centre de la pupille du côté de l'œil fixateur et décalé par rapport au centre de la pupille sur l'autre œil.

***Des tests de convergence** peuvent être effectués....*

Le test de Maddox en particulier, (voir 7-6) permet de dissocier la vision les deux yeux et de rechercher les erreurs de parallélisme. La cause essentielle est souvent due à une asymétrie posturale. Un examen podologique et postural décidera de l'intérêt de réaliser des orthèses plantaires et l'examen optométrique complètera la compensation si nécessaire par un prisme parfois très léger. Il est par ailleurs important d'évaluer les amplitudes de fusion des axes visuels, tant sur le plan vertical qu'horizontal.

Merci Docteur BRICOT !

7-17 : Le cas de Madame F.

Reçue dans le cadre de mes activités d'optométriste et de thérapeute, l'étude pratiquée permet de comprendre l'importance et la complexité du problème pour réduire les conséquences des déséquilibres visuels qui peuvent avoir des répercussions négatives sur l'acouphène.

Madame F.., née en 1932, médecin retraitée, ressent des difficultés de caractères instabilités et déséquilibres et un acouphène de peu d'amplitude. Reçue en novembre 2013 pour essayer de trouver les raisons de ses problèmes multiples et imbriqués. Les verres progressifs qu'elle portait n'étaient pas supportés, comme les précédents d'ailleurs.

Pour les personnes curieuses et intéressées ce texte étant complexe est développé en intégralité sur le site acouphene.com. Les différents symptômes : vertiges, déséquilibres, perturbations de tous ordres dont psychologiques sont exposés. Les traitements pragmatiques sont développés.

7-18 : Gaucher contrarié

Un gaucher contrarié pourrait avoir plus de chances (sic!) de souffrir d'un acouphène. Les coordinations œil-pied sont différentes. Les postures, surtout pour l'écriture sont souvent asymétriques, d'où tensions. Les conséquences paraissent néanmoins faibles.

7-19 : Difficulté de conduite nocturne

Le paragraphe 7-17 a montré l'importance du système oculomoteur pour permettre une vision efficace et opérationnelle de jour. De nombreux patients acouphéniques évoquent des difficultés à la conduite nocturne d'un véhicule. Ils se plaignent d'éblouissement ((photophobie)) des phares des véhicules venant en face, d'une mauvaise appréciation des distances et des vitesses (ceci peut exister également de jour). Ils sont très vite fatigués et évitent de conduire la nuit.

Outre les dépenses d'énergie pour essayer d'établir une vision binoculaire et si possible en stéréo-ocularité ((perception du relief et des distances relatives)), un autre aspect entre en jeu. De jour, l'image d'un point extérieur se focalise sur la rétine au niveau de la fovéa ((très petite zone qui permet à un œil sain d'avoir une acuité visuelle de 10/10)). Les cellules réceptrices sont essentiellement des cônes qui donnent une image nette (dans la mesure où la correction optique est exacte).

Par contre, de nuit, ce sont les bâtonnets qui sont sensibilisés. Malheureusement ils n'existent pratiquement pas au niveau de fovéa. La vision est donc organisée différemment et l'acuité visuelle centrale diminue par rapport à la vision diurne. De plus, de jour, chaque œil reçoit une vision «centrale» ((rappel: celle, grosse comme une tête d'épingle, qui permet une acuité visuelle optimale normalement de 10/10)), complétée par une vision périphérique dont l'acuité est de l'ordre de 1/10. La coordination des yeux est donc plus efficace. Il n'en est pas de même la nuit, avec des phares de voitures. La fusion des images droite et gauche est donc plus difficile à réaliser, puisque dans le noir la vision périphérique est quasiment nulle ((1/10 d'acuité visuelle)) et que la vision centrale est limitée, d'où les symptômes relatés. Les tensions engendrées augmentent la dépense énergétique et diminuent les réserves nécessaires à un fonctionnement souple et efficace.

7-20 : Cors

Ce paragraphe évoque les conséquences sur la posture induite par la présence d'un COR.

Toute personne qui a supporté un cor au pied sait très bien combien c'est douloureux et lancinant. Automatiquement, la posture va se modifier pour alléger le poids du corps du côté concerné. Il en découle une attitude posturale déséquilibrée et asymétrique. Ceci va entrainer des tensions, des pieds jusqu'à la tête, avec tous les retentissements déjà évoqués en 7-17, et plus loin 7-21, 7-24, 7-56, 7-58, ...

Outre le traitement du cor en soi, il est nécessaire d'explorer toutes les pistes pour envisager un traitement de reprogrammation posturale qui se conjuguera avec les autres traitements.

7-21 : Douleurs lombaires, dorsales et cervicales

Les anomalies posturales entraînent des pathologies diverses à différents étages de la colonne vertébrale. Les causes sont multiples allant des pieds varus symétriques ou non aux pieds valgus, en passant par des troubles de la statique qui peuvent entraîner des contraintes et des troubles provoqués par des rotations scapulaires ((au niveau des épaules)) et pelviennes ((au niveau du bassin)). La non-correction d'une scoliose chez l'enfant vue en 7-17 peut y contribuer en perturbant le terrain.

La technique d'analyse des problèmes de compatibilité avec les matériaux du Dr Gérard DIEUZAIDE, chirurgien-dentiste de Toulouse, apporte parfois un éclairage nouveau de symptômes identiques à ceux évoqués dans ce chapitre de posturologie (voir paragraphe 11-6).

Ces anomalies de postures, très complexes, sont prises également en charge par le posturologue ou le podologue. Outre les douleurs qui en découlent, apparaissent des tensions et des contraintes à différents niveaux. Au niveau scapulaire, les tensions vont se répercuter aux niveaux supérieurs : problèmes d'occlusion ((fermeture anormale des mâchoires)), d'articulé temporo- mandibulaire (A.T.M.), au niveau des yeux ((convergence, réfraction, équilibre du système oculomoteur)), au niveau de l'oreille interne et aussi du psychisme. Mais, à leur tour, en sens contraire, ces déséquilibres supérieurs vont avoir des répercussions de compensations et vont influer en retour la posture générale, générant de nouvelles tensions.

Tous ces dérèglements sont des facteurs d'aggravation des acouphènes qui nécessitent des traitements appropriés.
La question se pose : est-ce que ce sont des déséquilibres posturaux qui entraînent des déséquilibres au niveau des yeux, des mâchoires, du crâne, ou bien l'inverse ???? La même question est de savoir si c'est la première poule qui a fait l'œuf ou l'inverse !!!

7-22 : Arthrose

L'arthrose cervicale est très souvent évoquée chez les patients acouphéniques.

Certains patients ont exercé des travaux physiques pénibles, longs, des sports «rugueux», avec parfois des chutes à répétitions.

Certains ont subi des contraintes pendant de nombreuses années ou bien ont eu de mauvaises postures. Ceci a fragilisé les cartilages articulaires, entraînant une usure mécanique de certaines articulations et des douleurs. Ceci est associé parfois à l'âge qui est un facteur favorisant.

Dans certains cas, un nerf peut être «pincé», ce qui peut induire d'autres symptômes connexes. Une usure anormale des vertèbres cervicales peut provoquer à ce niveau un pincement d'une artère. Une ischémie ((diminution du flux sanguin habituel)) peut alors diminuer l'alimentation sanguine au niveau de la cochlée ((oreille interne)). Une partie des cellules ciliées peuvent être lésées, pouvant déclencher un acouphène (voir paragraphe 2-6).

C'est souvent un facteur aggravant de l'acouphène et le patient doit être suivi par un spécialiste pour essayer d'en limiter les conséquences, ainsi que l'évolution dans le temps.

Quelques conseils simples peuvent être donnés :

Protéger le cou du froid et de l'humidité

Limiter la prise d'alcool (en particulier et malheureusement certains vins blancs!)

Bénéficier éventuellement de massages relaxant des muscles de cette région du rachis cervical.

Ces précautions seront bénéfiques par ailleurs au niveau du système visuel en apportant plus de souplesse et d'amplitude aux muscles oculomoteurs; elles permettront également de diminuer les céphalées, le larmoiement, les déséquilibres (voir paragraphe 7-17).

7-23 : Tensions et contractures ; masqueurs d'acouphènes générateurs de bruit blanc et T.R.T.

Le chapitre 7-17 a évoqué les asymétries posturales et les tensions induites.

Ces tensions, par leurs composantes VIBRATOIRES, se répercutent sur la composante vibratoire de l'acouphène. Elles peuvent l'entretenir et l'aggraver.

Une comparaison peut être faite avec un système vibratoire que nous avons évoqué précédemment: la balançoire (voir sur le site). Les forces de poussées peuvent être exercées sur le siège à chaque période de la balançoire. C'est la fréquence f de base de la balançoire. Il est également possible d'exercer des poussées tous les deux passages ou tous les trois passages par exemple. Les fréquences correspondantes seront f/2 et f/3. De même on peut exercer alternativement les poussées des deux côtés; la fréquence devient 2f.

Le phénomène (presque) analogue se produit au niveau de la membrane basilaire. Si la fréquence de base de l'acouphène est fa (par exemple 3.600Hz), des sons émis de fréquence fa/2 (1.800Hz), fa/3 (1.200Hz) et 2fa (7.200Hz), fréquences harmoniques de fa, l'amplitude de la vibration de la cellule correspondant à la fréquence fa pourra être modifiée, en augmentation ou en diminution.

Dans la pratique de la vie courante, les sons qui nous entourent sont composites et peuvent mathématiquement se décomposer en sons purs ((loi de FOURIER)). Les patients acouphéniques constatent que certains sons amplifient leur acouphène. L'analyse est très complexe, car il y a souvent plusieurs fréquences de base de l'acouphène, en fonction de la répartition fréquentielle des destructions partielles des cellules ciliées, et de la fragilité relative de la membrane basilaire en certains endroits.

Un patient acouphénique nous a signalé qu'il ne percevait son acouphène que lorsqu'il passait à proximité d'une ligne à haute tension ((on est également en présence de champs électromagnétiques définis par des fréquences et des modulations)).

Il existe également des interactions entre différentes cellules pouvant avoir des répercussions au niveau des cellules de la membrane basilaire, sources de l'acouphène. Ceci explique en partie la perception fluctuante de l'acouphène, des différentes composantes sonores de l'acouphène, dans le cas d'un «acouphène composite».

Il est fréquent de constater que très fréquemment le son perçu par le patient comporte exclusivement, une fréquence aiguë. Le professeur Jack Vernon de Portland Oregon E.U., a effectué des études importantes sur le signal perçu par les patients. Il a utilisé un appareil spécial, genre audiomètre très sophistiqué, pouvant générer des sons de formes diverses : sons purs, sons modulés, sons vobulés, bruit rose, bruit blanc, avec la possibilité de les «construire» et les associer les uns aux autres.

Il recherchait à l'époque la possibilité de définir le spectre ((la composition)) des sons perçus, en cohérence avec le son perçu par le patient. Il essayait ensuite de sélectionner un appareil générateur de bruits, pouvant reproduire le son perçu par le patient, mais généré en opposition de phase, afin d'essayer de neutraliser l'acouphène perçu.

Cette technique est maintenant actualisée et utilisée dans d'autres domaines pour diminuer les sons perçus dans certaines voitures. Par exemple, un analyseur définit, en temps réel, les bruits perçus et génère un bruit composite, en «opposition de phase», ce qui rend la voiture très silencieuse, pour les passagers qui sont à l'intérieur. De même, des salles de travail ou de conférences ont bénéficié de la même philosophie pour créer une ambiance épurée de bruits. Il a été démontré que les personnes travaillant dans une telle ambiance étaient beaucoup plus efficaces et endurantes.

Toutefois, à l'usage, on s'est rendu compte que la suppression du phénomène vibratoire grâce au masker d'acouphènes, sur une fréquence déterminée, déplaçait le phénomène sur une autre fréquence harmonique comme expliqué précédemment. C'est l'une des raisons pour lesquelles les appareils «maskeurs d'acouphènes» inventés dans les années 1970 par le Professeur Jack VERNON ont été abandonnés, comme le préconisait déjà en 1991 au congrès international de Bordeaux le Professeur Jonathan Hazell, spécialiste O.R.L. anglais du TINNITUS ((terme anglo-saxon signifiant : acouphène)).

C'est la raison pour laquelle dans les années 1990, s'appuyant sur des recherches antérieures, le Professeur Pawel J. JASTREBOF et l'équipe anglaise du Professeur Jonathan Hazell, suggéraient dans le cadre d'une nouvelle technique appelée T.R.T. ((Tinnitus Retraining Therapy que l'on peut traduire par : thérapie de reconditionnement du cerveau pour contrer et accepter l'acouphène)) d'utiliser un appareil Générateur de Bruit Blanc (G.B.B.) pour espérer obtenir une habituation du cerveau et pouvoir admettre d'entendre (et supporter) l'acouphène.

Il était nécessaire de délivrer au patient une bonne information destinée à l'amener à ne plus redouter son acouphène ((les auteurs anglais parlent de «counselling»)). En cas de résultats insuffisants ils conseillent d'utiliser un appareil générant un bruit composé de toutes les fréquences audibles, réglé à un niveau sonore tel que l'acouphène soit encore perçu légèrement au-dessus de lui, et de le porter pendant 6 heures minimum par jour pendant plusieurs mois. L'acouphène continuait à être perçu (et non pas diminué) en même temps que ce bruit blanc ! L'objectif visé était d'entraîner et d'habituer le cerveau à percevoir ce son, en même temps que l'acouphène habituel, et de créer ainsi une «habituation» de niveau sonore minimal. L'acouphène du patient devait ainsi devenir ensuite, selon cette méthode, moins gênant.

Dans cette conception initiale, cette technique de T.R.T. s'appuyant sur l'utilisation de G.B.B. n'avait pas retenu notre attention, dans la mesure où quatre éléments au moins nous paraissaient contestables:

- l'acouphène n'était pas du tout diminué, ce qui est la demande immédiate et prioritaire du patient.
- un délai d'un an à un an et demi était prévu et annoncé pour «espérer une amélioration» : délai inacceptable pour des personnes en vraie souffrance. Ceci est peu motivant pour certains patients qui ont souvent abandonné les GBB !
- le GBB imposait de laisser le conduit auditif externe ouvert pour ne pas diminuer la perception auditive. Donc pas de protection contre les agressions sonores d'où aggravation de l'acouphène par les sons forts ! D'où aggravation de l'acouphène.

- le délai d'amélioration espéré était trop long pour des patients fragilisés par une vraie douleur et qui attendent une diminution urgente de la perception de l'acouphène, donc de la gêne ou de la douleur acouphénique, et ceci le plus rapidement possible.
- Cette technique T.R.T. associe également une prise en charge comportementale, ce qui permet d'obtenir une «HABITUATION» au bruit perçu, ce que nous préconisons et appliquons depuis des décennies avec notre équipe pluridisciplinaire dans le cadre de notre propre technique TINNITOMÉTRIE®.

Par contre, depuis quelques années, dans une application mixte : «appareillage auditif et générateur de bruits», nous verrons plus loin que des appareils de nouvelle génération (gamme ALERA **T** de G.N.RESOUND par exemple), apportent par contre des possibilités d'associer efficacement les réductions de l'acouphène obtenues par la technique TINNITOMÉTRIE® avec, en complément, une stimulation sonore par des sons réglés «en fréquences et en intensité».

De plus, dans ces appareils sophistiqués, des dispositifs automatiques de modulation et de programmation de mise en route dans les périodes de silence ambiant complètent efficacement les possibilités technologiques de ces «appareils haut de gamme». L'oreille n'est plus confrontée à un son **constant**, perturbant, insupportable, mais à une variation de sons qui perturbent moins le patient et facilitent l'HABITUATION. La focalisation sur l'acouphène, bruit généralement constant en intensité et en fréquence est supprimée en grande partie. La protection contre les sons forts est bien sûr indispensable.

Les tensions physiques peuvent se présenter à tous les niveaux de l'organisme. Ceci implique une prise en charge globale. Mais toutes les tensions, qu'elles soient mentales, psychiques, psychologiques peuvent contribuer à augmenter directement ou indirectement l'amplitude de l'acouphène.

C'est la raison d'une prise en charge globale du patient, voire holistique ((rappel - prise en charge de la personne dans sa globalité : physique, comportementale, psychique, psychologique)), et de l'intérêt d'une équipe pluridisciplinaire pour conjuguer les analyses et les traitements nécessaires. Une prise en charge TINNITOMÉTRIQUE® complète nécessite entre 15 et 20 heures (voir notre principe de programme en 7-43) consacrées individuellement à un patient acouphénique par tous les thérapeutes de l'équipe. Ceci explique malheureusement le peu d'empressement de certains professionnels à s'en occuper.

7-24 : Asymétrie posturale et différence entre les 2 épaules

La posture a une grande importance par rapport au rachis cervical, en ce qui concerne les positions relatives des vertèbres aux différents étages d'une part, mais également au niveau des tensions des muscles qui sous-tendent l'ensemble du tronc, des membres, du cou et de la tête.

Il est intéressant d'observer la posture de certaines personnes, pour pronostiquer sans trop de risque de se tromper, des symptômes de céphalées, déséquilibres, etc. Regardez en premier lieu la position de la tête. Si elle est verticale, tournant aisément à droite et à gauche, on peut pronostiquer qu'il y aura peu de conséquences.

On rencontre parfois des personnes qui penchent systématiquement la tête ou à droite ou à gauche, avec des amplitudes de rotation de la tête limitée. Ce sont des postures «antidiplopiques» ((pour ne pas voir double)).

Il est intéressant de regarder ensuite la position des épaules. Très souvent, le droitier aura tendance à présenter une bascule droite des épaules, avec un déséquilibre homolatéral ((du même sens)) ou controlatéral ((sens inverse)) de la ceinture scapulaire ((rotation des épaules)). Ceci entraînera souvent une scoliose ou une attitude scoliotique avec des répercussions au niveau de l'équilibre visuel, mandibulaire, des muscles du cou. On pourra dans certains cas détecter une asymétrie du visage. Pour s'en convaincre, prendre une photo de la personne et la comparer avec son image dans une glace !

Une analyse complète, à l'aide d'un enregistrement des pressions du corps exercées par les différents endroits des pieds, réalisée par un posturologue, pourra déterminer les traitements à mettre en œuvre pour remédier à, ces déséquilibres et diminuer les CONTRAINTES induites.

A nouveau, la technique d'analyse des problèmes de compatibilité avec les matériaux, du Dr Gérard DIEUZAIDE, (voir chapitre 11-6) chirurgien-dentiste de Toulouse, apporte parfois un éclairage nouveau de symptômes identiques à ceux évoqués dans ce chapitre de posturologie.

Il est également admis, en retour, que les déséquilibres des yeux, de l'appareil manducateur, les déséquilibres cranio-mandibulaires auront un effet «descendant» sur la posture, c'est-à-dire qu'ils vont entraîner à leur tour des déséquilibres posturaux. L'œil est en relation avec le pied ! Et inversement.

Les tensions induites par ces asymétries vont entraîner un retentissement sur l'acouphène du patient. Il n'est pas rare de les entendre dire qu'après une mauvaise nuit et des positions inconfortables, l'acouphène avait été amplifié. Ceci justifie l'importance accordée à une reprogrammation posturale globale efficace et à des conseils et consignes d'hygiène de vie appropriés.

7-25 : Respiration et circulation sanguine

Pratiquement tous les patients que nous recevons présentent une respiration de faible amplitude. L'acouphène est une vraie douleur et le patient est souvent économe de ses mouvements, replié sur lui-même et raide : il souffre. Ceci a de multiples conséquences.

Le volume d'air inspiré est limité. Par conséquence, le sang est moins riche en oxygène. Les cellules de l'organisme sont moins bien nourries. En particulier, l'oreille étant l'organe le plus mal vascularisé ((il n'existe ni artère, ni artériole, mais seulement des capillaires)), les cellules ciliées sont parfois insuffisamment irriguées, d'où souffrances et parfois destructions d'une partie des cellules ciliées.

Par ailleurs, cette position repliée sur lui-même provoque des tensions physiques qui sont, nous l'avons vu, néfastes pour l'acouphène. Le comportement s'en ressent également (repli sur soi).

Nous constatons souvent que les patients acouphéniques ont subi plusieurs interventions chirurgicales importantes, avec des anesthésies générales longues. Au cours d'une intervention chirurgicale lourde et longue, le chirurgien, afin de ne pas être «inondé» par le sang, demande parfois à l'anesthésiste de baisser la pression sanguine ((tension artérielle)). Si cette situation perdure dans le temps, il peut se produire une souffrance ischémique au niveau de l'oreille interne, avec destruction d'une partie des cellules ciliées.

Au niveau de la prévention de ces inconvénients, il semblerait intéressant, dans la mesure du possible, et pendant des périodes opportunes, que la pression sanguine soit relevée, afin d'alimenter correctement en oxygène les capillaires de l'oreille. En parler avec le médecin anesthésiste.

7-26 : Craintes, appréhension et angoisses au quotidien et premières réponses

Nous constatons que presque tous les patients qui viennent nous consulter sont dans une ignorance quasi totale des causes de leur acouphène 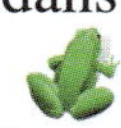. Les différents sites Internet apportent des informations qui sont souvent des interprétations incorrectes des causes d'apparition, d'aggravation de l'acouphène

Ils sont inquiets car ils ne comprennent pas pourquoi ils souffrent de cette douleur souvent insupportable et même invivable pour certains. Pourquoi EUX et pas les autres ?

Ils ont consulté parfois de nombreux médecin O.R.L. sans obtenir de réponse à leurs interrogations. Les examens, les explorations fonctionnelles, les traitements différents et successifs n'ont pas résolu leurs problèmes. Et pour cause ! Comme indiqué précédemment, l'acouphène n'est pas une maladie (mis à part quelques cas particuliers) mais c'est un syndrome, c'est-à-dire un ensemble de symptômes consécutifs à des dysfonctionnements divers et variés.

Dans la mesure où l'acouphène est une plainte fréquente que le corps médical O.R.L.ne peut résoudre par les moyens allopathiques traditionnels à leur disposition, on peut considérer que ces spécialistes médicaux de l'oreille ont le choix entre des explications longues, détaillées, qui vont leur demander 1 heure minimum d'informations diverses, avec très souvent la réponse du patient : oui «mais pourquoi je souffre de cela» ?, ou bien leur asséner la «sentence», ritournelle bien regrettable : «de toutes façons il n'y a rien à faire, vous devez vivre avec». Ce n'est pas réconfortant. Ces affirmations péremptoires, émanant des spécialistes de l'audition et de la santé de l'oreille provoquent un désespoir, parfois une dépression pouvant entraîner une tentative «d'autolyse» ((suicide)).

Ces finalités dramatiques qu'ils ignorent souvent  (car ils ne revoient peut-être plus leurs patients déçus qui vont essayer de rechercher ailleurs une réponse plus favorable à leurs attentes) devraient inciter fortement les médecins O.R.L. à prendre en considération les conséquences évoquées ci-dessus. Il existe des solutions qui permettent de diminuer ou supprimer la douleur. La découverte des techniques que nous utilisons ne leur permettra plus de dire qu'il n'y a rien à faire. Nous espérons motiver au moins une partie de nos confrères audioprothésistes à les appliquer.

Après chaque prise en charge que nous réalisons depuis plus de 40 ans dans ce domaine, à la demande du patient ou avec son accord, un compte rendu détaillé de 6 à huit pages est adressé à l'ORL, au médecin généraliste. Les réponses reçues se comptent sur les doigts d'une main !

Les patients évoquent, dès le début de la prise en charge TINNITOMÉTRIQUE®, leurs craintes et leurs appréhensions. Ils craignent une augmentation du niveau de perception de l'acouphène, parfois un transfert sur l'autre oreille. Ils indiquent clairement, dans certains cas qu'ils ne pourront l'accepter et qu'ils envisagent le pire. Ils nous disent parfois : «Vous êtes mon dernier espoir», quelle responsabilité !

Dans un premier temps, il est important de recenser leurs connaissances dans le domaine de l'acouphène. On leur demande d'indiquer ce qu'ils pensent être les causes de l'apparition, de l'augmentation de leur acouphène. Il est en effet important, par des explications simples et logiques, de supprimer certains «faux concepts»  . Il est également indispensable de leur signaler que tous les examens médicaux préalables, les expirations fonctionnelles, les traitements étaient indispensables pour éliminer une origine pathologique de leur acouphène.

Les explications simples et accessibles que nous leur donnons visent alors à présenter, en partie, l'acouphène comme un phénomène vibratoire, de type résonance, aggravé par toutes les tensions, qu'elles soient physiques, physiologiques, psychiques, psychologiques et en provenance de toutes origines des systèmes fonctionnels du patient. Puisque la médecine traditionnelle leur dit qu'il n'y a rien à faire, (il serait souhaitable de préciser : «SUR LE PLAN MEDICAL»), cette approche globale et originale leur laisserait espérer qu'une solution alternative est possible.

Par ailleurs, les patients souffrent de ne pas être compris. Ils ne peuvent expliquer leur douleur, difficile à définir. En effet, l'acouphène est perçu comme un son, ou un ensemble de sons, mais qui ne ressemblent pas aux sons de la vie courante. Il est important de leur expliquer que, normalement, les sons extérieurs, qui sont des vibrations sonores, vont parcourir un long chemin pour atteindre le cortex auditif. Ils se propagent d'abord dans l'espace, sont focalisés par l'effet du pavillon de l'oreille vers l'entrée du conduit auditif.

Ces vibrations sonores sont ensuite modifiées en se propageant dans le conduit auditif (en particulier). ((Rappel : les sons de fréquence 3000Hz par exemple sont amplifiés de 18dB supplémentaires par rapport aux autres fréquences)).

Ils sont ensuite transmis, amortis et déformés, par transfert du tympan à la fenêtre ovale via la chaîne ossiculaire. Les vibrations se transmettent alors au niveau de la rampe vestibulaire de la cochlée (oreille interne) et vont mettre en résonance un ou plusieurs résonateurs de la membrane basilaire. L'action des cellules ciliées internes et externes, schématiquement, vont provoquer, au niveau de la membrane tectoriale, le déclenchement d'influx nerveux qui vont se propager vers les aires auditives pour y être décodés. Voilà pour les sons réels qui nous environnent.

Par contre, nous estimons qu'une (ou plusieurs) vibration(s), à l'origine de l'acouphène, serait (en) produite(s) directement au niveau de la membrane basilaire fragilisée, sous forme de résonance (voir 2-6), phénomène entretenu sous l'effet vibratoire de certaines cellules de l'organisme. N'oublions pas, depuis l'approche de la physique quantique, que tout est vibratoire dans l'Univers, de la plus petite cellule à la plus grande des galaxies. La vibration créatrice de l'acouphène est donc de nature différente à celle provoquée par un son extérieur à l'oreille.

Ceci explique la différence de «tonalité» ou de «couleur» de la vibration acouphénique de base, par rapport à la perception des sons habituels, modifiés et déformés par le passage supplémentaire à travers l'espace, l'oreille externe, l'oreille moyenne et une partie de l'oreille interne. Les patients nous disent souvent : «c'est à peu près comme un sifflement, comme un chuintement, mais toutefois pas exactement pareil» et quand on leur demande de reproduire eux-mêmes le bruit qu'ils entendent, ils ne le peuvent pas la plupart du temps!

Cette explication orientée en partie vers un aspect vibratoire très synthétique, a pour objectif d'ouvrir, pour le patient, une hypothèse d'explications de son problème, et de ce fait une hypothèse de possibilité de soulagement de leur douleur. Une dédramatisation de leur cas peut commencer et réduire leurs inquiétudes (d'ordre médical la plupart du temps).

Nous avons constaté que les patients ne sont pas tous égaux devant la douleur et en particulier par rapport à l'acouphène. L'un de mes voisins, agriculteur, a travaillé toute sa vie dans le bruit de machines, tracteurs, faucheuses, moissonneuses, scies circulaires etc. Lui ayant demandé un jour s'il ne percevait pas de bruit dans ses oreilles, il m'a confirmé qu'effectivement il percevait un sifflement important, naturel chez lui mais qu'il ne s'en plaignait pas. Ce même monsieur m'a raconté en riant qu'un jour, en traversant la cour de sa ferme, il avait marché sur une planche dont un clou de 140 (les charpentiers comprendront qu'il s'agit d'une pointe de 140 mm) dépassait allègrement ! Ce clou, rouillé bien entendu, avait traversé la semelle, le pied et le dessus de la chaussure. Croyez-vous qu'il ait appelé le SMUR, ou le SAMU ? Non ; il a simplement arraché le clou avec une tenaille, enlevé sa chaussure et sa chaussette et passé une bonne rasade de «gnole» sur la plaie. Bien entendu, le pied avait doublé de volume mais, 20 ans plus tard, mon voisin était toujours bien vivant ! Il connaissait la cause de son problème, les conséquences et savait qu'il s'en sortirait. Il avait survécu à ce qu'il a considéré comme un «incident» !

Par contre nous estimons globalement que plus de 50 % des patients qui viennent nous consulter sont des enseignants, informaticiens, ingénieurs ou assimilés. La raison nous parait évidente : un enseignant, un chercheur, interrogé sur un sujet quel qu'il soit, doit pouvoir donner immédiatement ou en différé, une ou plusieurs réponses à la question posée. C'est son métier et il n'accepte pas de ne pas trouver de solution au problème posé.

De ce fait, concerné par un acouphène et n'ayant pas d'explication sur l'origine, sur les causes de son problème, il n'accepte pas de ne pas trouver une explication. Il va chercher dans les médias, sur internet et focaliser sur son problème, ce qui ne peut que l'aggraver. C'est la raison pour laquelle il est important de prendre le temps d'expliquer, d'imager, de manière simplifiée, compréhensible pour eux comme pour les autres, ce qui peut produire, entretenir ou aggraver l'acouphène.

7-27 : Stress, anxiété

Ce mot STRESS est fréquemment utilisé, mais que représente-t-il ? D'origine anglaise, il signifie : tensions mécaniques. Or en 2003, le docteur Herbert BENSON de l'université Harvard affirmait que 80 % des consultations médicales étaient liées au stress.

Un événement d'ordre physique, mental, social ou émotionnel peut en être la cause. Il peut être positif (un événement plaisant) ou négatif (un conflit), exceptionnel (une intervention chirurgicale) ou constant (une surcharge de travail permanente), prévisible (un examen) ou inattendu (un accident de la vie familiale), etc.

Le stress peut durer quelques instants seulement : il est considéré comme «aigu». Des réflexes de sauvegarde et de protection peuvent se mettre en œuvre automatiquement, si la personne est en parfaite condition physique. Le cœur bat plus vite pour alimenter le cerveau et les muscles striés. La sécrétion d'hormones : ACTH ((hormone du stress : voir plus loin)), adrénaline ((hormone de l'anxiété)), noradrénaline ((hormone de l'agressivité)) entre autres va intervenir sur certains organes : cerveau, rein, cœur, poumon. D'autres modifications complexes se produisent. Si l'origine du stress dure peu de temps, tout va rentrer dans l'ordre.

Si la situation est répétitive, le stress devient «chronique». Le patient prend conscience de sa situation qui devient inextricable. Son organisme va secréter des corticoïdes qui déstabiliseraient les neurones. Le système limbique ((siège des émotions)) intervient également dans tout ce concert de réactions au stress. Une hyper activité de tous les sens est constatée. Ente autres, certains patients se plaignent d'hypersensibilité tactile au niveau du conduit auditif externe. Ces démangeaisons ne mettent en évidence aucun aspect anormal du derme. On parle «d'algies fantômes» .

Le patient devient parfois anxieux, agressif, hyper réactif, hyper sensible aux bruits forts.

Le stress peut être d'ordre physiologique et provoqué par une prise de médicaments, un accident ou un coup de froid, puisque l'organisme doit modifier sa chimie pour réagir. Un manque de stimulation peut également créer du stress. Aujourd'hui on se préoccupe surtout du stress lié au mode de vie et plus particulièrement du stress psychologique.

Une personne confrontée à un événement anormal va percevoir l'information, l'interpréter en fonction de ses connaissances et de son vécu, et réagir en conséquence. Mais le stress peut-il influer sur l'acouphène ?

Un peu de chimie sommaire des conséquences du stress : Sur ordre du système nerveux central, l'**hypothalamus** ((zone du système nerveux située en plein centre du cerveau)) et l'**hormone antidiurétique** stimulent la corticoréline ou CRH ((de l'anglais *corticotropin-releasing hormone))*, aussi désigné sous le nom de CRF ((corticotropin releasing factor)). Elle est constituée de 41 acides aminés, et véhiculée par le système «porte» jusqu'à l'hypophyse. Celle-ci stimule la sécrétion d'ACTH ((initiales de Adréno Cortico Trophic Hormone)) et indirectement celle de cortisol, sans modifier celle de la prolactine ni celle de l'hormone de croissance. A son tour, l'ACTH agit sur la glande corticosurrénale qui délivre à son tour du cortisol qui va agir sur les organes concernés.

La production d'ACTH est variable au cours de la journée. Maximale le matin vers 7h et minimale le soir vers minuit. Une augmentation du stress entraîne une augmentation de **corticotrophine** ((synonyme d'ACTH)). Ceci est un des éléments qui pourraient expliquer certaines variations de l'intensité de l'acouphène qui sont non comprises par le patient. Par ailleurs, les secrétions variables de l'hormone antidiurétique pourraient confirmer la relation «acouphène-rein». En médecine chinoise, la présence d'un acouphène évoque (sur le plan énergétique) un «vide de rein».

Des réactions physiologiques sont immédiates: augmentation du rythme cardiaque, constriction des vaisseaux sanguins et montées d'adrénaline. Si la situation persiste dans le temps, des malaises physiques et psychologiques s'installent : ce sont les symptômes du stress, que certains appellent dans ce cas SURSTRESS.

Sur le plan physique, on constatera des tensions musculaires, des problèmes digestifs, des perturbations du sommeil, de l'appétit, des maux de tête, des vertiges ou des déséquilibres, une fatigue générale, une amplitude de respiration limitée.

Sur les plans émotionnels et mentaux les symptômes seront : irritation, inquiétude, anxiété, manque de joie, mélancolie, baisse de libido, difficulté à se concentrer, faible estime de soi.

Sur le plan comportemental les symptômes seront : une perception négative de la réalité, des difficultés dans les relations, la tendance à s'isoler, l'évitement des situations exigeantes. On sait que le stress peut être bénéfique dans de nombreuses circonstances, pour améliorer les performances, la motivation, l'analyse des situations : le «bon stress» peut être utile dans le travail ou dans les compétitions par exemple.

Le stress est pratiquement constant chez les patients acouphéniques, dans la mesure où la «douleur acouphénique» accompagne un événement traumatisant (décès d'un proche, conflits, problèmes économiques, accidents, etc.). Une personne déjà fragilisée par des accidents de la vie, par une anxiété sera particulièrement sensible aux agents de stress.

La persistance d'un acouphène déclaré inéluctable, incurable aggrave le stress chronique. La méconnaissance des causes de l'acouphène, des aggravations constatées, l'absence de réponse aux questions posées au corps médical conforte le stress qui devient permanent et qui peut «ouvrir la porte» à l'acouphène.

Ce sont les raisons pour lesquelles la gestion du stress et des émotions doit être incluse dans la prise en charge du patient. Des exercices de respiration abdominale, de détente et de relaxation sont nécessaires (prise en charge sophrologique : voir 11-3). Il est également nécessaire d'apprendre au patient à relativiser les éléments, à positiver au lieu de négativer et essayer de rompre les ancrages pernicieux (voir prise en charge par programmation neuro-linguistique: P.N.L. 11-4).

Voir aussi http://slideplayer.fr/slide/137773/ livre : *SANS LE STRESS, LA VIE EST IMPOSSIBLE : COMMENT LE GERER* éditions SAURAMPS Médical 2010,

et http://slideplayer.fr/slide/1600498 fonctionnement du cerveau.

7-28 : Craintes sur le devenir

Les patients acouphéniques évoquent souvent des craintes sur le devenir de leur acouphène. Les causes ont déjà été évoquées : ils ne connaissent pas les différents aspects de l'acouphène, sujet très complexe et multifactoriel. Confrontés à l'apparition d'un bruit anormal dans leur oreille, souvent sans cause apparente de leur point de vue, ils consultent logiquement le spécialiste de l'organe en cause, c'est-à-dire l'O.R.L.

Après l'examen clinique et les investigations, ce spécialiste envisagera des traitements successifs et exceptionnellement une intervention à caractère médical. Il est reconnu que les traitements habituels n'ont que très peu d'effet sur l'acouphène, même si par ailleurs ils améliorent la circulation sanguine, ce qui est bénéfique, mais insuffisant pour diminuer la perception de l'acouphène. Pour le patient, ceci ne supprime pas l'objet de leur consultation : l'acouphène reste toujours présent. Certains médicaments n'apportent la plupart du temps aucune amélioration, mais entraînent souvent des effets secondaires désagréables et non supportés, avec accoutumance.

Pour le patient c'est un nouvel échec, qui s'ajoute aux précédents. C'est alors que la sentence tombe : «**de toute façon il n'y a rien à faire, il faut vivre avec**». Ces paroles, émises par le spécialiste médical officiel de l'audition est un «couperet» insupportable et insurmontable pour certains patients.

Depuis de longues années, le Professeur Bruno FRACHET, O.R.L. de renommée mondiale et spécialiste entre autres de l'acouphène dans son aspect médical, mais aussi global, affirme : «L'acouphène est **une VRAIE DOULEUR** [1]», très mal acceptée, car paraissant injuste et imméritée. En soi, elle ne présente qu'exceptionnellement un risque pour le patient. Par contre, le vécu du patient est totalement perturbé et ses comportements sont altérés. La sentence qui lui est assénée brutalement dans le cabinet médical est très mal vécue. Elle est pratiquement rapportée systématiquement dans les entretiens que nous avons avec les patients.

En effet, même si cela n'a aucun rapport de gravité, les paroles sont assimilées à celles que prodigue un oncologue à un patient cancéreux en fin de vie, qui signifient en fait : «Vous allez en mourir» ! Dans l'esprit du patient, il y a malheureusement une analogie de situation, avec, en plus dans l'acouphène, la DOULEUR d'entendre des bruits insupportables et de **perdre le silence** 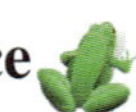 . Le patient est sidéré : il se répète les mots du médecin, il essaie de comprendre, il lui faut du temps. Surtout, il a peur.

Une toute récente enquête suédoise portant sur plus de 6 millions de personnes atteintes de cancer montre à quel point ce moment est crucial et à quel point le stress d'une telle annonce est difficile à vivre. Le risque de suicide est multiplié par 12 dans la semaine suivant l'annonce du cancer.

(1) La définition officielle de l'Association Internationale de l'Etude de la Douleur est la suivante : «La douleur est l'expression d'une expérience sensorielle et émotionnelle désagréable, liée à une

lésion tissulaire réelle ou potentielle qui provoque des réactions motrices et végétatives protectrices, conduisant à la modification du comportement de l'individu» .

Source : *http://www.med.univmontp1.fr/enseignement/masters_LMD/M1/Physiopathologie/M1_LMD/M1/Physiopathologie/M1_Physiopathologie_Nociception.pdf*

Mais la semaine suivant l'annonce, d'autres risques apparaissent. Selon la même étude suédoise, la probabilité de mourir d'un accident cardio-vasculaire est multipliée par près de 6.

Dans un article du Journal International de Médecine, la Docteur Céline DUPIN conclut, à propos de cette étude : «au plan pratique, l'annonce d'un cancer, qui est un moment de la prise en charge oncologique très protocolisée récemment, fait entrer brutalement le patient dans une période à haut risque suicidaire et cardio-vasculaire. Ceci nécessite sans doute de mieux adapter notre discours à chaque patient et peut-être d'envisager des mesures préventives dans certains cas».

Malgré les avancées du Plan Cancer, qui intègre aussi cet aspect, la plupart des médecins ne sont toujours pas formés à l'annonce d'un tel diagnostic. On sait que les patients retiennent un tiers seulement des informations qui leur sont délivrées, principalement le début et la fin de la consultation, et seulement trois informations au total, d'où l'intérêt des écrits et des échanges humains qui pourront suivre.

Si l'effet «placebo» est bien connu pour les avantages qu'il peut apporter, il existe également l'effet «nocebo» dû à un mauvais pronostic ou à une annonce perturbante.

Il ne faut pas assimiler systématiquement l'acouphène au risque provoqué par un cancer, mais il ne faut pas oublier que les patients subissent une vraie **douleur** aggravée par la méconnaissance des causes et de l'évolution de leur acouphène. Nombreux sont les patients qui évoquent des idées d'autolyse après l'annonce d'un «acouphène incurable».

En venant nous consulter, ils indiquent parfois que nous sommes leur dernier recours ! Un soutien psychologique est parfois nécessaire, mais une écoute attentive et des explications simples et logiques peuvent apporter une **dédramatisation** de leur situation. La prise en charge proposée, avec les traitements logiques et adaptés permet de les soulager et de sortir du gouffre dans lequel ils sont plongés.

7-29 : Obsession de l'acouphène

Ce qui caractérise l'acouphène est son caractère obsessionnel. Il est reconnu, au niveau scientifique mondial, que le niveau physique de perception de l'acouphène n'est jamais supérieur de plus de 8 à 10 dB par rapport au seuil liminaire d'audition du patient ((en audiométrie, moment où le patient commence à entendre les sons au minimum)), sur la fréquence de cet acouphène. Cette valeur est sans aucune commune mesure avec la gêne ressentie et vécue par le patient.

Très souvent, l'entourage ne comprend pas, (parce qu'il ne le vit pas ! ), qu'un son si petit puisse perturber autant le patient acouphénique. Quelques comparaisons vont leur permettre d'en prendre conscience.

On connaît tous un ustensile de cuisine appelée communément «cocotte-minute». Le niveau sonore quand on est près du sifflement peut atteindre 110-120 dB. Pourtant, nous arrivons habituellement à supporter cette intensité sonore très supérieure à notre seuil d'audition et bien entendu du niveau de l'acouphène.

De plus, l'intensité diminue quand nous quittons la cuisine pour aller dans la salle de séjour et peut disparaître complètement lorsque nous nous éloignons dans une chambre ou à l'extérieur de la maison. Par ailleurs, nous savons que ce bruit gênant et désagréable ne va durer que le temps de la cuisson. Cette gêne est donc limitée dans le temps. Par ailleurs, nous disposons également du bouton interrupteur pour fermer le gaz ou l'électricité et, de ce fait, maîtriser le bruit gênant.

Malheureusement, le patient acouphénique emporte avec lui son acouphène quand il se déplace, où qu'il aille: Il est «cerné» par ce bruit dans les oreilles et souvent dans la tête. Il n'a pas de bouton pour arrêter le bruit insupportable qui devient obsédant.

Pour imager la gêne et l'obsession de ce petit bruit interne insupportable, nous proposons l'image suivante :

Imaginez que vous souhaitiez faire une promenade dans la nature. Le temps étant à l'orage, vous vous équipez confortablement d'une pèlerine, de bonnes chaussures, d'un chapeau. Vous commencez votre balade lorsqu'un orage survient brutalement alors que vous êtes en pleins champs. Vous attendez patiemment, sous la pluie et recevez des milliers de gouttes d'eau. Mais vous n'avez pas mal !

Après l'averse, vous reprenez votre promenade. Vous n'avez pas souffert de ces milliers de gouttes d'eau et vous pouvez même garder un souvenir agréable de cette sortie.

Par contre une autre histoire, «que les jeunes de moins de 20 ans ne peuvent pas connaître», sera vécue totalement différemment : imaginez que vous êtes prisonnier et détenteur d'un secret. Pour vous obliger à parler, on vous attache sur une chaise pieds et poings liés, tête bloquée contre l'appui-tête. Puis, on fait tomber une seule goutte sur votre crâne, au même endroit, puis une autre et une autre, régulièrement et sans arrêt, à une fréquence bien déterminée. Après chaque goutte vous attendez avec angoisse (on ne disait pas stress à l'époque!) la survenue d'une autre goutte et ceci, pendant des jours et des jours, jusqu'au moment où vous «lâchez» votre secret.

Ceci vous rendrait fou. Les anciens savent que cette technique pratiquée par les chinois et les japonais s'appelait «**le supplice chinois**». Et pourtant, ce n'est à chaque fois qu'une simple goutte d'eau, quantité infime par rapport aux milliers de gouttes d'eau que vous avez reçues en quelques minutes sous la pluie de l'averse de l'histoire précédente. C'est donc bien l'obsession de recevoir une nouvelle goutte qui est en jeu et non pas son intensité. Il en est de même pour l'acouphène.

Ces anecdotes sont utiles, non seulement pour le patient acouphénique qui peut ainsi mieux faire comprendre sa gêne, mais surtout pour sa famille et son entourage qui ne peuvent concevoir qu'un petit bruit dans l'oreille perturbe tant la personne acouphénique qui a des comportements extrêmes parfois, compte tenu de cette douleur.

C'est un réconfort pour le patient de savoir alors que sa DOULEUR est enfin comprise par son entourage et qu'il ne s'agit pas d'une attitude «douillette».

Il est important d'ajouter que les patients acouphéniques souffrent également d'une hypersensibilité aux sons forts (et non pas «hyperacousie», terme inapproprié), ce qui les rend plus sensibles aux bruits, sujet qui sera traité en 7-34.

7-30 : Les activités professionnelles

Parmi les nombreuses causes citées ayant participé à l'apparition d'un acouphène, les activités professionnelles sont évoquées sous plusieurs aspects.

Aspect mécanique : les activités professionnelles bruyantes sont la cause d'une destruction partielle de l'oreille interne, provoquant une perte de sensibilité auditive, puis un acouphène : on peut citer les activités industrielles (aéroports, scierie, forge, ambiance bruyante, salle très bruyante). Les activités musicales sont bien entendues concernées (Beethoven est un illustre exemple de surdité et d'acouphène) mais aussi les orchestres. Les musiciens actuels utilisent de plus en plus des protections spécifiques permettant de protéger leur système auditif sans pénaliser la perception et la fidélité de la musique environnante.

Aspect psychologique : les conflits professionnels, les pertes de travail, un licenciement, la retraite, etc. peuvent créer le stress dont les conséquences ont déjà été évoquées en 7-27.

Les conflits personnels peuvent également intervenir : Vincent Van Gogh, très fragilisé et ne pouvant plus supporter son acouphène, s'est tranché l'oreille.

Aspect chimique : certaines substances ototoxiques ((toxiques pour l'oreille)) peuvent avoir un impact sur l'audition, lésant une partie des cellules ciliées de l'oreille interne, provoquant ou aggravant ainsi une perte auditive et un acouphène.

Aspect pressionnel : certains aviateurs ou passagers en avion, certains plongeurs, soumis à des chocs pressionnels importants et brutaux, ont subi une perte auditive et un acouphène.

Les personnes obligées de se déplacer rapidement avec des variations d'altitude (montagne, avion) constatent fréquemment l'augmentation de la perception de l'acouphène. Ceci concerne bien entendu de préférence les sujets qui présentent un problème de perméabilité tubaire ((dysfonctionnement de la trompe d'Eustache)), suite à des inflammations, des otites, des perforations du tympan, etc.

On peut constater, une fois de plus, qu'une perte auditive peut entraîner fréquemment l'apparition de l'acouphène. Mais ce n'est toutefois qu'un élément, important certes, d'un problème multifactoriel.

7-31 : Pertes sur les fréquences aiguës

Importance de tester certaines fréquences de l'audiogramme tonal :

Généralement les fréquences testées en audiométrie clinique par l'O.R.L. sont les suivantes : 250Hz, 500Hz, 1000Hz, 2000Hz, 4000Hz, 8000Hz qui concernent certains sons, des graves vers les aigus. Si les valeurs trouvées permettent d'établir un diagnostic médical global, ceci est insuffisant pour comprendre la présence et l'importance d'un acouphène de fréquence aiguë. En effet la fréquence de base de l'acouphène est souvent observée avec un audiomètre aux alentours de la valeur 3000 Hertz (la plus proche de la fréquence de 3.400Hz trouvée mathématiquement) ou de son harmonique supérieure 6000 Hertz ou inférieure 1.500Hz. (Voir aussi 7-43).

Si l'on mesure la perte auditive liminaire ((le seuil de perception des sons)) sur ces fréquences, on constate fréquemment des valeurs de seuils plus basses, allant jusqu'à 15 ou 20 dB plus basses, par rapport aux valeurs standard de 2000 Hz, 4000 Hz, 8000 Hz. Faire une interpolation ((moyenne arithmétique entre ces valeurs à la place de la mesure réelle)) peut masquer un scotome important sur les fréquences 1500Hz, 3000Hz et 6000Hz. Ceci explique la présence d'un acouphène, alors que l'audiogramme traditionnel montre des courbes normales.

Le cas de Madame D. est significatif et intéressant à plus d'un titre. Quelques extraits du compte rendu sont présentés, le compte rendu intégral est consultable sur **www.acouphene.com** :

Née en 1946, Madame souffre d'acouphène bilatéraux, très importants à gauche avec un **acouphène objectif très fort** (**sifflement audible à 2 mètres pendant 20 secondes au cours du 1er entretien !!!**) : vraie **DOULEUR**

Anamnèse :

> Grossesse normale, mais accouchement très dangereux pour elle et sa mère : Madame a été sauvée par sa grand-mère, infirmière.

> De nombreux chocs émotionnels sont évoqués :

> Sous le choc du décès de sa mère, très mal vécu, Madame se retrouvait enceinte de son fils (n°2), malgré la prise régulière de la pilule.

> Naissance de son fils (avec division palatine totale, anomalie très mal supportée psychologiquement par Madame). **GROSSE DEPRESSION**.

Sur le plan postural : beaucoup de problèmes à différents étages./....../

> Arthrose des hanches, Douleurs aux cervicales ; craquements.

> Problème articulé temporo-mandibulaire

Sur le plan médical :

> Maladies d'enfance : rhumes, oreillons, otites, coqueluche.

> Sinusite pratiquement constante – nez bouché – barre frontale – respiration difficile.

> A.T.M : craquements.

> H.T.A.(hyper-tension artérielle) : jusqu'à 16/8 sous

> ALVOCARDYL et CARDEGYL.

> Deux AVC successifs sont notés.

> Des impressions vertigineuses et des déséquilibres importants ont été ressentis.

> Cinq anesthésies générales.

> En 1992 : accident de voiture : «coup du lapin».

> Traitements au niveau de l'oreille : VASTAREL – TANAKAN – CORTISONE,...

> Mars 2015: Grippe $^{+++}$, Huit jours plus tard : Cure à DAX : chaleur, humidité, boue dans le cou, aquagym, avec les oreilles dans l'eau – Huit jours plus tard, le soir : apparition de l'ACOUPHENE $^{++}$ sur oreille droite brutalement – perte d'audition, puis impressions vertigineuses et déséquilibres à plusieurs reprises.

Sur le plan auditif :

> Pertes auditives successives, suite à des accidents vasculaires déjà évoqués.

> 4 audiogrammes successifs de 2014 et 2015 sont présentés. Les oreilles internes auraient souffert d'épisodes de vertiges de Ménière, et peut-être de souffrances ischémiques pendant des anesthésies générales nombreuses.

> Pertes totales évaluées à 45dB HL à droite et 49 dB HL à gauche (5/10/2015)

> Le 6 mai 2014, concernant l'oreille gauche (qui présente parfois je le rappelle un acouphène objectif audible à 2 mètres !), les seuils auditifs à l'époque étaient de 10db sur la fréquence 4.000Hz, 40db sur la fréquence 6.000Hz et 15db sur la fréquence 8.000Hz. La courbe traditionnelle (sans étude des fréquences 3.000Hz et 6.000Hz) aurait été représentée par la courbe du graphe en pointillés. Par contre, l'ORL a mesuré un seuil de 40db sur la fréquence 6.000Hz ! Ceci correspond à un scotome important de 27,5dB supplémentaires : courbe du graphe en continu. Ceci est en rapport avec l'acouphène. Même scotome moins marqué retrouvé le 16 mai 2014, chez le même ORL. Il est regrettable que cette fréquence, comme celle du 3.000Hz, très importante fréquemment chez le patient acouphénique, n'ait pas été analysée par les autres services ORL pour les trois autres audiogrammes suivants. Voir l'audiogramme 7-31-a et développement en 7-43.

Il en est souvent de même pour la fréquence 3.000Hz, estimée par interpolation des valeurs des seuils sur les fréquences 2.000Hz et 4.000Hz. Elle est souvent oubliée, ce qui est très regrettable surtout pour les patients acouphéniques.

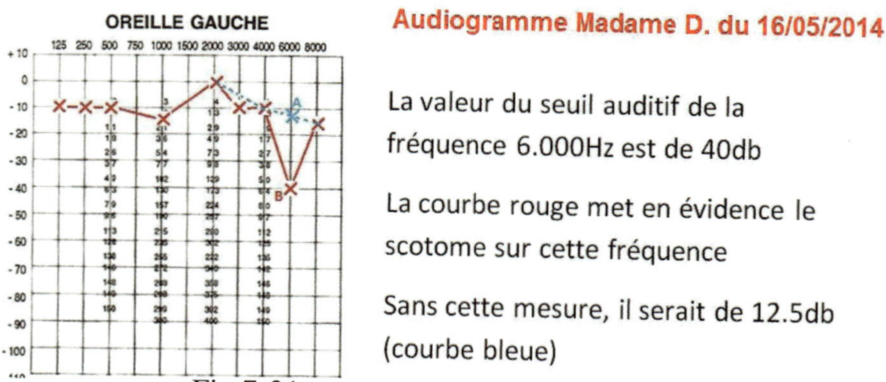

Fig.7-31-a

En pointillés: courbe audiométrique sans étude de la fréquence 6.000Hz. le point A n'a pas été mesuré ; il découle de la valeur arithmétique moyenne entre 4.000 et 8.000Hz (10+15) :2=12.5dB !

En continu : courbe audiométrique avec étude **de la fréquence 6.000Hz notée à 40dB !** L'audiométrie selon BEKESY ou l'Audioscan évitent cette impasse.

Ce scotome pourrait-il être une des causes responsables de l'acouphène OBJECTIF énorme constaté ?

Deux épisodes de vertiges rotatoires avec nausées sont notés avec perte auditive droite en 2014 dans un premier temps, puis à gauche en mars 2015, après une forte grippe et des soins à DAX, dans chaleur et humidité. (Apparition acouphène huit jours plus tard).

Impressions vertigineuses et déséquilibres. Un cathare tubaire a été soupçonné au cours d'un examen ORL.

Hypersensibilité auditive ; Un essai antérieur d'appareillage auditif a été un échec complet, mal vécu et traumatisant.

Sur le plan de l'acouphène :

Apparition 8 jours après un épisode de grippe et d'accident : vertiges, nausées, déséquilibres, dans un centre de balnéothérapie, dans ambiance chaude et humide (trompe d'eustache). Des exercices d'aquagym ont été mal supportés, les oreilles dans l'eau.

La perception de l'acouphène en crise est estimée entre 8 et 10/10 sur une échelle analogique subjective. La gêne actuelle est estimée parfois à 6/10 sur la même échelle analogique de gêne subjective.

Les acouphènes sont perçus actuellement beaucoup plus forts à gauche, sous forme de chuintements, le matin, avec parfois des bruits de tambours dans les deux oreilles qui ne sont pas synchrones avec le pouls (à vérifier toutefois).

Rappel : Un sifflement objectif très important a été constaté pendant l'entretien, audible à deux mètres, pendant 20 secondes. Il se produit de temps en temps et crée une panique et une dépression chez Madame.

Acouphène continu, très mal ressenti, sommeil perturbé, augmente avec la fatigue et le stress.

Constant depuis 7 mois, nuisance mal ressentie, OBSEDANT, surtout le soir avant de se coucher, et pendant la nuit, vraie douleur invalidante.

L'endormissement dans le silence est difficile. Réveil parfois la nuit

L'acouphène augmente dans le silence, avec la fatigue, le stress, les craintes et si Madame se concentre sur la présence de l'acouphène,

Sur le plan psychologique et comportemental:

Madame a présenté des épisodes de dépression importante suite à plusieurs chocs émotionnels. Fragilité. Craint la solitude affective.-

Méconnaissance des causes et hypothèses de son acouphène

L'acouphène est mal vécu, comme une vraie DOULEUR.

Respiration de peu d'amplitude

Madame est très angoissée, manque de confiance en elle. Elle a été stressée dans son travail et ses responsabilités importantes et dans les soucis professionnels de son mari.

Attitude un peu rigide, tendue.

Des idées d'autolyse ont été évoquées.

Peu ouverte de nature aux techniques comportementales, mais accepte de s'améliorer,

Difficultés de concentration,

Elle aspire à être soulagée de son acouphène qui la mine, mais reste au début totalement bloquée à l'idée d'appareillage auditif, suite à l'échec récent.

Sur le plan visuel :

Madame porte de temps en temps des lunettes pour lire. Elle est sujette à des instabilités et parfois à des impressions vertigineuses en cas de déplacement.

Elle est gênée par la lumière et a parfois ressenti des déséquilibres lors de déplacements particuliers.

II. PRISE EN CHARGE :

Il est bien entendu précisé que, quels que soient les résultats enregistrés, Madame D. s'engage à respecter une surveillance médicale ORL stricte.

II-1 : SUR LE PLAN APPAREILLAGE AUDITIF:

Anamnèse large des antécédents

Information des raisons de ses acouphènes et des solutions à envisager

Essais d'appareillage auditif bilatéral avec contour numérique

Dans la même salle d'examen et dans des conditions strictement identiques, il est noté que l'acouphène est annoncé plus faible, et une valeur de 3-4/10 est donnée dans un premier temps, sur la même échelle analogique de gêne subjective, dans les mêmes conditions environnementales, au lieu de 6/10 signalée juste avant les essais.

Au retrait des appareils, Madame a constaté un retour très important de ses acouphènes et le retour à son audition limitée habituelle. L'amélioration apportée a été beaucoup mieux appréciée et l'acouphène était positionné à 3 à 4/10. Il est noté une inhibition résiduelle TINNITOMÉTRIQUE® de courte durée environ 20".

Par ailleurs, l'appareillage (avec aides auditives) améliore l'audition, la compréhension et la localisation spatiale même en présence d'un bruit perturbant de «cocktail-party», (grâce aux micros directionnels et à la rééquilibration des deux perceptions auditives droite et gauche). Compte tenu de l'échec d'appareillage auditif antérieur, les réglages de gain ont été volontairement limités pour permettre une adaptation plus facile.

Cet équipement auditif, incluant trois éléments de protection contre les sons forts (compression, écrêtage, fermeture partielle des conduits), permet d'obtenir <u>en outre</u> u<u>ne protection du système auditif et du système limbique et réticulaire, afin de calmer</u> l'emballement des secrétions de neuromédiateurs, l'une des causes de l'entretien et de l'aggravation de son acouphène, mais aussi par conséquence l'hypersensibilité tous azimuts, sensorielle et comportementale.

Une mise à disposition d'appareils permet à Madame D. de tester l'efficacité en milieu de vie normale pendant 1 mois. Les réglages des appareils ont été peaufinés sur quatre programmes. Il n'a pas été jugé utile d'adjoindre le nouveau dispositif de générateur de bruit blanc. Les résultats étaient considérés comme bons et favorisant la tolérance au résiduel éventuel d'acouphène.

Une nouvelle séance du mercredi matin a confirmé les résultats très intéressants même s'ils sont provisoirement et volontairement réduits pour permettre une adaptation plus aisée.

Des conseils d'hygiène ont été prodigués pour procéder régulièrement à l'entretien des conduits auditifs, pour essayer également de limiter la sécrétion de cérumen, dans l'intérêt «mécanique» des écouteurs.

RAPPEL : Un suivi otologique ORL régulier est conseillé, régulièrement, dans le temps, avec en particulier, contrôle de l'état des conduits auditifs externes.

II-2 : Prise en charge podologique :

Une consultation podologique et posturologique a été réalisée. La jambe droite serait plus courte de 3 à 4 mm. Il est suggéré d'attendre les résultats de la prise en charge ostéopathique pour envisager des orthèses plantaires, (épaisseur 3mm environ) qui seront réalisées près du domicile de Madame D. . (voir plus loin conséquences sur l'équilibre visuel).

Après cet examen ostéopathique, l'équilibre postural a été rétabli.

A contrôler dans le temps.

II-3 : Prise en charge ostéopathique :

Le bassin est équilibré

Au niveau vertébral :

Lombaire : L postérieure à gauche

Dorsal : D12 en flexion

Cervical : C2 postérieure à droite

C3 postérieure à gauche

Occiput antérieur sur C1 à gauche

Au niveau crânien : Le rythme est correct ; les temporaux sont en lésion et en rotation interne.

Il existe des troubles de la mobilité crânienne et l'ostéopathie pourrait apporter une amélioration à ses acouphènes au niveau cervical et crânien. Il est conseillé de consulter un confrère ostéopathe crânien près de chez elle pour prolonger cette action.

II-4 : Prise en charge optométrique :

Léger déséquilibre des axes visuels dans le plan vertical.

Le parallélisme des axes visuels est rétabli par une reprogrammation posturale. Amélioration de la vision binoculaire et diminution partielle des déséquilibres.

Après la prise en charge ostéopathique, l'équilibre postural était rétabli.

Donc pas de compensation prismatique nécessaire actuellement. A contrôler dans le temps. Ceci pourra diminuer les sensations de déséquilibres (et non pas «vertiges») et certaines céphalées (et non pas «migraines») décrites. Ceci améliorerait l'efficacité visuelle, la conduite nocturne. Les valeurs seront à vérifier par l'opticien optométriste le moment voulu, en cas de nouveau déséquilibre (des prothèses de genoux sont envisagées).

Un assouplissement musculaire au niveau du cou et des trapèzes est souhaitable pour récupérer une meilleure mobilité.

Protéger les muscles du cou contre le froid.

Autres conseils de prévention : en cas d'intervention chirurgicale lourde, il serait souhaitable d'informer l'anesthésiste de la présence d'acouphène et éviter ainsi une baisse de pression sanguine trop longue(Voir paragraphe 7-7). En cas de nouvelle IRM, il est souhaitable d'exiger une protection des conduits auditifs externes.

II-5 : Programmation Neuro-Linguistique : (P.N.L.)

L'objectif est de prendre la mesure de son état, de supprimer des « ancrages» anciens et d'en créer d'autres, positifs.

Des consignes et une technique spécifique ont été transmises directement à Madame Claudine D. qui a apprécié cette séance.

II-6 : Prise en charge sophrologique :

Les exercices de respiration abdominale, de relâchements du corps (visage, bras), déjà pratiqués doivent être prolongés. Madame doit positiver, et semble sur la bonne voie.

II-7 : Recherche de matériaux toxiques en bouche : RAS

II-8 : Entretiens comportementaux :

Il a bien été précisé à Madame D. que les conseils qui lui sont prodigués sont des pistes de bon sens et non pas une analyse psychologique. Madame a bien compris le sens des interventions des différents thérapeutes qui l'ont prise en charge.

Madame doit s'appuyer maintenant sur sa volonté de se construire sur des bases solides et de reprendre confiance en elle.

Des activités de coordination «corps-esprit» seraient souhaitables, telles que pratique du CHI CONG ou TAÏ CHI ou équivalents. La musicothérapie pourrait peut-être améliorer la relation temps-espace ; la sophrologie et la P.N.L. pourraient être poursuivies.

Des exercices de respiration avec blocage, puis expiration à la fois du gaz carbonique, mais aussi symboliquement de tous ses ennuis sont suggérés.

II-9 Prise en charge technique de synchronisation bio-énergique et gestion du stress :

Madame D… **était en dominance sympathicotonique et en «vide de rein»**. J'ai travaillé sur le stress lié à l'apparition de l'acouphène en mars 201.

Comme on peut s'y attendre, elle est très réactive au passage en parasympathique et se sent fatiguée, ce qui est normal.

Madame a reçu des explications et des consignes : en particulier de boire plus pour drainer. Je lui ai conseillé des exercices spécifiques adaptés à sa condition émotionnelle et donné directement des conseils qu'elle a bien assimilés.

III : CONCLUSIONS : Patiente perturbée et obsédée par un acouphène bilatéral, gênant et invalidant estimé entre 8 à 10/10 sur une échelle analogique de gêne subjective en cas de crises ; à 6/10 constant en dehors des crises nombreuses. Plus important à gauche, le soir au coucher, aggravé par le stress et la fatigue, les craintes.

- Perte auditive très importante sur la fréquence 6000 Hz à gauche (27,db plus bas que les fréquences 4.000 et 8.000Hz. Un acouphène objectif énorme, audible à deux mètres au cours d'un entretien, est présenté comme fréquent. L'étiologie pourrait-elle être attribuée à des AVC ? HTA élevée même sous traitement, et un nombre important d'anesthésies générales. Perte auditive bilatérale importante, associée à une <u>hyper-sensibilité</u> aux sons forts à gauche. Des chocs émotionnels et traumatismes successifs ont participé à l'apparition et l'augmentation des acouphènes.

- Problèmes de statique au niveau de tous les étages, de raideurs, et de tensions.

- Rotation de la tête limitée. Attitude asymétrique. Respiration de peu d'amplitude.

- Perturbations, focalisation sur sa gêne acouphénique, méconnaissance des causes ce qui perturbe Madame.

- Inquiétude et Interrogations sur le devenir.

- Dédramatisation entreprise par une information large.

- Essais d'appareillage auditif bilatéral très satisfaisants avec des réglages spécifiques.

- Neutralisation importante de l'acouphène qui passe, le jour

de l'examen, de 6-7/10 à 3-4/10 avec appareillage binaural.

- Diminution confirmée à plusieurs reprises. Essais satisfaisants en ambiance extérieure.

- Une acceptation de la modification de son référentiel d'audition est nécessaire et acceptée.

- Protection contre les agressions sonores. Les tests de tolérance sont très bons, meilleurs que sans l'équipement.

- Une compensation prismatique optique est inutile, la phorie verticale ayant été supprimée par la prise en charge ostéopathique. Quelques exercices d'activités physiques pourraient améliorer le tonus et la souplesse de coordination visuelle.

- Orthèses plantaires inutiles pour l'instant.

- Traitement du terrain et des émotions : continuer la sophrologie et appliquer les consignes de P.L.N.

- Assouplissement physique (surtout au niveau du cou) et mental souhaitables.

- Rechercher une respiration plus ample.

- Respecter une alimentation «raisonnable».

- Se forger une philosophie de vie plus sereine, ferme et plus positive.

- Eviter la focalisation sur l'acouphène. Positiver.
- Un suivi régulier par ORL est fortement conseillé,

Fait au Blanc, le ... Pour l'équipe TINNITOMÉTRIQUE©

Quelques hypothèses peuvent être formulées :

Comme exposé au paragraphe 2-, le conduit auditif externe est un amplificateur naturel de la fréquence 3000 Hertz. On rappelle que pour la fréquence 3000 Hertz existe un pic de résonance de 18dB (rappel : les décibels (dB) sont des unités de pression logarithmique ; une simple augmentation de 3db correspond à une pression double).

Ce résultat nous a conduits à réaliser systématiquement pour les patients acouphéniques le test de calibrage D.F.S. ((digital feedback suppression)) bien connu de tous nos confrères audioprothésistes : l'ordinateur envoie dans l'oreille équipée d'un appareil auditif numérique un balayage des fréquences audibles et il analyse la réponse fréquentielle recueillie dans le conduit auditif du patient. Il programme alors l'appareil auditif pour qu'une compensation en opposition de phase («symétrique») NEUTRALISE le pic de résonance. Nous avons souvent été très heureusement surpris de constater, en appliquant cette seule technique, une diminution de l'acouphène perçu par le patient.

Le Professeur en neurosciences Rémy PUJOL de l'INSERM 83 à Montpellier a évoqué, au cours d'une conférence à Tours, en 1996, l'anatomie de la membrane basilaire. Sa forme et sa constitution complexe sembleraient montrer qu'il existerait en fait deux parties qui se chevauchent au niveau de la fréquence 3000 Hertz, de structures et de sections progressivement différentes, avec une transition progressive comparable, dans un tout autre domaine, à la transition du passage progressif du jour à la nuit.

Y aurait-il une relation entre le pic de résonance du conduit auditif externe, la fragilité de la membrane basilaire dans cette zone transitoire mal vascularisée et l'apparition d'un acouphène sur cette zone fréquentielle de 3000Hz ? Des chercheurs fondamentalistes pourraient-ils explorer cette piste de corrélation ?

En 1978, David KEMP a mis en évidence l'existence d'otoémissions acoustiques spontanées ((OEAS)). L'oreille peut provoquer seule une émission de sons enregistrables avec un micro ultra-sensible, sans stimulation. En réponse à une stimulation sonore provoquée par un petit haut-parleur, elle peut également «répondre» en émettant un son émis par les cellules ciliées externes (avec une latente d'environ 5 ms). On les appelle des otoémissions acoustiques provoquées ((OEAP)).

Les professeurs ORL Jean-Luc PUEL et Pierre BONFILS entre autres ont étudié ces phénomènes, tant pour des oreilles normo-entendantes que sur des oreilles hypoacousiques . Ces recherches ont apporté la preuve qu'il existait bien une activité motrice ((propriétés électromotiles)) des cellules ciliées externes de la cochlée. Ils ont mis également en évidence que les «produits de distorsions» traduisent la non-linéarité de la cochlée même pour une oreille en bon état physiologique ((description très complexe)). Dans quelques très rares cas, les OEAS ont pu être corrélées avec un type particulier d'acouphènes objectifs. Les lecteurs intéressés trouveront des informations complémentaires et complexes sur les sites internet.

7-32 : Le Rinne

Rappel: au cours de l'examen audiométrique, deux courbes essentielles sont recherchées : <u>La courbe aérienne</u> : elle relie les seuils de perception auditive minimale sur les différentes fréquences, de 250Hz à 8.000Hz en général. Cette mesure est réalisée à l'aide d'un casque muni d'écouteurs (rappel : les fréquences 1.500Hz, 3.000Hz et 6.000Hz sont très intéressantes en ce qui concerne les patients acouphéniques mais sont trop souvent négligées).

<u>La courbe osseuse</u> : elle relie les seuils de perception auditive minimale sur les différentes fréquences, mais avec l'aide d'un vibrateur, appliqué au niveau de la mastoïde ((transmission osseuse)) et maintenue par un serre tête.

Si les courbes sont superposées, ceci indique qu'il n'existe pas de problème au niveau du fonctionnement de l'oreille moyenne. Dans le cas contraire, la courbe osseuse apparaît au-dessus de la courbe aérienne, avec un écart pouvant varier de zéro à 40 dB environ. Les causes sont multiples :

Structurelles : ankyloses de la chaîne des osselets, rupture ou absence de celle-ci rigidité ou perforation du tympan,...

Fonctionnelles : en cas d'otite (sèche ou séreuse), tympan flaccide, suite d'otites, etc. Le patient se plaint fréquemment d'avoir l'impression de plénitude dans l'oreille «comme de l'eau dans les oreilles». Ces variations de fonctionnement induites diminuent l'audition et contribuent à amplifier la perception de l'acouphène. Les variations de l'état de l'oreille moyenne peuvent donc expliquer, en partie, les variations d'acouphènes.

Voir en 7-5 le cas de l'une de mes patientes demeurant en Isère, Madame J.

Voir en 7-13 le cas de Madame V.

7-33 : Audition limitée

Dans la vie courante, la communication verbale est schématiquement fonction de plusieurs paramètres:

- La qualité de l'émission de la personne qui parle (émetteur) : articulation, intensité, spectre de la voix.

- La qualité de l'audition de la personne qui reçoit le message (**récepteur**) : niveau d'audition, qualité de la discrimination, potentiel de vocabulaire, attention...

- La qualité de l'environnement (**milieu**) : calme, bruyant, sons traumatisants, brouhaha, perturbations sonores diverses.

L'émetteur, le récepteur et le milieu forment une «chaîne». Le résultat de la communication verbale déclinera donc en fonction de la somme de tous les dysfonctionnements et perturbations de chacun de ces trois éléments.

En cas de difficultés, le malentendant peut utiliser des aides complémentaires, souvent sans le savoir : la lecture labio-faciale donne des informations complémentaires par les mouvements de la bouche et les expressions du visage. Pour en apporter la preuve au patient qui n'en est pas conscient la plupart du temps, il suffit, en cachant notre visage, de prononcer successivement les deux couples de mots suivants (en précisant que l'un d'entre eux n'existe pas) : «le débit»-»le dépit», «le défi»-»le décis». Très fréquemment, ils reconnaissent le premier mot, qu'ils répètent pour le deuxième («le débit»-»le débit») et le troisième mot qu'ils répètent pour le quatrième mot («le défi»-»le défi») ;((Les patients déficients auditifs font des confusions phonétiques car ils ne peuvent différencier par exemple le B du P, le F du S)).

Quand on recommence la même expérience sans cacher ses lèvres, le score est toujours meilleur.

En cas de difficultés complémentaires, le patient va utiliser la suppléance mentale pour «deviner» le mot ou la partie de mots qu'il n'a pas compris. Pour le leur prouver, je dis la phrase (volontairement incomplète), en cachant mon visage : «LE TGV EST ENTRE EN…» (Gare) ; le mot «gare» n'est pas prononcé, mais presque tous répètent: «LE TGV EST ENTRE EN GARE».

Il est important de leur signaler que cet effort fréquent va créer une fatigue permanente, un stress préjudiciable pour l'acouphène, et que l'énergie dépensée pour comprendre les mots qui manquent, entre autres conséquences, perturbera leur mémorisation.

Ces difficultés créent un stress important, provoquant des confusions phonétiques et des quiproquos très mal vécus par les malentendants. Comme déjà dit, près de 300 pièces de «théâtre de boulevard» utilisent ces erreurs répétitives pour créer des situations burlesques qui font rire les spectateurs. Seuls les patients malentendants ne rient pas…. C'est la raison de leur comportement parfois mal compris de leur entourage: recherche d'isolement social, refus de participer à des manifestations, agressivité, nervosité, difficultés de mémorisation,…Rappel : pour information, il n'y a pas une seule pièce où l'on se moque d'un aveugle !

Un exemple typique de confusion phonétique : avec les anciens appareils auditifs analogiques, il était fréquent d'entendre un sifflement lorsque l'adaptation n'était pas optimale: c'est l'effet Larsen, phénomène identique au sifflement que l'on subit parfois au cours de manifestations, lorsque que le microphone est placé trop près du haut-parleur.

Les malentendants utilisent une expression spécifique : «mon appareil cile ou cille» !. Or, le verbe «ciller» n'existe dans aucun dictionnaire. En fait quand on leur a signalé au départ que «leur appareil siffle», ils ne percevaient pas le son «F» (pertes sur les fréquences aiguës), mais entendaient un son «L».

Ceci est une des premières justifications de l'utilisation de l'appareillage binaural qui permet de localiser plus facilement l'emplacement de l'interlocuteur, de se tourner vers lui, et de bénéficier de la lecture labio-faciale.

Au cours d'une émission télévisée récente (sur la 5, 1er juillet 2012), il a été prouvé que la peur et le stress provoquaient une vasoconstriction et une dilatation de la pupille visuelle. En ce qui concerne les patients acouphéniques, on peut logiquement penser que le premier effet va créer une souffrance ischémique au niveau de l'oreille interne déjà très mal vascularisée. Le deuxième effet pourrait être accompagné d'une dilatation de ce que j'appelle la «pupille auditive» (voir chapitre 7-34 concernant le système efférent).

Le stress, comme déjà vu en 7-27, est l'un des facteurs importants du symptôme acouphène. S'il est un facteur d'aggravation, il faut donc envisager son contraire pour diminuer ce facteur d'entretien et d'augmentation de la perception de l'acouphène. D'où la nécessité des prises en charges comportementales : détente, respiration, sophrologie, activités de coordination «corps-esprit» : Qi Gong, Tai Chi, l'une des branches de la médecine traditionnelle chinoise (MTC) etc... L'alimentation (voir chapitre 11-8) est également un moyen de récupérer un équilibre «acido-basique».

7-34 : Hyper-sensibilité aux sons forts

Au cours d'un audiogramme tonal liminaire, il est demandé au patient, équipé d'un casque avec écouteurs, d'indiquer par un signal lorsqu'il commence à entendre chaque fréquence, au niveau le plus faible. La courbe reliant les points définit le seuil de perception auditive. Lorsque ce seuil est inférieur à la norme, on est en présence d'une «hypoacousie» (baisse de l'audition). Au contraire, une personne qui aurait une audition supérieure à la norme, c'est-à-dire percevant des sons plus faibles que la normale, présenterait pour sa part une «hyperacousie» (audition meilleure que la normale, toujours au seuil d'audition).

Il est fréquent de constater que presque tous les patients acouphéniques présentent à la fois une hypoacousie ((ou déficience auditive légère, sévère, profonde ou surdité totale)), mais aussi «**une hypersensibilité aux sons forts**», correspondant pratiquement au niveau de gêne ou de douleur. Il ne faut donc pas confondre cette dernière appellation avec **hyperacousie** qui correspond au seuil liminaire d'audition. On ne doit pas mélanger et utiliser le même terme pour les niveaux de seuil d'audition d'une part et les niveaux de douleur d'autre part !

Il est fréquent de constater que, parallèlement à cette hypersensibilité auditive, les patients acouphéniques sont également hypersensibles pour les autres sens: tactile, olfactif, visuel, parfois le goût. Ils présentent également une hyperactivité cérébrale : hypersensibilité émotionnelle, affective, réactive, agressivité, nervosité.

Pour en comprendre la raison, il faut se transporter au niveau «du système limbique et réticulaire» (S.L.), qui est, entre autres fonctions, le siège des émotions et des réactions.

Nous avons déjà perçu (chapitre 4-4) l'approche du Professeur O.R.L. Jonathan Hazell de Nottingham. Le système auditif est un système d'alarme : **perception, interprétation et réaction** sont les trois phases d'analyse des évènements importants.

Dans un domaine souvent cité, on peut considérer que l'œil et le système visuel possèdent des capacités du même type: le système visuel complexe va s'adapter aux besoins. Par exemple le cristallin va modifier sa forme pour augmenter sa puissance et s'ajuster à la distance de lecture.

Par ailleurs l'œil va recevoir une lumière plus ou moins forte: (**perception**). Les informations sont transmises au cerveau par le système afférent ((qui transmet au cerveau les informations)) : (**interprétation**). Elles sont analysées et le cerveau renvoie par la voie efférente ((qui envoie aux organes les réponses adaptés du cerveau)) des influx aux muscles concernés: (**réaction**). Ainsi dans l'obscurité la pupille se dilate sous l'action du muscle dilatateur et en pleine lumière elle se contracte par l'action du muscle sphincter, ((un peu comme le diaphragme d'un appareil photographique)). Considérant l'analogie entre l'œil, qui gère les flux lumineux entrant pour protéger ses structures internes, et l'oreille qui gère les flux sonores entrant pour protéger également ses structures internes, pourrait- il exister une «pupille auditive» ((que certains appellent «filtres»)) pour participer à la protection des aires auditives contre les agressions sonores.

On trouve effectivement dans l'oreille plusieurs systèmes protecteurs contre les sons forts. En cas d'agression le cerveau envoie des neuromédiateurs ((ce sont les «ordres» du cerveau)) pour contracter principalement le muscle du marteau. De ce fait, la chaîne ossiculaire se raidit et les sons sont moins amplifiés. L'oreille sera protégée tant que le muscle aura le tonus suffisant pour agir efficacement. N'oublions pas toutefois que cette protection qui serait sollicitée en permanence ne pourra pas maintenir son action au niveau optimal et que son efficacité va diminuer dans le temps. Il y a donc risque ensuite de traumatismes sonores irréversibles (cas de la musique trop forte, concerts etc.). C'est l'une des raisons de l'hypersensibilité aux sons forts dont la presque totalité des patients acouphéniques se plaignent.

De plus, le cerveau envoie à la base des cellules ciliées par la voie efférente ((qui redescend du cerveau)) des neuromédiateurs qui agissent sur ce que certains appellent des «filtres» et que je définis comme la «pupille auditive». C'est un autre régulateur, mais qui pourrait se bloquer parfois sous l'effet de chocs émotionnels, de prise d'alcool ou de certaines drogues, tout comme la pupille de l'œil qui se bloque dans les mêmes circonstances, pouvant provoquer l'évolution de l'intensité de certains acouphènes!

Selon Patrick LACOUTURE du laboratoire de physique appliquée de la Faculté de Poitiers: «quand on a peur, on constate une constriction des vaisseaux et une dilatation de la pupille. La peur provoque des réactions et secrétions hormonales».

Par extension, les chocs émotionnels, les craintes et les peurs du patient acouphénique pourraient-elles agir sur la «pupille auditive» en laissant passer des informations négatives augmentant de ce fait la perception de ses acouphènes ?

Tout comme on propose de protéger l'œil ébloui par la forte lumière par des verres teintés, on doit protéger les oreilles des agressions sonores ((par des dispositifs réglables de compressions, d'écrêtages inclus dans les aides auditives, parfaitement maîtrisés par mes confrères audioprothésistes)).

En principe, une excitation parvenant au niveau du système limbique ne devrait entraîner des «réponses» que dans son circuit spécifique. Mais il peut exister une hyper-activation par l'acide glutamique et ses analogues tous étant des neurotransmetteurs excitateurs.

Il semblerait que sous l'effet conjugué du stress, des peurs et craintes, de l'ancienneté et de la chronicité d'un dysfonctionnement, une hyper-réactivité se développe, touchant d'autres circuits du système de régulations : il y aurait comme un emballement de secrétions tous azimuts. Ceci explique entre autres l'hypersensibilité des patients au niveau tactile : pour exemple, au cours de la prise d'empreinte du conduit auditif externe, ils réagissent parfois très fortement, se plaignant de douleurs dans le conduit auditif qu'aucun examen otologique ne peut déceler, appelées parfois «otalgies fantômes».

Cet emballement peut-il également expliquer d'autres hypersensibilités recensées presque systématiquement chez les patients acouphéniques: aux odeurs, au goût, au toucher, à la lumière, mais aussi au niveau comportemental : nervosité, irritabilité, agitation, stress, inquiétudes, craintes etc.

Les patients acouphéniques accumulent également de nombreuses tensions négatives qui sont stockées comme dans un condensateur et leur pourrissent la vie. Il n'est pas rare d'observer, au cours de séances de sophrologie que même des patients qui paraissent forts se mettent à pleurer lorsqu'ils «vident leurs sacoches» de malheurs, craintes et peurs et s'en libèrent.

On constate depuis quelques années des dauphins, des cétacés divers qui viennent s'échouer et mourir sur les plages. Les chercheurs et responsables de la survie de ces animaux s'interrogent sur les causes de ces drames regrettables. Ces mammifères hypersensibles ayant une audition de très haute qualité seraient-ils agressés par les traumatismes sonores et les émissions de champs magnétiques. Seraient-ils parfois, comme l'humain dont ils sont proches créatures **sujets** aux acouphènes??

Voir aussi en ANNEXE 17-5 La misophonie, la phonophobie, l'hyperacousie.

7-35 : Essais d'appareils auditifs

Même si le principe d'un appareillage auditif est de mieux en mieux accepté, il arrive fréquemment que les patients qui viennent nous consulter soient sceptiques sur l'efficacité et son intérêt et on peut les comprendre. Des informations négatives inappropriées parfois très anciennes et ancrées y contribuent parfois. Il arrive fréquemment qu'ils soient déjà en possession d'un appareillage qui leur permet d'entendre mieux mais qui n'a qu'une efficacité limitée ou nulle sur le plan de l'acouphène.

Il y a 30 ans environ j'ai reçu une patiente qui était venue de Strasbourg par le train jusqu'à Poitiers. Présent dans cette ville ce jour-là, je l'avais accueillie à la gare pour la ramener à son hôtel de LE BLANC où elle devait passer les trois jours de sa prise en charge TINNITOMÉTRIQUE®. Au cours de la conversation en voiture j'évoquais à bâtons rompus l'efficacité entre autres traitements prévus d'un appareillage auditif spécifique pour neutraliser ses acouphènes. Elle me répondit alors : «vous ne voulez pas me dire que vous m'avez fait venir ici pour un appareillage auditif, puisque j'en porte déjà un et qu'il n'est pas efficace du tout» ! Je dois avouer que des doutes s'installèrent en moi et que la nuit fut perturbée par ces paroles. Toutefois deux jours plus tard, en appliquant les principes de réglages adaptés l'acouphène qui précédemment avec ses appareils était perçu constamment à un niveau de 8/10 n'était plus perçu qu'au niveau 3/10, avec des réglages spécifiques : OUF !!!!

Il y a autant de différence entre un appareillage auditif pour un patient déficient auditif et une prise en charge pour un patient acouphénique qu'entre conduire une voiture et piloter une formule 1.

Au cours d'un congrès à Lyon, j'ai voulu remercier un éminent O.R.L. de m'avoir grandement et gentiment aidé par ses conseils dans la préparation d'une expérimentation multicentrique sur l'intérêt de l'appareillage auditif pour les patients acouphéniques que j'avais initié de 1991 à 1994 et exposé à PORTLAND. Je lui avais demandé s'il était disponible pour dîner dans un «bouchon» typique de cette belle ville de Lumière. En fait nous sommes allés chez Paul BOCUSE, célèbre grand Maître culinaire réputé pour la finesse de ses spécialités. La réception se devait d'être à la hauteur des conseils avisés et de l'assistance qu'il m'avait apportés.

Nous avons opté pour une «poularde de Bresse dans sa vessie de porc, aux petits légumes». Un délice ! Tout était onctueux, savoureux à souhaits. J'en rêve encore !

De retour chez moi, j'ai recherché et trouvé la recette de Bocuse, acheté une poularde de Bresse, une vessie (+ 2 autres en réserve pour être bien sûr de réaliser la recette), des légumes bio de qualité. J'ai tout préparé selon les directives de Maître BOCUSE mais en définitive, la déception fut grande car nous n'avons jamais mangé qu'un poulet cuit au four !

Il est évident qu'il ne faut pas seulement appliquer une recette, mais en connaître l'esprit et les subtilités. De même, pour être efficace au maximum, la TINNITOMÉTRIE® exige la prise en compte par toute l'équipe thérapeutique de tous les paramètres qui composent l'acouphène pour le gérer et en piloter efficacement toutes les phases de la prise en charge, dans le bon ordre et les transmettre au patient pour qu'il en tire le plus grand bénéfice. Les procédures seront exposées ultérieurement dans la partie plus technique.

Voir en 7-5 le cas de l'une de mes patientes demeurant en Isère, Madame JOU... et en 75-13 le cas de Madame V...

7-36 : Estimation de la gêne

Comme nous l'avons vu il existe des acouphènes objectifs rares, que l'on peut enregistrer grâce à un microphone ultrasensible placé à l'entrée du conduit auditif externe ou entendre parfois directement (voir 7-31).

En ce qui concerne les acouphènes subjectifs, ils ont fait l'objet depuis 1975 de tentatives pour essayer de quantifier la fréquence, le spectre, l'intensité et de le comparer à un son de la vie courante.

Toutes les étapes du cheminement des sons déjà exposé vont modifier les structures de la vibration. Le son qui sera perçu sert de référentiel ((base de comparaison)) pour pouvoir le différencier des autres perceptions sonores.

Par contre, il nous semble évident que l'acouphène ayant une structure mécanique vibratoire, dont l'origine proviendrait (en partie) d'un phénomène de résonance au niveau des cellules ciliées de la membrane basilaire elles-mêmes, leurs mouvements pourraient être entretenus par les vibrations des activités vibratoires de l'organisme ((rappelons que dans l'univers, tout est vibratoire)). Ceci est notre hypothèse non vérifiée scientifiquement mais observée par les symptômes recueillis auprès des patients. Des études récentes permettent également de constater que des champs électromagnétiques infimes pourraient intervenir pour soulager les patients, au moins pendant les séances pratiquées. On se trouve là encore dans ce cas en présence d'un phénomène vibratoire.

L'acouphène n'étant pas un son pur, il est très difficile au patient de le comparer à d'autres sons. C'est la raison pour laquelle les patients ressentent tant de difficultés à exprimer et à décrire leur acouphène. Ils l'évoquent fréquemment de cette manière : «C'est un peu **comme si** c'était une cocotte-minute, des cigales, un chuintement, etc.»

Dans les années 1975-1990, la technique proposée par le professeur Jack Vernon (PORTLAND- OREGON- USA) consistait à essayer de construire avec un audiomètre spécifique très élaboré des sons composites ressemblant à l'acouphène et à adresser dans l'oreille un son identique mais en opposition de phase. C'était l'époque des «Maskers». L'idée était intéressante, mais rappelons néanmoins qu'une oreille stimulée va réagir et renvoyer en réponse une vibration : ceci a été prouvé par Kemp en 1978, par la découverte des otoémissions, et des otoémissions provoquées (voir 7-31).

Par ailleurs les patients se trompaient souvent en confondant le son perçu avec leur acouphène. Ils signalaient que le son envoyé correspondait à ce qu'ils entendaient sur une certaine fréquence, mais ils donnaient à nouveau la même information pour l'harmonique supérieure ou inférieure. Si l'on considère un piano normal, il y a 14 «la», harmoniques les uns des autres et certaines personnes ne peuvent pas toujours les différencier: ce sont toujours des «la».

Mis à part l'intérêt de pouvoir classifier les acouphènes dans des catégories fréquentielles, les valeurs trouvées n'ont, sur le plan pratique, pratiquement aucun intérêt. Il faut considérer l'acouphène sur le plan clinique. Et plutôt que l'acouphène, c'est le patient acouphénique qu'il faut prendre en charge: peu lui importe si l'acouphène se situe par exemple sur la fréquence 3120 ou 3105 Hz. Lui souffre d'une vraie douleur dont il souhaite être soulagé.

C'est la raison pour laquelle dès les années 1975 j'ai utilisé des échelles analogiques de gêne subjective, graduées de 0/10 à 10/10 qui étaient doubles (voir 7-2).

Comme déjà évoqué, elles ont deux fonctions selon le but recherché:

L'échelle analogique évalue la **perception auditive** de l'acouphène, graduée de 0/10 (pas d'acouphène) à 10/10 (acouphène maximum).

L'échelle analogique évalue aussi la **gêne subjective** graduée de 0/10 (pas de gêne) à 10/10 (insupportable, invivable).

Les échelles ((identiques à celles utilisées depuis longtemps pour évaluer la DOULEUR)) comprennent évidemment des niveaux intermédiaires. Le patient va déplacer un curseur pour indiquer les différents niveaux de perception et de gêne en fonction des moments de la journée, de son état de santé, du stress etc. : donc un minimum et un maximum.

7-37 : Sommeil perturbé

Cet aspect a été développé au paragraphe 7-14 et nous prions le lecteur de bien vouloir s'y reporter si nécessaire.

7-38 : Acouphène plus important au réveil et au crépuscule

L'aggravation de l'acouphène est souvent attribuée à la sieste 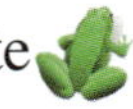 , «non crapuleuse» !

Plusieurs raisons sont à retenir :

- La position allongée du patient entraine en fait un relâchement de certains muscles de la sphère buccale. Pendant le sommeil certains muscles de la voûte palatine et de la gorge se relâchent. Il peut se produire une obstruction temporaire de la trompe d'Eustache.

- Une dépression va ainsi se créer au niveau de l'oreille moyenne, diminuant la transmission des sons dans cette zone, entraînant une baisse fonctionnelle de l'audition.

- La perte auditive augmente, ce qui permet à l'acouphène d'émerger davantage et donc d'être perçu plus fort.

- Et quand il est «lancé», la présence de l'acouphène ne peut être oubliée et la gêne se confirme.

- L'environnement était calme. L'oreille était au repos. Le phénomène de résonance s'est naturellement amplifié, d'où augmentation de la perception de l'acouphène.

Il semble ainsi souhaitable d'essayer de se reposer en position semi couchée et, si possible, de laisser un fond musical léger, non signifiant ((enregistrement du bruit de la mer par exemple ou d'une musique sophronique)).

7-39 : L'acupuncture

Il a été constaté fréquemment chez les patients acouphéniques, en «médecine traditionnelle chinoise», un «vide de Yin» et des perturbations au niveau du foie et des reins. L'acupuncture est donc l'une des techniques à envisager, en complément des autres techniques qui sont exposées.

Le docteur Bernard CYGLER, O.R.L. à Tonnerre (Yonne) avait exposé les résultats obtenus par cette technique qu'il préconisait. Il est regrettable qu'il n'ait pas envisagé d'y associer la restauration de la fonction auditive et la protection contre les sons forts par des audioprothésistes. La synergie de ces 2 interventions aurait permis certainement d'améliorer encore les résultats intéressants qu'il avait enregistrés.

Certains traitements de Médecine Traditionnelle Chinoise (MTC) à base de plantes sont aussi proposés. Pour en avoir essayé quelques-uns, j'avoue ne pas avoir obtenu d'amélioration : dommage !

7-40 : Prise en charge comportementale cognitive

L'acouphène est un syndrome composite très complexe.

Les dysfonctionnements physiologiques, mécaniques, électromagnétiques, entraînent des perturbations au niveau du système limbique et réticulaire. Ce dernier va, à son tour, perturber par des sécrétions non contrôlées de certaines hormones, molécules ou neuromédiateurs, les fonctionnements et réactions de certains organes et de certains comportements. À leur tour, les comportements vont intervenir au niveau des dysfonctionnements, ce qui accélère et amplifie les perturbations. Tout dans l'organisme est interactif. Le patient entre dans un cercle vicieux qu'il ne peut lui-même contrôler sans aide extérieure.

Il faut observer le patient, écouter ses informations pour recenser les différents dysfonctionnements et apporter les solutions souvent logiques adaptées (les solutions fonctionnelles sont exposées dans d'autres chapitres) :

- *Le stress augmente les acouphènes :* la relaxation, la détente, la sophrologie permettent de relâcher les tensions et de diminuer les acouphènes.
- *Les craintes, la peur augmentent les acouphènes :* des informations claires et accessibles visent à dédramatiser l'acouphène, à expliquer qu'il s'agit essentiellement de

phénomènes de résonances, physiques, qui perturbent, mais qu'il existe des solutions efficaces pour réduire la perception donc la gêne acouphénique.

• *Perturbations du sommeil* : analyser sereinement la situation, informer et changer les comportements.

• *Perturbations diverses* : analyser paisiblement les véritables causes et mettre en œuvre les stratégies simples et logiques pour y remédier. Chaque cas est particulier

• Il faut rassurer : insister sur le fait que, normalement, l'acouphène n'augmentera pas d'intensité (sauf accident de parcours). La programmation neuro linguistiques (P.N.L) permettra d'analyser positivement la situation. Cette technique spécifique vise à supprimer «l'ancrage» existant entre la perception de l'acouphène et le souvenir d'un choc émotionnel, retentissant en boucle. Il faut créer un nouvel ancrage positif et agréable associé à la perception du reliquat acouphénique (voir 11-4).

7-41 : Remèdes allopathiques

Comme déjà indiqué, il n'est pas dans nos attributions de porter un avis sur les remèdes fréquemment utilisés par les patients acouphéniques. Toutefois, au cours de l'anamnèse détaillée, nous notons les conséquences évoquées par les patients eux-mêmes. Ils évoquent souvent l'absence d'efficacité pour l'acouphène et les effets parfois délétères qu'ils ont observés. Nous nous devons d'essayer de leur expliquer certaines raisons déjà évoquées précédemment.

Tous les patients que nous recevons ont préalablement bénéficié de prises en charge O.R.L., avec le cheminement habituel : consultation, explorations fonctionnelles, traitements multiples : vasodilatateurs, antidépresseurs, anti épileptoïdes parfois, etc., puis changement de traitements, toujours sans résultat, pour arriver à la conclusion presque systématique et bien regrettable: «il n'y a rien à faire, *(vous connaissez la suite)*» !. L'acouphène n'étant pas une maladie, il est logique de ne pas trouver, du moins pour l'instant, de médicaments efficaces pour en diminuer les symptômes. Des recherches sont toujours en cours mais demandent du temps.

Si le Vastarel souvent prescrit n'a, à notre connaissance, jamais supprimé un acouphène pour nos patients depuis plus de 40 ans, il n'en reste pas moins que ce type de traitement, visant une amélioration de l'apport sanguin artériel et capillaire peut avoir un intérêt certain. Malgré le peu de résultat positif pour l'acouphène, nous confirmons l'intérêt de suivre la prescription de leur O.R.L..

Par contre, il faut être réservé et ne pas laisser espérer aux patients une amélioration tangible de la perception de leur acouphène par ce type de traitement, car ils pourraient considérer le résultat négatif vis-à-vis de leur acouphène (qui est leur priorité) comme un nouvel échec.

Certains anti-épileptoïdes, pour leur part, lorsqu'ils sont supportés, apportent parfois une diminution de l'acouphène, mais les effets secondaires sont très souvent perturbants (somnolence, manque de concentration, perte d'attention, de vigilance,...). Les patients, fragilisés par leur DOULEUR acouphénique, arrêtent parfois brutalement le traitement (sevrage), contrairement aux conseils prodigués par l'ORL, avec des conséquences regrettables recensées parfois.

Certains antidépresseurs procurent quelquefois une amélioration, avec souvent des effets secondaires. Dont la baisse du tonus musculaire général. Ceci entraine des répercussions sur les chaînes des muscles du système postural, mais aussi au niveau du système oculomoteur, qui provoquent de temps en temps des céphalées, des déséquilibres, des perturbations spatiales (voir chapitre correspondant 7-16).

7-42 : Solutions parfois proposées : masqueurs, G.B.B.

Nous avons exposé au sous chapitre 7-23 l'approche anglaise de la T.R.T. et nos propres réserves au début de cette technique.

Il était nécessaire de porter un appareil générant un bruit composé de toutes les fréquences audibles, réglé à un niveau identique à celui de l'acouphène, et de le porter pendant 6 heures minimum par jour. L'objectif visé était d'entraîner le cerveau à percevoir ce son, en même temps que l'acouphène, et de créer ainsi une habituation de niveau sonore minimal. L'acouphène du patient deviendrait ainsi moins gênant. L'acouphène toutefois n'était pas diminué en intensité mais était accompagné d'un autre bruit composé de toutes les fréquences.

Le paragraphe 7-23 a exposé les raisons pour lesquelles les appareils «masqueurs d'acouphène» ont été abandonnés et nos arguments pour ne pas avoir retenu les appareils générateurs de bruit blanc ((G.B.B.))

C'est la raison pour laquelle nous avons peaufiné notre prise en charge TINNITOMÉTRIQUE® (voir paragraphe suivant 7-43).

7-43 : Solution proposée : «LA TINNITOMETRIE®»

«La prise en charge TINNITOMÉTRIQUE® « peut se traduire par: *«prendre la mesure de l'acouphène d'une personne et prendre en charge ce patient pour le soulager»*. Elle peut être appliquée par toutes les équipes pluridisciplinaires du même genre que la nôtre avec des adaptations. C'est le but de ce livre d'exposer ce que nous mettons en pratique depuis plus de 40 ans, avec des succès appréciables.

Des entretiens préalables et la lecture sur notre site permettent d'expliquer les buts de notre prise en charge, souvent par téléphone compte tenu de l'éloignement de nos patients. Un questionnaire préalable a été rempli par le patient (voir site www.tinnitometrie.com). Un programme détaillé des différentes prises en charge individuelles, (sur trois jours dans notre centre), est explicité.

Après les présentations d'usage et quelques explications, les différentes étapes et les objectifs de la prise en charge sont présentés pour que le patient comprenne la stratégie et les raisons des différentes thérapies prévues dans le programme (exemple ci-dessous).

Programme

Réf.: 15058 4

Monsieur B. Philippe
du lundi 13 au mercredi 15 avril 2015

Lundi 13 avril	Mardi 14 avril	Mercredi 15 avril
9 H **M. GRIGNARD Pierre** La Petite Brousse *jusqu'à 12 h environ*	9 H **M. GRIGNARD Pierre** La Petite Brousse Bureau 1er étage **ESSAISAPPAREILLAGE AUDITIF** + **Test OPTOMETRIE** + **Test TOXICITE MATERIAUX** 11 H suite CASSETTE Salle d'Attente Rez-de-chaussée La Petite Brousse	9 H **M. GRIGNARD Pierre** La Petite Brousse Bureau 1er étage SYNTHESE *Adaptation définitive Appareillage* *jusqu'à 11 h 30 environ* **fin de la prise en charge de base**
14 H CASSETTE Salle d'Attente Rez-de-chaussée La Petite Brousse 15 H 30 **M. HUET Anthony** Podologue **23, rue St-Lazare** **36300 LE BLANC** 16 H 30 **M. GRIGNARD Pierre** La Petite Brousse Bureau 1er étage ESSAIS APPAREILLAGE AUDITIF 18 H **M. RIGOLLET C.** **sophrologie** La Petite Brousse	14 H **M. LOUPIAS Jean-Michel** Ostéopathe 8 rue des 3 roues 36300 LE BLANC 15 H **M. GRIGNARD Pierre** *(Décision d'appareillage éventuel)* *Adaptation Appareillage* **DOSSIER ADMINISTRATIF - REGLEMENT** 17 H CASSETTE Salle d'Attente Rez-de-chaussée La Petite Brousse 18 H **M. RIGOLLET C.** P.N.L. La Petite Brousse	

Les différentes phases de la prise en charge tinnitométrique sont exposées dans le chapitre 8.

Le patient est ensuite interrogé sur **ses** propres connaissances du syndrome acouphénique, sur **ses** hypothèses de l'origine de ses acouphènes et sur **son** problème personnel. **Ses** interprétations sont notées pour pouvoir ultérieurement corriger les erreurs et supprimer certains faux concepts . Il est important **qu'il puisse s'exprimer librement et totalement.**

Les résultats des explorations fonctionnelles : audiogrammes, radios, potentiels évoqués, scanners sont analysés. Si nécessaire, ils sont explicités en termes simples et accessibles. La prise en charge est interactive et le patient doit s'intégrer dans sa mise en œuvre.

Les traitements médicamenteux, thérapeutiques, comportementaux antérieurs sont recensés, avec les résultats enregistrés.

Une anamnèse détaillée est conduite au niveau posturologie : tous les antécédents d'accidents, d'incidents, de dysfonctionnements sont notés, en partant des pieds jusqu'aux mains, en insistant sur la colonne vertébrale, les cervicales en précisant si possible l'âge du patient pour chaque évènement.

Les problèmes enregistrés concernant la sphère O.R.L. sont notés : rhumes, angines, otites, sinusites ; de même pour les interventions chirurgicales et les anesthésies. Les symptômes de vertiges ou de déséquilibres sont notés, les céphalées, photophobie ((gêne à la lumière)), larmoiement, difficultés de conduite nocturne, problèmes de mémorisation, hypersensibilités aux sons forts et autres.

L'anamnèse se poursuit par le recensement de tous les accidents de la vie rencontrés, depuis la naissance (et même la grossesse) jusqu'au jour de l'examen, en précisant si possible les dates. Les chocs émotionnels sont bien évidemment recherchés, en insistant sur la période précédant l'apparition des acouphènes.

L'historique de l'apparition et de l'évolution de l'acouphène est recensé. Un questionnaire spécifique va concerner **les caractéristiques**, la date de la première perception ainsi que les différentes dates d'aggravation (ou de rémission temporaire) de l'acouphène.

L'échelle analogique de perception est utilisée pour noter les niveaux subjectifs estimés par le patient entre 0/10 (pas d'acouphène) à 10/10 (acouphène maximum).

L'échelle analogique de gêne subjective est utilisée pour noter les niveaux de douleur entre 0/10 (pas de gêne) à 10/10 (acouphène insupportable, invivable). On utilise pour cela la réglette prévue pour estimer subjectivement la douleur (voir figures 7-2-1 et 7-2-2)

Il est demandé au patient de comparer les bruits perçus (son ou ses acouphène(s)) par rapport aux bruits de la vie courante, concernant l'oreille droite puis l'oreille gauche ou dans la tête. Comme explicité précédemment, le patient a du mal à exprimer ce qu'il perçoit : «ça ressemble à...», «ç'est le même bruit que...» Il y en a parfois plusieurs associés ou en alternance.

La fréquence est globalement indiquée : aiguë ou très aiguë, bourdonnement, sans rechercher précisément la fréquence de base, cette valeur n'ayant dans notre technique qu'un intérêt informatif. Certains critères de l'acouphène sont notés: pulsatile, permanent, intermittent, plus important de jour ou de nuit, sommeil perturbé, ré-endormissement difficile etc.

Le patient est ensuite interrogé pour connaître les situations qui modifient (en plus ou en moins) son acouphène : conduite en voiture, pendant le trajet ou après, utilisation de la radio ou autres instruments sonores, fatigue, stress, contrariété, autres constats.

Avant de donner des explications sur notre conception de ce qui pourrait se passer dans le fonctionnement de l'oreille, et de ce qui pourrait en corollaire en découler concernant l'acouphène, il est indispensable d'expliquer schématiquement certains points. Appuyés par une représentation d'une coupe transversale de l'oreille, l'anatomie et le fonctionnement de chaque partie de l'oreille sont exposés, avec les interactions. Les termes seront adaptés au profil du patient, mais doivent être choisis simples, compréhensifs pour des profanes souvent en la matière.

On s'appuie sur l'anatomie de l'oreille présentée en 2-2-6, pour présenter **notre interprétation** de certains points fonctionnels particuliers, en simplifiant et en utilisant des termes accessibles au patient. Nous reprenons volontairement certains développements antérieurs, car il est utile que le patient se reconnaisse dans la description des symptômes et qu'il découvre nos pistes d'actions. C'est souvent pour le patient «l'impression que quelque chose est possible pour le soulager».

PRESENTATION : il nous semble important d'insister sur certaines particularités du fonctionnement de l'oreille pour expliquer au patient pourquoi notre technique peut les soulager. On évoque les aspects vibratoires et de résonances que notre technique considère comme responsable en grande partie de l'apparition, l'augmentation de leur acouphène.

Les informations qui vont suivre sont plus particulièrement destinées aux patients. Volontairement les descriptions s'éloigneront des présentations traditionnelles scientifiques pour se rapprocher des analogies avec les phénomènes physiques et de résonance.

Concernant l'oreille externe :

On évoque le rôle du pavillon qui recueille et concentre les vibrations sonores vers le méat ((entrée du conduit auditif externe)). Ce canal se prolonge jusqu'au tympan. On rappelle le phénomène de résonance du conduit auditif externe : revoir le graphe en 2-2-6.

Un pic de résonance de 18 dB est observé! (rappel : les décibels (dB) sont des unités de pression logarithmique ; Il faut préciser qu'en physique une augmentation de 3db correspond à un doublement de la pression sonore !). Le conduit auditif externe est donc un amplificateur naturel privilégié de la fréquence 3000 hertz (Hz) (son aigu) de près de 18 dB.

Pour information, l'agression d'une oreille est fonction de l'intensité en relation avec la durée d'exposition. Ceci explique qu'une oreille soumise à des bruits de plus de 90 dB pendant une longue période ou bien par exemple de plus de 110 dB sur une courte période va être détruite en partie autour de la fréquence 3000 Hz, car elle ne peut plus se protéger des sons forts. Cette fréquence correspond, «comme par hasard», à la fréquence de base fréquente des acouphènes (rappel :

avec parfois son harmonique supérieure 6.000Hz ou inférieure 1.00Hz).

Très souvent, les patients se reconnaissent dans l'exposé des situations qu'ils ont vécues personnellement et commencent à comprendre une partie des causes de leur acouphène.

Concernant l'oreille moyenne :

Comme décrite en 2-2, c'est un peu comme «une grosse caisse» délimitée d'une part par le tympan et de l'autre par la fenêtre ovale et la fenêtre ronde. La chaîne ossiculaire ((marteau solidaire du tympan, enclume, étrier solidaire de la fenêtre ovale)) va transmettre les pressions sonores du tympan à la fenêtre ovale.

La trompe d'Eustache (organe peu connu de la patientèle) est un conduit fortement vascularisé. Elle permet de faire communiquer cette cavité tympanique avec les fosses nasales. Normalement, elle assure l'équipression de part et d'autre du tympan ((pour un fonctionnement optimal, il doit exister une pression identique dans le conduit auditif externe et dans la «fosse nasale» : c'est en temps normal la pression atmosphérique)).

Une inflammation de cette de trompe d'Eustache ((consécutive à une inflammation ou infection de la «sphère ORL»)) va entraîner un dysfonctionnement de la cavité tympanique, donnant une impression «d'oreille bouchée» ou «d'eau dans les oreilles». Ceci va provoquer un défaut de transmission ((perte auditive de transmission)), et, nous le verrons plus loin, une apparition ou une augmentation de la perception de l'acouphène.

Comme déjà indiqué, des perturbations peuvent altérer le bon fonctionnement de cette oreille moyenne : invasion de cellules au niveau des cavités mastoïdiennes, blocages progressifs de la chaîne ossiculaire ((otospongiose)), absence de cette chaîne (rupture, luxation, destruction), otite sèche, otite séreuse ((avec de la «glue»)), perforation tympanique. Ceci va provoquer également un défaut de transmission (des sons), donc une perte auditive et, comme indiqué précédemment, une apparition ou une augmentation de la perception de l'acouphène.

Signalons également la présence dans cette oreille moyenne des muscles du marteau et de l'étrier qui servent à protéger l'oreille contre les agressions sonores importantes. Il est commandé par le système limbique ((siège des émotions : très complexe)) qui va générer des petites décharges électriques et lui «ordonner» de se contracter ((et diminuer ainsi l'amplification des sons)) si le niveau sonore est trop élevé. Les contractions mécaniques de ce muscle vont agir exactement comme si c'était un son extérieur à l'oreille qui avait actionné la chaîne ossiculaire. Ceci explique certains sons perçus par les patients acouphéniques qui évoquent des clacs clacs clacs. Ceci explique certaines prescriptions de molécules qui ont une activité antiépileptique pour calmer ces décharges anormales et inadaptées, avec des résultats parfois controversés (voir chapitre 7-3).

Oreille interne : c'est un organe très complexe qui a été étudié par d'éminents anatomistes et physiologistes. De nombreuses théories ont été formulées, et évoluent encore dans le temps. Des ouvrages spécialisés permettront au lecteur d'étudier sous un aspect plus scientifique l'anatomie et la physiologie précise de ces deux systèmes.

Pour notre part, très modestement, et avec toutes les réserves qui s'imposent, nous allons considérer et évoquer ce qui semblerait se produire dans le cas des acouphènes.

L'oreille interne est composée de la cochlée d'une part, et du système vestibulaire d'autre part. Schématiquement, sur le plan fonctionnel, la membrane basilaire comporte des cellules ciliées qui présentent une activité d'électro-motilité, avec des «mécanismes actifs». Aux sommets de ces cellules, des stéréocils très fins (il y en a environ 15.000 dans chaque cochlée) sont en contact avec une autre membrane (appelée membrane tectoriale).

Toujours schématiquement, que va-t-il se passer, dans une oreille en bon état lorsqu'un son extérieur de fréquence pure arrive au pavillon ? Le son va transiter et transmettre la pression sonore par le conduit auditif externe, le tympan, la chaîne ossiculaire, à la fenêtre ovale. La vibration de celle-ci va créer une onde dans les liquides de la rampe tympanique (c'est un canal) de la cochlée. Cette onde va entrer en résonance ((vibration sur une fréquence particulière)) avec les cellules ciliées externes correspondant à la fréquence qui va osciller, entraînant dans ce mouvement les stéréocils qui lui sont attachés. Au contact de la membrane tectoriale, un «découplage» va se produire et déclencher des réactions chimiques qui vont libérer de petits influx nerveux. Ceux-ci vont être transmis aux aires auditives qui vont les décoder, permettant d'interpréter ainsi le son.

Que se passe-t-il maintenant lorsqu'une oreille a été fragilisée par des traumatismes sonores ou autres agressions? Sous l'effet de mouvements trop brusques et trop importants, cette membrane pourrait être distendue et présenter une certaine laxité. Par ailleurs un certain nombre des cellules ciliées ont été partiellement détruites : ((On peut imaginer qu'il n'existe plus que des «moignons» de cellules)). De ce fait, l'extrémité des cellules n'est plus en contact avec la membrane tectoriale et les résonateurs bénéficient d'une liberté plus grande, qui leur permet une amplitude de mouvement plus importante. On est en présence d'un phénomène de résonance.

Il existe également des interactions entre différentes cellules ciliées pouvant avoir des répercussions au niveau des cellules de la membrane basilaire, sources de l'acouphène. Ceci explique la perception fluctuante de l'acouphène, due à différentes composantes sonores de l'acouphène, dans le cas d'un acouphène composite.

Mon attention avait été attirée à plusieurs reprises par des cas particuliers de phénomènes de résonance qui semblaient être l'une des causes préliminaires de l'acouphène. J'ai moi-même, depuis près de 40 ans, des acouphènes bilatéraux qui m'ont permis d'être motivé d'une part pour trouver des solutions, mais aussi pour aborder différemment l'approche des acouphènes. Au début je percevais un sifflement dans l'oreille gauche. Un jour, écoutant dans un fauteuil la télévision, à 5 m environ, j'ai placé par hasard ma main près de mon oreille : je ne percevais plus l'acouphène. J'ai renouvelé plusieurs fois l'expérience et tiré la conclusion que la réflexion des sons émis par la télévision neutralisait un phénomène de résonance à l'intérieur de mon oreille. Le cas de Madame B… (Voir 4-2-1) et de Monsieur C... (Voir 4-2-2), entre autres ont confirmé l'intérêt de cette approche.

L'expérience d'interférences et de phénomènes de résonances exposée en 2-6 que j'attribue à M. Fresnel m'a orienté vers une adaptation du principe de base de neutralisation par une solution prothétique adaptée.

7-44 : Audiogramme prothétique : scotome

Comme déjà vu en 7-31, **l'audiométrie clinique** réalisée par l'ORL en vue d'établir un diagnostic a pour objectif de déterminer les seuils liminaires d'audition, fréquence par fréquence. Les courbes obtenues permettent, en partie, de classifier les pertes auditives en déficience auditive légère ou moyenne ou en surdité sévère ou profonde. 2 courbes reliant les différents points sont obtenues :

- La courbe aérienne qui détermine les seuils d'audition en utilisant un casque calibré en dB HL (Hearing Lost = perte auditive).

- Une 2ème courbe est obtenue en utilisant un vibrateur placé sur la mastoïde.

L'espace compris entre les 2 courbes traduit un problème dans l'oreille moyenne (transmission) d'autant plus important que cette différence est significative.

Un autre examen audiométrique, la tympanométrie, va déterminer dans une première phase la manière dont fonctionne le tympan. On peut ainsi visualiser si le tympan est perforé, si la membrane tympanique est trop souple, ou trop rigide.

Il est possible de mesurer ensuite un seuil de «douleur» en enregistrant, sur chaque fréquence, le réflexe stapédien (contraction d'un muscle pour raidir la chaîne ossiculaire et protéger ainsi l'oreille interne).

Toutefois, dans certains cas, une procédure sécurisée est nécessaire, surtout pour les patients acouphéniques.

L'audiométrie prothétique pour sa part, réalisée par l'audioprothésiste en vue d'un équipement auditif, va rechercher des informations plus spécifiques. Concernant l'audiométrie tonale liminaire ((seuil d'audition)), il est important de connaître non seulement les seuils d'audition pour les fréquences habituellement testées (250 Hertz, 500 Hertz, 1000 Hertz, 2000 Hertz, 4000 Hertz, 8000Hz), mais aussi et surtout 1500 Hertz, 3000 Hertz, 6000 Hertz, comme déjà indiqué précédemment en 7-31.

Les réglages de l'appareil auditif devront tenir compte de ce «trou» dû en principe à une destruction des cellules ciliées correspondantes dans l'oreille interne. Cette destruction pourrait-elle avoir pour origine une amplification trop forte des sons de la zone fréquentielle proche de 3.400Hz due au phénomène de résonnance décrit précédemment dans le conduit auditif externe ?

C'est aussi la raison pour laquelle la recherche des seuils de douleur est fortement déconseillée chez les patients acouphéniques, aussi bien en audiométrie tonale ((mesure subjective avec les écouteurs et des sons de plus en plus forts)) qu'avec la recherche du reflexe stapédien ((avec une sonde spéciale et une recherche objective du début de douleur de l'oreille)). La stimulation d'une oreille déjà fragilisée par des sons très forts risque de perturber le patient et, parfois, d'aggraver son acouphène. Souffrant très fréquemment d'hypersensibilité aux sons forts, le patient va supporter très mal cet examen. C'est aussi une des raisons pour lesquelles nous estimons nécessaire de protéger, et même de surprotéger l'oreille pour être nettement en dessous du seuil de douleur comme expliqué dans chapitre 7-47.

Par ailleurs, l'interprétation de la courbe tympanométrique nous indique la manière dont fonctionnent le tympan et l'oreille moyenne. Des réglages spécifiques et des consignes peuvent être retenus en fonction des courbes analysées.

Vous avez pu remarquer que j'utilise plutôt le mot «déficience auditive» que le mot «surdité». On fait souvent un parallèle entre la vision et l'audition. Dans le domaine de la vision qu'on parle de déficience visuelle progressive, plus ou moins importante pour finir par la «cécité». Il devrait en être de même dans le domaine de l'audition et nous devons parler de déficience auditive légère, moyenne ou sévère pour terminer avec les termes de surdité sévère, surdité profonde, ou surdité totale = cophose. Cette façon d'exprimer la déficience permettrait aux patients de ne pas se considérer comme sourd, ce qu'il refuse catégoriquement. Ils acceptent plus volontiers l'idée d'une déficience auditive. Ceci permet également de leur proposer des aides auditives ((dans ce cas l'oreille n'est pas totalement obturée et l'aide auditive apporte un soutien à la compréhension des conversations)), et non pas des appareils de surdité, tout comme on propose des aides visuelles dans certains cas sans forcément parler de lunettes de vue.

7-45 : Dédramatisation

Les patients qui souffrent d'acouphène subissent une vraie «DOULEUR». Ils ont souvent consulté de nombreux spécialistes et entendu la fameuse phrase LEITMOTIV: «il n'y a rien à faire, il faut vivre avec». (Je précise que si je répète autant de fois cette sentence, c'est pour que les O.R.L. évitent de l'utiliser !!!).

Les essais thérapeutiques allopathiques renouvelés, avec des molécules différentes, n'ont pas donné de résultat. L'espoir d'une amélioration a disparu et le moral est touché ce qui, nous l'avons vu, augmente la perception de l'acouphène. Il est donc indispensable de rassurer le patient. Il faut leur expliquer que l'acouphène, sauf cas exceptionnel ((dont le neurinome qui n'existe que dans 1 cas pour 10.000 patients acouphéniques)), n'est pas une maladie grave, mais un syndrome, c'est-à-dire un ensemble de symptômes très complexes, hormis ces quelques cas pathologiques qu'il faut éliminer par des consultations médicales appropriées. La perception d'un acouphène est due à des dysfonctionnements multiples, souvent de peu d'importance individuellement, mais qui, conjugués, vont créer l'acouphène. Il faut expliquer au patient, mais aussi à son entourage, en quoi consiste cette douleur acouphénique :

Une cocotte-minute est bruyante, provoque un son strident, agaçant, mais on sait que plus on s'éloigne de la cuisine, moins le son sera perçu. Par ailleurs on sait également, pour supprimer cette source sonore insupportable, que l'on peut éteindre le gaz ou couper l'alimentation électrique. Par contre le patient garde son acouphène quand il se déplace, et il n'a aucun bouton pour l'éteindre.

L'histoire du supplice chinois racontée en 7-29 permet au patient et à l'entourage de comprendre les conséquences de perception d'un bruit constant et lancinant.

Les patients ont besoin d'entendre ces explications et sont satisfaits de constater que leur entourage peut maintenant mieux comprendre leurs plaintes permanentes. Il faut également informer le patient que, d'après une étude déjà très ancienne, 94 % de la population peut, potentiellement, percevoir un acouphène. L'aspect pathologique ayant été éliminé par les explorations cliniques préalables, il faut évoquer l'aspect «mécanique et vibratoire» de ce syndrome et expliquer que l'on va rechercher tous les petits disfonctionnements qui ont permis de déclencher l'acouphène, de l'entretenir ou de l'aggraver.

7-46 : Essais d'appareillage

Ce chapitre concerne les réglages qu'il nous semble souhaitable d'adopter, pour protéger le système auditif du patient, et neutraliser au mieux son acouphène. C'est une partie un peu technique, destinée essentiellement aux audioprothésistes, mais qui pourra rassurer le patient acouphénique sur la logique de la démarche TINNITOMÉTRIQUE®. Les meilleurs résultats sont obtenus en utilisant les appareils numériques de dernière génération qui permettent entre autres capacités d'installer trois ou quatre programmes adaptés en fonction des besoins et un générateur de bruit parfois.

Les patients acouphéniques ont été fragilisés par les échecs antérieurs de nombreuses thérapies. Un essai trop rapide risque d'entraîner un échec supplémentaire. Une préparation minutieuse à l'adaptation audioprothétique est donc plus que nécessaire, portant essentiellement sur les points suivants :

Il faut rappeler que l'objectif est de diminuer la perception de l'acouphène, donc de la gêne induite (ils se plaignent rarement de leurs difficultés auditives qui sont annihilées souvent par la douleur acouphénique).

Compte tenu des explications antérieures, rappeler aux patients qu'il faut une énergie suffisante et indispensable pour neutraliser le phénomène vibratoire.

Toute personne possède ce que l'on appelle un «référentiel d'audition» ((c'est un repère personnel de sa façon d'entendre habituellement)). Le malentendant présentant une perte de sensibilité ou une déficience auditive **a l'impression d'entendre correctement**. Par contre il a souvent besoin d'élever son niveau de voix pour s'entendre parler à «**son**» bon niveau. Pour lui, l'équilibre est retrouvé : il entend moins bien, mais comme il parle plus fort, cela compense ! Il dit souvent d'ailleurs : «j'entends bien, c'est vous qui parlez trop bas»!

Il reproche donc aux autres de ne pas parler assez fort, de ne pas articuler etc  ... avec tous les symptômes et les confusions de mots bien connus ((sauf souvent du malentendant !)) consécutifs à une mauvaise audition.

Il faut donc prévenir le patient - avant tout essai - que l'amplification des sons va le surprendre au début par rapport à sa perception habituelle. Les sons vont être perçus plus forts. Le sujet va entendre aussi sa voix plus forte. Il sera nécessaire et obligatoire, pour éviter la gêne, que le patient parle moins fort. Prévenir qu'une habituation va s'établir progressivement en quelques heures ou quelques jours, en fonction de l'ancienneté de son référentiel d'audition.

Il faut également prévenir qu'avec les embouts fermant même partiellement le conduit auditif, le patient percevra parfois une certaine résonance pendant la période d'adaptation. Pour lui prouver que cela ne vient pas de l'appareil, il faut avant les essais conforter cette affirmation en lui demandant de compter jusqu'à cinq, sans appareil, puis de recommencer le même test en se bouchant les conduits auditifs avec ses doigts: il perçoit une résonance : lui faire remarquer que ce n'est pas l'aide auditive qui est en cause, mais l'occlusion des conduits auditifs. Ceci nous amènera, surtout pour un premier équipement, et pour un certain temps à privilégier quand c'est possible l'utilisation d'embouts dôme ou collerette qui n'obstruent pas totalement le conduit auditif et limitent ainsi l'effet de résonance parfois évoqué par le patient.

Les appareils auditifs numériques de haut de gamme permettent d'ajuster précisément les critères d'adaptation. On dispose de trois ou quatre programmes différents (et parfois plus maintenant) et de multiples réglages que les audioprothésistes connaissent parfaitement. Ils comportent également des dispositifs exceptionnels d'adaptation et de réglages, grâce à une télécommande, des accessoires divers ou à des logiciels incorporés par exemple dans un portable ! Le téléphone, la télévision, un microphone peuvent être connectés pour améliorer encore les performances !

Nous rappelons que pour agir efficacement contre l'acouphène et «neutraliser» en tout ou partie son intensité, il est nécessaire de faire fonctionner l'oreille à un certain niveau en la stimulant. Par comparaison on rappelle au patient la technique utilisée pour l'emploi d'antibiotiques : le médecin prescrit une dose importante pendant les deux ou trois premiers jours du traitement pour attaquer l'infection, puis une dose d'entretien pendant cinq à huit jours supplémentaires.

On procèdera d'une manière identique pour contrer l'acouphène. Plusieurs programmes seront choisis et adaptés en fonction des besoins du patient. Ils sont exposés au chapitre suivant.

Nous avons évoqué en 7-23 la technique T.R.T. ((traduite par «technique de réinformation pour tinnitus»)) utilisant des générateurs de bruit blanc (G. B. B.), pour rechercher une habituation. Nous avons indiqué que nous étions réservés sur l'intérêt de cette méthode : 12 à 18 mois pour espérer une amélioration et une absence de protection contre les sons forts extérieurs- les conduits auditifs ne pouvant être obturés sans baisser l'audition- ce qui entraînerait en complément dans ce cas une augmentation de la perte auditive et par conséquent une augmentation de la perception de l'acouphène.

Par contre nous avons pu tester depuis quelques années des appareils qui permettent efficacement de mixer les approches, le générateur de bruits incorporés dans l'appareil auditif pouvant être programmé selon une plage de fréquences variables. Le niveau des sons de l'amplificateur peut être ajusté avec une modulation lente ou moyenne ou rapide qui peut être sélectionnée. Les sons générés peuvent être programmés uniquement lorsque l'ambiance environnementale est calme et dans le silence. L'oreille est ainsi stimulée en permanence, pour empêcher l'acouphène de reprendre de l'ampleur.

Par ailleurs, la perception d'un son différent de celui de l'acouphène est un dérivatif qui diminue grandement la focalisation sur le son unique qui perturbe le patient.

Cette option de stimulation complémentaire à la correction auditive que les audioprothésistes savent adapter parfaitement n'est pas toujours appréciée à sa juste valeur au début, car trop de choses sont nouvelles pour le patient acouphénique. Il pourra mieux apprécier ultérieurement cet apport de stimulation. Il peut donc être intéressant de choisir ce type d'appareil «hybride», quitte à n'utiliser le générateur que dans une deuxième phase d'adaptation. Depuis peu, il est automatiquement inclus de série dans certains types d'appareils haut de gamme.

7-47: Réglages spécifiques des appareils

Les informations qui suivent sont plus particulièrement destinées à mes confrères audioprothésistes. Ils les adapteront en fonction de leurs propres constats et de leur expérience dans ce domaine si complexe de l'acouphène. Le patient pourra être initié aux conditions efficaces de réglages et d'utilisation pour en tirer le meilleur profit. Il n'est pas concevable d'acheter une voiture hyper sophistiquée si on ne connaît pas l'intérêt des dispositifs offerts ! Parfois, à la demande (légitime mais erronée)  du patient qui trouve les sons et sa voix trop forts, l'audioprothésiste accepte de diminuer le gain ((valeurs de l'amplification)) de l'appareil. Effectivement, le patient va se sentir moins gêné ((puisqu'il se rapproche de sa situation habituelle de référence personnelle)), mais l'efficacité de l'appareil au regard de l'acouphène sera grandement diminuée, car une énergie minimale d'activation de la membrane basilaire est nécessaire et indispensable pour obtenir une diminution de l'acouphène ((par neutralisation du phénomène de résonance)).

Contrairement aux réglages traditionnels des appareils pour une déficience auditive traditionnelle ((non accompagnée d'acouphène)), dont l'objectif est d'améliorer uniquement l'audition, il faudra limiter le niveau de sortie de l'appareil («le brider») pour obtenir une protection maximale. Le patient est souvent «hypersensible aux sons forts» ((et non pas hyperacousique: voir 7-28)). Pour protéger l'oreille et éviter une renaissance de l'acouphène, ceci concernera toutes les fréquences mais surtout 1.500, 3.000 et 6.000Hz, quitte à introduire un léger effet de saturation. L'audioprothésiste adaptera ces suggestions en tenant compte (relativement) des réactions du patient : c'est dans son intérêt ! La protection contre les nuisances sonores est un critère à privilégier. Les niveaux de sortie pourront être libérés progressivement après adaptation du patient à sa nouvelle capacité d'entendre et de comprendre mieux et à la diminution corrélative de son acouphène.

Il faut considérer le premier programme comme un programme «d'attaque» de l'acouphène : le gain auditif sera augmenté de 3 à

5dB environ par rapport à la proposition standard du logiciel de réglages fourni par le constructeur sauf pour les fréquences 1500, 3000, 6000 Hz, fréquences habituelles de l'acouphène qui pourront être légèrement diminuées. Rappelons que les niveaux de sortie de l'appareil, contrairement à ce qui se fait dans un appareillage auditif normal, seront bridés plus ou moins fortement.

Ceci peut entraîner quelques distorsions, mais l'objectif, dans un premier temps, est de protéger au maximum le système auditif et diminuer l'acouphène ! Le patient va redécouvrir des sons qu'il n'entendait plus et sa voix va lui paraître trop forte. Bien insister sur le fait que c'est l'intensité de la voix qu'il faut diminuer et non pas les gains de l'appareil. Comme il a été prévenu précédemment ((**ceci est INDISPENSABLE**)), il acceptera ce changement de perception. Il faut utiliser ce programme pendant un quart d'heure environ. En profiter pour faire les tests de tolérance aux sons forts et prouver au patient que ses oreilles seront protégées.

Passer ensuite au programme numéro 2. Les gains seront adaptés avec des valeurs habituelles, en diminuant toutefois les trois valeurs sensibles : 1500, 3000, 6000 Hz. Les niveaux de sortie devront être réglés pour apporter une protection maximale. C'est le programme journalier.

Un troisième ou un quatrième programme peuvent être également réalisés, en fonction des besoins spécifiques du patient, mais en respectant toujours une protection maximale contre les sons forts, afin que ceux-ci n'amplifient pas le phénomène de résonance interne de l'oreille.

Il faut préciser que les appareils de nouvelles générations se règlent très facilement soit par une seule touche sur l'appareil ou par télécommande et même par I Phones ou assimilés !

Les réglages proposés sont le fruit de plus de 40 ans d'expérience dans ce domaine, aussi bien au profit des patients acouphéniques que de moi-même. Les audioprothésistes sont tout à fait compétents pour régler les aides auditives en fonction des critères évoqués ci-dessus.

Ceux-ci pourront être également modulés en fonction des résultats enregistrés. Dans la mesure où la technique TINNITOMÉTRIQUE®, dans sa globalité, soulage dans plus de 90 % des cas les patients acouphéniques parfois déjà appareillés sans résultat pour l'acouphène et que la médecine traditionnelle n'avait pu soulager, les propositions d'adaptation spécifique méritent l'attention. Il faut rappeler toutefois que cet appareillage spécifique n'est que l'un des éléments de la prise en charge holistique du patient, même s'il nous paraît le plus important dans la majorité des cas.

L'appareillage auditif est, comme on a pu le voir dans certains exemples, l'un des moyens à notre disposition pour diminuer le niveau de perception de l'acouphène, donc la douleur qui en découle.

En complément, il faut se baser sur la recherche de tous les antécédents exposés par le patient. Pour cela, il faut prendre le temps de l'écouter, car il a besoin de faire comprendre ce qu'il ressent. Il faut l'accompagner dans la recherche des causes directes et indirectes de l'apparition de son acouphène. Il faut faire l'inventaire de tout ce qui peut avoir un lien même éloigné avec son problème. L'écoute qui lui sera accordée va inconsciemment ouvrir chez lui un espoir d'amélioration qui contribuera au bon résultat.

Il faut le prévenir au préalable que l'on va décortiquer tous les disfonctionnements, même minimes, car l'acouphène est, TOUJOURS, causé par la synergie de plusieurs dérèglements (petits ou plus ou moins importants). Ceux-ci sont souvent minimes, mais c'est la sommation et l'interaction des petits dérèglements, qui peuvent être sans importance en soi, qui vont faire émerger l'acouphène.

Par exemple, quelle relation peut-il y avoir entre une entorse ancienne et un acouphène ? Au moment de cet accident de marche, de sport ou autres, une douleur s'est installée, provoquant un transfert inconscient du poids du patient sur l'autre jambe. Il peut s'en suivre une attitude asymétrique qui va se répercuter à tous les étages supérieurs, entre autres les muscles du cou, puis aux muscles des yeux. Le défaut de parallélisme à ce niveau peut provoquer des céphalées, les déséquilibres et créer à son tour des tensions ((voir les chapitres correspondants)). Je rappelle que toutes les tensions, qu'elles soient physiques, physiologiques, morales, psychiques, psychologiques sont des facteurs aggravant de l'acouphène ! Les interventions des podologue, posturologue, ostéopathe et autres thérapeutes sont donc tout à fait justifiées.

Les céphalées vont inciter le patient à prendre des antalgiques qui vont peut-être soulager les maux de tête mais qui auront comme conséquence de diminuer le tonus général, donc de diminuer la possibilité de coordonner l'activité des muscles des yeux et d'aggraver à leur tour les céphalées.

Le déséquilibre postural peut entraîner également des tensions asymétriques au niveau des mâchoires et d'avoir des répercussions au niveau de l'occlusion ((fermeture des mâchoires)) et du fonctionnement de l'articulé temporo-mandibulaire. Ceci peut avoir des conséquences pour l'acouphène car il faut savoir aussi qu'il existe un nerf secondaire qui relie cet articulé temporo-mandibulaire à la corde du tympan. Les vibrations ainsi transmises seront répercutées sur la chaîne ossiculaire, pouvant entretenir le phénomène vibratoire dans l'oreille interne, cause de l'acouphène.

7-48 : Diminution de l'acouphène, neutralisation, inhibition résiduelle tinnitométrique®

Dans le chapitre 7-2 et 7-36, les échelles d'évaluation de la perception et de la gêne de l'acouphène ont été décrites ((identiques à celles utilisées maintenant pour évaluer la DOULEUR)).

Au cours de l'entretien préalable, les valeurs habituelles ont été estimées subjectivement ((c'est-à-dire par le patient lui-même)). Avant d'installer les appareils auditifs, le patient doit préciser les valeurs du moment qui sont notées.

Après réglages des appareils, et sans effectuer de stimulation sonore, dans la même salle d'examen, le patient doit indiquer le nouveau niveau de gêne ressenti.

On procède alors au test de neutralisation de la résonance du conduit auditif externe ((appelé test D.F.S)). On note la nouvelle valeur de l'acouphène qui est souvent inférieure à la précédente. Si le patient n'entend plus son acouphène, la «neutralisation est totale». Si l'acouphène est toujours présent mais seulement diminué, la «neutralisation est partielle» ((Ce terme de «neutralisation» et non «masquage» est explicité chapitre 7-15)).

On rappelle alors au patient qu'il n'est pas guéri mais soulagé et que l'on va procéder au retrait des appareils. On lui demande de nous indiquer toutes les 30 secondes la valeur numérique (toujours sur la même échelle analogique) qu'il attribue à son acouphène.

a-Diminution de l'acouphène

Nous rappelons qu'à notre sens une mesure physique de l'acouphène ne présente aucun intérêt car elle n'est pas fiable. Il nous a semblé plus opportun d'améliorer la situation du patient sur le plan clinique: il souffre d'une vraie douleur. Il faut donc comparer, à l'aide d'une échelle analogique de gêne subjective, le niveau estimé avant et après intervention.

Pendant la période d'adaptation en salle, la gêne va s'estomper progressivement et le patient va parfois indiquer soit qu'il ne perçoit plus son acouphène, soit qu'il est diminué; parfois il n'apprécie pas une différence notable. L'obsession pourrait-elle jouer de mauvais tours ? Par contre, au retrait des appareils, il va se rendre compte d'une remontée plus rapide et plus importante de ses acouphènes, beaucoup plus tangible dans cette phase d'estimation. On peut établir un graphe indiquant la perception habituelle de l'acouphène (avec une fourchette basse et haute éventuellement), le niveau estimé le jour de l'examen, avant la mise en place des appareils, puis le niveau estimé avec les appareils, la valeur estimée au niveau du retrait des appareils, puis toutes les 30 secondes (voir ci-après).

b - Inhibition résiduelle TINNITOMÉTRIQUE®

Il existe dans d'autres techniques un test d'inhibition audiométrique ((prolongation dans le temps de la diminution de la perception)) qui consiste à émettre un son de forte intensité pendant 1 minute près des oreilles du patient et de noter la valeur de l'acouphène après suppression du bruit.

Notre propre test d'inhibition résiduelle TINNITOMÉTRIQUE® ((persistance dans le temps de la diminution de la perception)) est totalement différent car nous ne soumettons pas le patient à un bruit fort et la procédure est radicalement différente : après avoir noté le niveau de gêne subjective avec les appareils auditifs en place, nous rappelons au patient qu'il n'est pas guéri et que nous allons retirer les appareils. Nous lui demandons de nous indiquer la valeur immédiate estimée. Puis, toutes les 30 secondes nous relevons les valeurs de retour de la perception de l'acouphène sur une durée de 5 minutes environ. On constate parfois que le niveau estimé après retrait des appareils est inférieur à celui indiqué avec les appareils. La perception du bruit de fond de l'appareil ((ressenti parfois par le patient comme une agression sonore)) trompe parfois son appréciation. On constate également, pour certains patients que l'on a suivis dans le temps, que l'indice d'inhibition résiduelle décroit.

Il faut se méfier, pour certains patients, d'une tendance à vouloir continuer à percevoir leur acouphène, car ils s'en servent parfois pour traduire un mal être. Ils ont tendance à «redéployer» leur échelle d'appréciation subjective et faire remonter un niveau 3/10 par exemple à 5 ou 6/10. Au retrait des appareils, par contre, ils vont apprécier la remontée de l'acouphène. On estime par convention qu'une amélioration de 2 unités sur cette échelle de gêne est un résultat intéressant. Le patient pourra plus facilement «oublier» son acouphène, s'il est perçu moins fort. Il faut profiter de ce constat de diminution pour confirmer l'information que l'aspect mécanique de l'acouphène est en cause. Insister par contre sur la nécessité de respecter un suivi médical, systématique.

Une courbe peut ainsi être réalisée mettant en évidence une inhibition résiduelle TINNITOMÉTRIQUE® qui prouve bien qu'il s'agit d'une «neutralisation» d'un phénomène vibratoire, et non pas d'un «masquage». La remontée de la courbe peut être très rapide, lorsque l'acouphène est ancien et très structuré. Elle peut être plus lente et remonter parfois à un niveau inférieur au niveau initial indiqué par le patient.

Il faut se méfier : parfois, les patients confondent le bruit de fond de l'ordinateur qui sert à programmer les appareils, avec leur acouphène. On peut imaginer que leur inconscient puisse confondre certains bruits continus avec leur acouphène. Il s'agit d'un «ancrage». Ils font un amalgame obsessionnel entre toutes sortes de bruits et leur acouphène puisque celui-ci est aussi un bruit ! Il faut les prévenir et leur faire constater cette méprise (en éteignant parfois l'ordinateur).

Par exemple, le graphe ci-dessous permet de visualiser cette évolution :

On remarque plusieurs choses :

L'acouphène ne revient pas immédiatement, mais reprend de l'intensité progressivement. Rappel : ceci prouve bien que nous avons «neutralisé» en tout ou partie un phénomène de résonance et qu'il ne s'agit pas d'un masquage. En effet, si quelqu'un parle à un niveau régulier et constant dans une pièce silencieuse, on l'entend parfaitement. Si l'on produit un bruit très fort, sa voix devient «masquée». Mais quand on supprime brutalement le bruit perturbant, la voix constante en intensité de la personne est entendue normalement et IMMEDIATEMENT ! Ceci est un véritable «masquage». Cette présentation n'est pas une simple question d'étymologie, mais le respect de la cause réelle de la diminution de perception. Il est vrai toutefois qu'un son très fort peut aussi masquer en partie un acouphène, mais ceci ne correspond pas à un objectif de situation de vie normale.

On constate par ailleurs que les acouphènes récents (moins de 6 mois) sont plus facilement neutralisés que les acouphènes anciens (plus de 6 mois environ). On peut expliquer cela par le fait que la vibration se «structure» dans le temps si on ne la neutralise pas.

Par ailleurs, dans les acouphènes récents, l'intensité ne remonte pas toujours au niveau initial, mais plafonne à 2 ou 3 degrés plus bas, dans une salle d'examen calme. On sait par contre que lorsque le patient sera à nouveau soumis à des bruits forts de la vie courante, le niveau reviendra à la valeur habituelle avant traitement.

Ceci confirme également tout l'intérêt de «surprotéger», au moins dans un premier temps les oreilles par des procédés techniques que connaissent les audioprothésistes : compression, écrêtage, presque systématiquement sur les fréquences 3.000Hz, 6.000Hz et si possible 1.500Hz.

Il est important également de souligner que les patients sous-estiment souvent la diminution de l'intensité de leur acouphène, car le simple fait de l'entendre encore leur rappelle la douleur qu'ils vivent en permanence. Par contre, au retrait des appareils, on entend souvent : «oh la la il revient très fort»! CQFD.

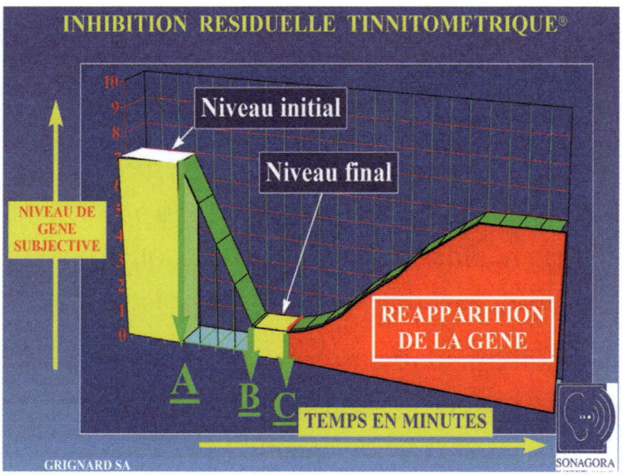

Légende :
les niveaux de gêne subjective sont exprimés p
rapport à une échelle analogique graduée :
de 0/10 = pas de gêne
à 10/10 = insupportable, invivable

en A= niveau avant intervention
en B= niveau après intervention
en C= niveau après retrait des appareils
puis = niveau de gêne estimée toutes les 30"

Nous rappelons que chaque me
est estimée dans le silence.

Nous avons pu suivre dans le temps certains patients équipés qui ont accepté pendant des mois de noter la valeur de leur acouphène à différents moments de la journée.

On a constaté qu'il y avait une diminution progressive du niveau de gêne. Plusieurs causes sont possibles :

- Diminution progressive du phénomène de résonance
- Dédramatisation progressive (approche comportementale)
- Habituation et acceptation relative au reliquat

c - Neutralisation totale ou partielle de l'acouphène

Lorsque l'acouphène n'est plus du tout perçu avec l'appareillage, on est en présence d'une «neutralisation» TINNITOMÉTRIQUE® totale. Si par contre la perception est diminuée, on est en présence d'une neutralisation partielle de l'acouphène.

Il est important de préciser au patient que le constat enregistré est provisoire, car les autres traitements qui sont envisagés (sophrologique, optométrique, postural, électro sensibilité, programmation neurolinguistique, et autres) permettront d'améliorer encore les performances.

Il est important également, avant l'appareillage, de prévenir le patient qu'il n'y a pas de guérison mais simplement neutralisation, et qu'au retrait des appareils, l'acouphène sera à nouveau perçu. Ces précautions oratoires sont nécessaires, car un patient averti et informé comprendra le phénomène. Dans le cas contraire, il conclura à un échec préjudiciable, car sa confiance dans la TINNITOMÉTRIE® sera déstabilisée. Cette attitude de prévenir est souhaitable avant toutes les interventions : attention à ne pas faire miroiter une guérison ou une diminution mirobolique.

d - Résultats de la neutralisation dans les mêmes conditions

Il est évident que toutes les évaluations doivent se faire dans les mêmes conditions de situation et d'environnement. On ne peut comparer que des choses comparables. Il en va de la crédibilité de l'action menée. Il est possible de quantifier l'efficacité du traitement tinnitométrique® et l'indice d'inhibition résiduelle tinnitométrique® : voir annexe 17-7.

e –implants cochléaires

En présence d'un phénomène de résonance, une fréquence de base est déterminée. Le chapitre 4-3 a évoqué les fréquences propres de la voiture, de la balançoire et autres. On les appelle aussi fréquences critiques.

Les résultats de notre étude publiée à PORTLAND en 1995 et notre expérience clinique nous confortent dans cette notion de présence de résonance des liquides de l'oreille interne, source de l'acouphène. Ceci nous amène à suggérer une hypothèse logique concernant la réduction constatée des acouphènes des patients après intervention chirurgicale et pose d'implants cochléaires. En effet, l'introduction d'un *implant cochléaire,* dispositif médical électronique, est destinée à restaurer l'audition de personnes atteintes d'une perte d'audition sévère à profonde. L'implant vise à créer de nouvelles stimulations électriques de remplacement, elle provoque en même temps une modification du fonctionnement des liquides de l'oreille interne, donc de sa fréquence de résonance. L'acouphène pourrait-il être diminué du fait du changement de fréquence ?

7-49 : Micros directionnels

Leur intérêt est indéniable. Des appareils numériques de moyen et haut de gamme possèdent souvent 2 microphones. Ceci permet de diminuer l'intensité des bruits provenant de l'arrière par des techniques sophistiquées qu'li n'est pas jugé utile d'expliciter ici ((les confrères audioprothésistes maîtrisent parfaitement leur utilisation)). Par une localisation spatiale ((localisation dans l'espace et sans voir la personne qui parle par exemple)) encore améliorée, cela permet une meilleure audition et compréhension dans le bruit, donc diminution du stress,.... Et de l'acouphène.

Plus les performances auditives du patient seront élevées ((grâce à l'audition, une localisation spatiale performante donc possibilité d'utiliser la lecture labio-faciale)), plus les tensions de tous ordres seront limitées et cela diminuera également l'acouphène.

L'utilisation de 2 microphones nécessite qu'ils soient distants au minimum de 12mm environ. Ceci explique notre décision (elle est personnelle) de ne pas utiliser (sauf exception) d'appareils intra auriculaire qui ne permettent pas cet équipement technique. Ces appareils sont également plus fragiles par la présence de cérumen dans les conduits auditifs. Le nombre de programmes est souvent plus limité.

7-50 : Ressenti d'une gêne importante par l'épouse

Les patients acouphéniques ressentent une vraie douleur. Toutefois, toutes les études ont montré que l'émergence de l'acouphène par rapport au seuil liminaire d'audition, n'est jamais supérieure à 8 dB ! Très souvent les conjoints de patients acouphéniques ont tendance à lui dire : «ton petit bruit» dans l'oreille, je ne comprends pas en quoi cela te gêne ! «Il est donc indispensable d'expliquer qu'il ne s'agit pas de l'intensité, mais de l'obsession de cette perception qu'il ne peut arrêter et qui le mine. (Se rapporter au supplice chinois 7-4, page 213). D'autres comparaisons peuvent être évoquées.

Il est également important que le conjoint puisse prendre la mesure de cette douleur que le patient n'a pu lui expliquer. Celui-ci est également satisfait de constater ainsi que son problème est bien compris par le thérapeute ((et maintenant du conjoint !)) et pris en charge à la hauteur nécessaire des conséquences sur sa vie.

7-51 : Aggravation de l'acouphène.

Le paragraphe 7-11 a suggéré une représentation imagée des différentes composantes de la gêne acouphénique. L'acouphène est un syndrome multifactoriel. Le phénomène de résonance nous parait être la source initiale. C'est un phénomène vibratoire qui évolue souvent en fonction de la perte auditive causée par rhume, otite, problème de perméabilité tubaire et de ses variations éventuelles, mais aussi en fonction de toutes les tensions, qu'elles soient physiques, mentales, psychiques, psychologiques. Des chocs émotionnels nouveaux ou répétitifs sont des facteurs aggravants.

Ceci a été visualisé par le graphe 7-11-1 que le patient doit parfaitement assimiler pour «piloter son acouphène». Il y a autant de différence entre un appareillage auditif traditionnel et une conduite à tenir en cas d'acouphène qu'entre une voiture classique et une formule 1 !

(Voir aussi le cas de Madame JOUR… 7-13)

7-52 : Suivi O.R.L.

Seuls les patients ayant bénéficié d'examens O.R.L. et d'explorations fonctionnelles sont pris en charge. Nous considérons alors que les problèmes pathologiques ont été traités. Toutefois des situations peuvent évoluer et toute augmentation de l'acouphène nécessite, en priorité, une nouvelle consultation O.R.L.

L'une de mes filles, audioprothésiste, était responsable du centre d'appareillage auditif de la Fédération Française de l'Audition (FFA) à Paris.

Elle a reçu un jour en consultation un patient qui était déjà appareillé depuis quelques années. Il revenait car il entendait moins bien d'une oreille et il entendait un sifflement. Un nouvel audiogramme prothétique (réalisé par elle) montrait effectivement une baisse d'audition sur cette oreille. Elle aurait pu revoir les réglages de l'appareil et augmenter le gain sur certaines fréquences.

Elle s'est toutefois rappelée qu'un acouphène et une perte d'audition pouvaient avoir une cause pathologique. Très prudemment, elle a adressé son patient en consultation O.R.L.

Le Professeur Olivier STERKERS de l'hôpital BEAUJON, grand spécialiste du neurinome, en découvrait alors un qui a pu être pris en charge médicalement et rapidement.

J'étais très fier de ma fille (encore plus que d'habitude !) et, pour qu'elle n'oublie jamais qu'un sifflement peut cacher un acouphène (et non pas un train !!!), je lui ai offert une cocotte-minute.

Il nous est arrivé toutefois exceptionnellement de recevoir des patients pour lesquels un neurinome avait été détecté. Une intervention chirurgicale était programmée 1 an plus tard. La prise en charge tinnitométrique® peut apporter dans ce cas, en accord avec l'ORL une amélioration sur le plan du confort, mais implique un engagement (écrit) du patient à poursuivre le suivi médical d'un ORL.

7-53 et 7-54 : Cervicales

La plupart des patients présentent des cervicalgies d'origine plus ou moins accidentelles, mais la plupart du temps, elle sont la conséquence d'un déséquilibre postural ou d'une scoliose non traitée essentiellement.

On peut observer :

Une raideur, une amplitude de rotation de la tête limitéeUne bascule scapulaire ((une épaule plus basse que l'autre))

La tête penchée en permanence ou en alternance à droite ou à gauche

Le patient signale des symptômes déjà cités :Céphalées, déséquilibres, photophobie ((gêne à la lumière)), difficultés de conduite nocturne, mal de mer, mal aux oreilles en avion ou en altitude, difficulté pour enfiler une aiguille etc.

Il est souhaitable d'apporter des informations pratiques adaptées, de conseiller et de consulter les thérapeutes concernés. Il faut suggérer de garder toujours les muscles du cou au chaud, d'éviter de boire de l'alcool à forte dose (tétanisation des muscles d'où aggravation des symptômes) voir aussi 7-16.

Le médecin généraliste envisagera éventuellement la prescription de massages des muscles du cou et des épaules, l'utilisation éventuelle et ponctuelle de produits vasoconstricteurs, lorsque le patient doit prendre l'avion par exemple. Chaque organe est en relation avec une vertèbre. Il est pratiquement constant, pour les patients présentant une perturbation de la perméabilité tubaire ((dysfonctionnement de la trompe d'Eustache)), que l'ostéopathe trouve un dysfonctionnement au niveau des vertèbres C3-C4 ou C4-C5. S'il est possible d'améliorer le fonctionnement de cette zone des cervicales, il faut néanmoins rechercher les causes et traiter celles-ci. Chaque thérapeute pourra à son tour conseiller le patient sur la gestion optimale de ces problèmes.

7-55 : Prise en charge podologique (voir chap.11-2.)

Le principe et les descriptions sont exposés dans les compte rendus des patients

7-56 : Analyse dynamique.

Le principe et les descriptions sont exposés dans les comptes rendus des patients

7-57: Prise en charge optométrique : lunettes.

Pourquoi parler de problèmes de vision alors que le sujet traité est l'acouphène, au niveau de l'oreille ??? Notre organisme est une merveille de réalisations, de coordinations, d'interactions. Des connections existent entre chaque organe et l'une ou l'autre des vertèbres, et les liaisons œil-pied et oreille-pied par exemple sont bien connues. La médecine chinoise expose le rôle des méridiens et leurs interactions.

Dans la mesure où toutes les tensions de quelque ordre que ce soit : physiques, stress, mentales, psychiques, psychologiques aggravent l'acouphène, j'avais pris l'habitude d'inclure systématiquement dans les tests de l'analyse TINNITOMÉTRIQUE® les tests de vision qui sont exposés plus loin dans les chapitres correspondants.

Dans les années 90, dans la même période, deux de mes collaborateurs audioprothésistes responsables de centres d'appareillages auditifs dans le sud-ouest et dans le centre de la France me font part séparément de l'impossibilité de soulager un de leurs patients d'acouphènes importants et invalidants.

Je leur ai suggéré de proposer à leur patient de venir me consulter pour essayer de comprendre la raison de ces échecs et trouver une solution.

Je reçois donc ces deux personnes malentendantes dans mon centre du Blanc, le même jour, mais ceci était un «hasard» (utile). Je reprends le cheminement habituel déjà réalisé par mes collaborateurs sans rien trouver de particulièrement nouveau.

Patient n°1 : monsieur de 55 ans environ présentant une déficience auditive bilatérale moyenne, mais aussi une scoliose très importante qui se plaignait de déséquilibres, parfois de diplopie ((vision double)). Il penchait la tête de temps en temps sur le côté. Une adaptation prothétique est réalisée. Il entend mieux, mais son acouphène est pratiquement inchangé.

Je décide alors de réaliser les tests d'équilibre visuel ((exposés sur le site)). Le test de MADDOX ((exposés sur le site)) montre qu'un axe visuel est décalé verticalement d'une valeur exceptionnellement forte : 10 dioptries prismatiques !!! Ceci correspond à un décalage vertical d'un axe visuel par rapport à l'autre de 50cm (!!!) sur un mur placé à 5 mètres !!! Je laisse donc ce prisme de 10 dioptries sur la lunette d'essai et m'entretiens un moment avec le patient. Celui-ci me dit qu'il voit bien mieux, plus équilibré. Il gagne deux lignes sur l'échelle d'acuité visuelle.

Puis, il me signale : «c'est drôle, je n'entends plus mon acouphène» !! Euréka ! La solution était trouvée. L'adaptation auditive était devenue secondaire. Le stress engendré par les contractions des muscles des yeux avait déclenché et maintenu l'acouphène.

Patient n°2 : Monsieur de 54 ans environ avec un profil presque identique. Les tests visuels sont pratiqués après l'équipement d'aides auditives qui n'avaient que peu diminué ses acouphènes. Le déséquilibre visuel était relativement plus faible que pour le premier patient (quoique considérable) : 5 dioptries prismatiques verticales. Après 10 minutes, il me signalait que son acouphène était grandement diminué !! CQFD.

Vous comprendrez pourquoi ces tests visuels sont systématiques dans le programme de tinnitométrie® ! Je précise que dans ces cas, une rééducation orthoptique n'apporte aucun résultat, l'effort demandé à certains muscles oculomoteurs étant de très loin supérieurs aux capacités de compensations musculaires des patients.

Par analogie, sur le plan postural, en cas de déséquilibre léger, on peut agir sur les tensions musculaires, les implantations défectueuses de certains os du pied ou de la jambe pour rééquilibrer le fonctionnement. Par contre, quand les valeurs de déséquilibres sont trop importantes, une compensation par orthèse plantaire ((semelle, talonnette)) devient nécessaire. On peut considérer que le prisme inclus dans une correction optique est une «talonnette optique d'équilibration», parfois complémentaire à une orthèse.

Les informations suivantes sont informatives pour les patients qui vont se reconnaître dans certaines situations personnelles. Elles sont également destinées à des confrères opticiens ou optométristes mais aussi à des thérapeutes qui souhaiteraient déceler des anomalies de fonctionnement du système visuel. Nous parlons bien des problèmes de vision et non des problèmes de la vue qui eux sont du domaine de l'ophtalmologiste.

Pour ces thérapeutes, les résultats du dépistage permettront de décider de l'intérêt d'une consultation spécifique par un optométriste ou un opticien qui proposera les solutions adaptées, après un examen optométrique plus complet.

Objectifs des tests visuels:

Déceler une anomalie de «fonctionnement» par l'observation, un interrogatoire spécifique et quelques tests très simples :

Rechercher les en questionnant le patient qui, la plupart du temps, ne connaît pas ce sujet.

Interroger sur la présence :

De céphalées frontales, latérales ou occipitales ((pour information, les aires visuelles 43 sont situées au niveau de l'occiput)).

De photophobie : gêne à la lumière.

De larmoiements : unilatéral ou bilatéral.

De déséquilibres: demander au patient ce qu'il ressent : impression d'instabilité, parfois d'ébriété, manque d'équilibre au moment d'une rotation de la tête, peur de marcher le long d'un trottoir, parfois peur du vide.

De vertiges : impression de rotation de la terre, nausées, vomissements, baisse d'audition, parfois acouphène. Les cas les plus importants sont souvent des «vertiges de Ménière», mais ils sont rares. Ceci est du domaine de la sphère ORL, en particulier le système vestibulaire. A traiter par le spécialiste ORL.

De difficultés à la conduite nocturne.

De difficultés pour enfiler une aiguille.

De saute de lignes à la lecture d'un livre ((le patient ressent parfois nécessité de suivre la ligne avec un doigt)).

De constats de difficultés de mémoriser un paragraphe long.

Observation du patient : observer discrètement la position de la tête penchée à gauche ou à droite, changement fréquent de position de la tête, rarement verticale. Prendre éventuellement avec son accord une photo de la position de sa tête.

Observation de la présence d'une bascule scapulaire ((une épaule plus basse que l'autre)), position de compensation de la tête.

Lorsque plusieurs de ces éléments sont positifs, on doit penser à un déséquilibre des axes visuels, qui peuvent être l'une des conséquences d'un déséquilibre postural. Un test de «poursuites oculaires» peut être réalisé. On demande au patient de fixer notre doigt situé à 1m environ le plus longtemps possible lorsqu'on le rapproche jusqu'à la base du nez. Il faut observer la présence de saccades, de décrochements d'un œil et noter les observations du patient. On peut demander aussi au patient de suivre son doigt en testant les coordinations visuelles en décrivant un cercle de 70cm de rayon environ et observer les déplacements des yeux. Des saccades laissent présager une coordination difficile, donc une fusion des images difficiles, donc une demande d'effort musculaire des muscles oculomoteurs, résonne cinq pages seulement ce qu'il me reste 25 pages parties des avances privées annexes comme vous assez rapide donc une fatigue logique. Il existe plusieurs tests de recherche de l'équilibre des axes visuels: le plus pratiqué s'appelle le test de Maddox. Il consiste à dissocier les axes visuels droit et gauche.

Pourquoi cette recherche ?

Considérons la posture d'un sujet équilibré :

On choisit un point de la gorge juste en dessous de «la pomme d'Adam» comme point de base. Si l'on joint ce point à chaque extrémité des épaules, on a 2 segments de droite qui forment un grand segment de droite si ces 2 segments sont alignés. Toujours dans le cas d'une personne bien équilibrée posturalement, les perpendiculaires aux extrémités de ce segment doivent se trouver dans un même plan horizontal et être parallèles.

Si par contre il existe un déséquilibre postural (causé par une jambe plus courte ou une jambe mal implantée ou présence d'une scoliose ou problème au niveau cervical) l'une des droites va se trouver dans un plan supérieur ou inférieur. De même, sur le plan horizontal, ces droites peuvent avoir tendance à se rapprocher ou à s'écarter. Il en est de même au niveau des axes visuels qui subissent les dérèglements dans un sens pratiquement identique.

Ces déséquilibres portent le nom de «phories»: hyperphorie ou hypophorie en cas de déséquilibre vertical, ésophorie lorsque les axes visuels convergent, exophorie lorsque les axes visuels divergent (revoir 7-16). Les tropies et les strabismes sont des déséquilibres plus importants visibles par l'observateur. Ils ne font pas l'objet de ces tests de dépistage.

VIII
PROGRAMME D'UNE PRISE EN CHARGE

Rappel : les examens ORL et les explorations médicales précèdent toujours une prise en charge. Dans le cadre de notre équipe tinnitométrique l'audioprothésiste devient le chef d'orchestre de la prise en charge, en relation avec l'ORL. Il va recenser, au cours d'un entretien long et fouillé, tous les éléments en rapports directs ou indirects avec l'acouphène.

8-1 : Présentation de l'équipe pluridisciplinaire :

Au cours des entretiens, il écoutera les plaintes du patient, répondra à toutes ses questions et expliquera au mieux le fonctionnement de l'oreille, les dysfonctionnements et les solutions proposées. Le patient doit être ACTEUR dans ces discussions.

Afin d'éviter une succession de questionnaires chez les différents thérapeutes, l'audioprothésiste procédera en fin d'entretien à la rédaction d'une synthèse préliminaire des renseignements recueillis qu'il remettra au patient pour la transmettre et informer les autres thérapeutes de l'équipe pluridisciplinaire. Cette dernière peut s'articuler de la manière suivante :

L'audioprothésiste

Le podologue ou posturologue

L'ostéopathe

L'optométriste

Le sophrologue

Le thérapeute en P.N.L. (programmation neuro linguistique)

Le thérapeute chargé d'éliminer les chocs émotionnels et les mémoires négatives ancrées.

Au cours de la prise en charge, il peut être préconisé de consulter un spécialiste médical, si un élément inédit était découvert.

Quand c'est possible, d'autres thérapies peuvent être programmées pour compléter la prise en charge : acupuncture, médecine chinoise, diététique, hypnose, rééducation posturale, traitement de l'électrosensibilité, ré-information cellulaire, autres techniques comportementales etc.

Bien entendu, de nombreuses prises en charge peuvent être retenues, mais elles seront choisies au cas par cas, en fonction des attentes du patient, de ses besoins et de ses moyens.

8-2 : Etudes des documents fournis

Le patient peut apporter tous les résultats antérieurs d'analyses et d'explorations :

Les audiogrammes successifs seront analysés et commentés d'une manière accessible aux profanes. Les résultats des explorations fonctionnelles, des audiogrammes, des radios, des potentiels évoqués, des scanners sont analysés. Si nécessaire, ils sont explicités en termes simples et accessibles. La prise en charge est interactive et le patient doit s'intégrer dans sa mise en œuvre.

La présence d'une tympanométrie anormale permettra d'expliciter les raisons des variations de l'intensité de l'acouphène dans le temps et s'appuiera sur des aspects de dysfonctionnements physiques et non médicaux.

La « porte» d'une solution s'ouvre. La lecture des résultats d'IRM, de scanners et autres serviront à rassurer le patient (qui en a tant besoin) sur l'aspect normal des résultats médicaux présentés, en précisant toutefois qu'une surveillance médicale régulière est conseillée.

Tout en préconisant une surveillance médicale régulière, et dans la mesure où l'ORL a éliminé des causes pathologiques, il faut impérativement rassurer le patient sur l'absence de maladie ou de «chose cachée»  qu'il imagine très souvent, très perturbé par cette annonce regrettable «il n'y a rien à faire, il faut vivre avec votre bruit dans les oreilles».

Les traitements médicamenteux, thérapeutiques, comportementaux antérieurs sont recensés, avec les résultats enregistrés.

Une anamnèse détaillée est conduite au niveau posturologie : tous les antécédents d'accidents, d'incidents, de dysfonctionnements sont notés, en partant des pieds jusqu'aux mains, en insistant sur la colonne vertébrale, les cervicales en précisant si possible l'âge du patient pour chaque évènement.

Les problèmes enregistrés concernant la sphère O.R.L. sont notés : rhumes, angines, otites, sinusites ; de même pour les interventions chirurgicales et les anesthésies. Les symptômes de vertiges ou de déséquilibres sont notés, les céphalées, photophobie (gêne à la lumière), larmoiement, difficultés de conduite nocturne, problèmes de mémorisation, hypersensibilités aux sons forts et autres.

L'anamnèse se poursuit par le recensement de tous les accidents de la vie rencontrés, depuis la naissance (et même la grossesse) jusqu'au jour de l'examen, en précisant si possible les dates. Les chocs émotionnels sont bien évidemment recherchés, en insistant sur la période précédant l'apparition des acouphènes.

L'historique de l'apparition et de l'évolution de l'acouphène est recensé. Un questionnaire spécifique va concerner les caractéristiques, la date de la première perception ainsi que les différentes dates d'aggravation (ou de rémission temporaire) de l'acouphène.

L'échelle analogique de perception est utilisée pour noter les niveaux subjectifs estimés par le patient entre 0/10 (pas d'acouphène) à 10/10 (acouphène maximum).

L'échelle analogique de gêne subjective est utilisée pour noter les niveaux de douleur entre 0/10 (pas de gêne) à 10/10 (acouphène insupportable, invivable). On utilise pour cela la réglette prévue pour estimer subjectivement la douleur (voir figures 7-2-1 et 7-2-2).

Il est demandé au patient de comparer les bruits perçus (son ou ses acouphène(s)) par rapport aux bruits de la vie courante, concernant l'oreille droite puis l'oreille gauche ou dans la tête. Comme explicité précédemment, le patient a du mal à exprimer ce qu'il perçoit : «ça ressemble à... «, «ç'est le même bruit que...». Il y en a parfois plusieurs associés ou en alternance.

((Rappel : la fréquence est globalement indiquée : aiguë, très aiguë, bourdonnement, sans rechercher précisément la fréquence de base, cette valeur n'ayant dans notre technique qu'un intérêt informatif. Certains critères de l'acouphène sont notés: pulsatile, permanent, intermittent, plus important de jour ou de nuit, sommeil perturbé, ré-endormissement difficile, etc.))

Le patient est ensuite interrogé pour connaître les situations qui modifient (en plus ou en moins) son acouphène : conduite en voiture, pendant le trajet ou après, utilisation de la radio ou autres instruments sonores, fatigue, stress, contrariété, autres constats.

Avant de donner des explications sur notre conception de ce qui pourrait se passer dans le fonctionnement de l'oreille, et de ce qui pourrait en corollaire en découler concernant l'acouphène, il est indispensable d'expliquer schématiquement certains points. Appuyés par une représentation d'une coupe transversale de l'oreille, l'anatomie et le fonctionnement de chaque partie de l'oreille sont exposés, avec les interactions. Les termes seront adaptés au profil du patient, mais doivent être choisis simples, compréhensifs pour des profanes souvent en la matière.

On s'appuie sur l'anatomie de l'oreille présentée en 2-2-6, pour présenter **notre interprétation** de certains points fonctionnels particuliers, en simplifiant et en utilisant des termes accessibles au patient. Nous reprenons volontairement certains développements antérieurs, car il est utile que le patient se reconnaisse dans la description des symptômes et qu'il découvre nos pistes d'actions. C'est souvent pour le patient «l'impression que quelque chose est possible pour le soulager».

8-3 : Relevés des connaissances du patient et de ses attentes

Le patient pourra évoquer les causes qu'il pense responsables de son acouphène. .

C'est l'occasion de déceler de «faux concepts»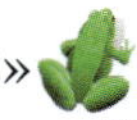 pour pouvoir ultérieurement corriger les erreurs et les supprimer. Il est nécessaire que le patient comprenne la relation entre son acouphène et certains incidents ou accidents vécus antérieurement.

C'est l'opportunité de dédramatiser par des explications simples les erreurs d'interprétation du patient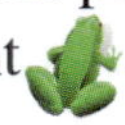.

Il est intéressant alors de noter la gêne ressentie par le patient en la situant sur une échelle analogique subjective de perception de l'acouphène graduée de 0/10 : «je n'entends pas l'acouphène» à 10/10 : «l'acouphène est au maximum».

De même, on peut noter le niveau subjectif de gêne de l'acouphène, sur une échelle graduée de 0/10 : «l'acouphène ne me gêne pas» à 10/10 : «l'acouphène est insupportable». Les valeurs peuvent être différentes.

Pourquoi avoir choisi depuis 1980 une échelle subjective, choix que certains professionnels contestaient pendant de nombreuses années.

Il est possible d'essayer de définir l'acouphène par une fréquence, une intensité, parfois une couleur, mais ces mesures sont FAUSSES. En effet, on ne peut obtenir ce type de mesure qu'en faisant comparer l'acouphène du patient (son intérieur) avec des sons plus ou moins complexes (sons extérieurs). Mais en envoyant dans une oreille un son presque équivalent, on MODIFIE les caractéristiques de l'acouphène !

Par ailleurs, qu'importe au patient de savoir que son acouphène serait situé sur la fréquence 3560Hz par exemple et non pas sur 3590Hz ?? Il faut plutôt considérer, comme indiqué par le Professeur FRACHET, que le patient souffre d'une vraie DOULEUR est qu'il souhaite être soulagé !

Il faut donc, à l'aide de l'échelle subjective, qu'il nous indique quelle note subjective (estimation du patient lui-même) il donne à son acouphène au début des entretiens, et lui demander d'évaluer sa gêne après les interventions de l'équipe pluridisciplinaire.

Si l'amélioration est notable, nous avons gagné. What else?

8-4 : Antécédents, accident de la vie

Il est important de relever les moments forts de la vie du patient. Le cas de Monsieur L. est un exemple de ce que l'on peut trouver, non par curiosité, mais pour recenser tous les faits qui ont fragilisé le patient et préparé progressivement la potentialité de l'acouphène.

On peut dire que tous ces accidents de la vie s'empilent dans un vase et qu'à un certain moment, un nouveau choc va «*faire déborder le vase*» et déclencher l'acouphène. Malheureusement, une fois lancé, le phénomène vibratoire aura tendance à s'amplifier. Le stress, les craintes sont des facteurs aggravants de l'acouphène. La douleur ressentie, l'obsession crée des répercussions sur le plan comportemental, trop souvent mésestimées par le corps médical et l'entourage. Ce n'est pas une dépression qui crée l'acouphène, mais plutôt l'inverse. Pendant longtemps, on a dit aux patients acouphéniques que «c'est la tête» ! Certains ont utilisé des termes peut-être médicaux mais combien mal adaptés en leur disant : «*vous avez des bruits fantômes dans la tête*». Ceci est très mal vécu par des personnes qui subissent une vraie douleur.

8-5 : Ecoute attentive du patient

Il est intéressant de consacrer un moment pour laisser au patient le soin d'expliquer ce qu'il ressent, d'exposer ses propres connaissances du syndrome acouphénique, ses hypothèses sur l'origine de ses acouphènes et sur son problème personnel. Ses interprétations sont notées. Il est important qu'il puisse s'exprimer librement et totalement.

Une des plaintes essentielles formulées par les patients est la suivante : « *je ne suis pas compris, je ne sais pas comment dire que je souffre et ne supporte pas ce bruit. Pourquoi moi ?? de quoi suis-je coupable ??* « Ils méritent qu'on leur consacre du temps pour les écouter et essayer de dédramatiser leur situation, en leur proposant de trouver avec eux des solutions adaptées.

8-6 : Présentation du déroulement d'une prise en charge

En ce qui concerne notre équipe pluridisciplinaire, 95% de nos patients viennent de très loin. La prise en charge est organisée sur deux jours et demi. Il est important pendant cette période que le patient s'investisse complètement avec l'équipe pour **être soulagé de son acouphène : c'est l'objectif prioritaire. Les résultats dans d'autres domaines (équilibre, vision) peuvent être enregistrés et améliorent la situation du patient : ce sont des objectifs secondaires. Les paragraphes suivants ne seront qu'un résumé des points importants abordés au cours des entretiens.**

Notre modèle de planning présente les différentes phases de la prise en charge (voir 7-43). La plupart se déroulent dans nos locaux. Le patient consulte le podologue et l'ostéopathe dans leur propre cabinet en ville.

Le premier entretien se déroule sur 2h30 environ : accueil, analyse du planning et présentation du rôle des thérapeutes, étude des documents apportés par le patient, puis :

8 - 7 : Check-list des points à aborder

(voir l'annexe 17-8, page 318)

8 - 8 : Répondre aux interrogations, rassurer et expliquer

Le patient peut et doit intervenir au cours de la présentation à n'importe quel moment. Il doit comprendre quel est son problème, quelle est notre interprétation, avec des exemples et des explications simples et imagées. Le patient pourra mieux comprendre le sens de nos actions à venir pour le soulager.

8-9 : Dédramatisation

Les explications citées dans le livre sont nécessaires et indispensables pour casser le faux concept : «il n'y a rien à faire, ...». Ce n'est pas évident car c'est contraire aux affirmations du corps médical. Toutefois, dans la mesure où les traitements antérieurs ne l'ont pas soulagé, nous demandons au patient d'attendre le résultat des essais, car c'est lui et lui seul qui pourra juger de l'efficacité.

Présentation ensuite de notre analyse des acouphènes et stratégie pour les diminuer

8-10 : Présentations de l'oreille : anatomie, fonctionnement

Le chapitre 7-43 a présenté l'oreille sous un aspect fonctionnel pour comprendre les dysfonctionnements qui peuvent se présenter en cas d'acouphène. Comme déjà exposé, il est important d'insister sur certaines particularités du fonctionnement de l'oreille pour expliquer au patient pourquoi notre technique peut les soulager. On évoque les aspects vibratoires et de résonances que notre technique considère comme responsable en grande partie de l'apparition, l'augmentation de leur acouphène. Le lecteur pourra s'y rapporter si nécessaire.

8-11 : Présentations des voies auditives du système limbique et réticulaire

Partie développée en 7-34 et en 7-43. Les approches scientifiques du fonctionnement du cerveau sont en constante évolution et ce sujet est très complexe. Il est très difficile à expliciter

8-12 : Présentations de l'acouphène : général, personnel

Les études concernant les acouphènes et des solutions pour y remédier sont récentes.

Mon attention avait été attirée à plusieurs reprises par des cas particuliers de phénomènes de résonance qui semblaient être l'une des causes préliminaires de l'acouphène. J'ai déjà évoqué en 6-6 mon cas personnel. Un phénomène de résonance à l'intérieur de mon oreille semblait être la cause de mon acouphène est une neutralisation semblait possible. Le fait que j'ai eu droit au même parcours que les patients les confortent et les rassurent.

J'ai exposé également en 2-6-6 les réflexions que m'inspirait la suppression de la perception d'un acouphène en appareillant des surdités. Dans la mesure où le fait d'appareiller un patient avait parfois comme résultat de diminuer ou supprimer son acouphène, il m'a semblé intéressant de rechercher si pour un patient présentant un acouphène un appareillage auditif adapté pourrait le soulager de ce bruit.

L'expérience d'interférences et de phénomènes de résonances exposée en 2-6 que j'attribue à Monsieur Augustin-Jean Fresnel m'a orienté vers une adaptation du principe de base de neutralisation par une solution prothétique adaptée.

8-13 : Expériences de physique : phénomènes de résonances : Augustin-Jean FRESNEL

L'expérience de résonance de Monsieur Augustin-Jean Fresnel est explicitée au patient avec des dessins et des comparaisons imagées, ainsi que d'autres expériences de physique. (Voir chapitre 2-6 et annexe 17-4)

8-14 : Analogies avec les phénomènes de résonances : transposition à l'oreille interne

les explications déjà développées dans le paragraphe 2-6-6 sont explicitées au patient

IX
STRATÉGIES

Une seule : écouter le patient et tout mettre en œuvre pour essayer de le soulager et lui apprendre à gérer son acouphène.

Au cours de la prise en charge, le patient regarde un DVD réalisé il y a une vingtaine d'années avec une patiente acouphénique d'Afrique. Ils peuvent constater que beaucoup de leurs symptômes sont identiques à ceux de cette personne et que leur cas n'est pas isolé. Des explications leurs sont données, à partir de schémas simples, leur permettant de comprendre le fonctionnement de l'oreille, les conséquences de différentes agressions ou accidents de la vie. (Les personnes intéressées pourront se procurer copie de ce DVD sur notre site www.tinnitometrie.com

X
APPAREILLAGE AUDITIF

10-1 : Rappel d'un référentiel auditif du patient

Tout comme dans le cas d'un appareillage auditif traditionnel, il est très important pour un patient acouphénique de comprendre quels sont les objectifs recherchés. Il est indispensable de lui donner des informations qui, dans son état, lui éviteront de fausses interprétations négatives. Pour certains de nos patients, ils avaient déjà essayé des appareillages auditifs, ce qui avait été considéré comme un échec. Il faut donc être très attentif à des points spécifiques que mes confrères audioprothésistes comprendront parfaitement et qu'ils pourront mettre en application. Il y a autant de différence entre appareiller un patient malentendant traditionnel et un patient acouphénique qu'entre conduire une voiture et piloter une formule 1 ! À la moindre erreur le patient déjà habitué à rencontrer échecs sur échecs, va considérer que c'en est un nouveau et notre crédit sera supprimé !

Ce que je vais exposer maintenant risque de choquer certains de mes confrères qui appliquent en tout ou partie les mêmes techniques adaptées pour les patients acouphéniques. Je leur demande de bien vouloir m'en excuser mais ce n'est pas le cas de tous nos autres confrères qui ne connaissent pas les raisons de nos choix et pratiques, parce qu'ils n'ont pas pu bénéficier de formations adaptées pour prendre en charge les patients concernés. Comment expliquer autrement que nous obtenions des résultats alors qu'eux n'ont pas pu le faire.

Avant tout essai prothétique, et après les entretiens exposés et les explications données sur notre technique, il faut au préalable expliquer au patient que pour être efficace, l'oreille doit percevoir et recevoir une certaine énergie pour neutraliser la résonance dans son oreille interne.

Il doit comprendre que sa déficience auditive qui est une diminution de ses capacités auditives lui fait entendre tous les sons qui l'entourent plus bas que la normale. De ce fait sa voix va lui paraître également plus faible que la normale et il aura tendance à parler plus fort que la normale, ce que son entourage lui reproche parfois.

Il faut le prévenir que lorsque les aides auditives seront en place, les sons de la vie courante vont lui paraître plus forts. Mais sa voix également va lui paraître plus forte. Il faut donc insister sur cette observation et le prévenir à l'avance qu'il faudra qu'il parle moins fort pour que sa voix ne le gêne pas.

Il faut lui préciser que c'est souvent la cause d'échecs d'appareillages : les patients trouvant leur voix trop forte, qui résonne, demande à l'audioprothésiste de diminuer l'amplification. Si de ce fait la perception de sa voix va lui paraître normale, il percevra moins bien les conversations, d'où des appréciations négatives de son appareillage. De plus, en ce qui concerne la perception de son acouphène, il doit comprendre que l'énergie qui arriverait à son oreille interne serait insuffisante et que le phénomène de résonnance ne serait pas supprimé. Le patient conclurait donc qu'il s'agit d'un nouvel échec.

Un autre élément très important consiste à protéger des oreilles contre les agressions sonores. Il existe sur les appareils hauts de gamme des possibilités de protection de différents types qui sont très efficaces pour protéger les oreilles contre des intensités sonores élevées.

Nous considérons indispensable d'utiliser ces solutions techniques pour protéger et même surprotéger pendant un certain temps les oreilles contre les traumatismes sonores qui peuvent aggraver l'acouphène. Il sera toujours possible ultérieurement de libérer les niveaux de sortie de l'appareil.

Il est important de rappeler qu'un appareillage bilatéral est souhaitable pour protéger de ce fait les deux oreilles, puisqu'il y a interaction entre les deux oreilles.

10-2 : Rappels des objectifs

- 10-2a : informer largement le patient des modalités et des conséquences
- 10-2b : protéger le système auditif, les aires auditives, le système limbique
- 10-2c : Réduire l'acouphène
- 10-2d : Améliorer l'audition et la compréhension
- 10-2e **: Améliorer la localisation spatiale**

XI
L'AVIS DES THERAPEUTES DE L'EQUIPE

11-1 : Prise en charge ostéopathique : par monsieur Jean-Michel LOUPIAS

L'ostéopathie peut jouer un rôle totalement bénéfique dans le traitement des acouphènes. Ceux-ci n'ont pas d'origine vraiment connues et des troubles fonctionnels peuvent en être la cause.

C'est là que peut intervenir l'ostéopathe. Toute perturbation d'une structure tissulaire du corps peut être à l'origine d'une dysfonction. Cela se traduit par un blocage, un déséquilibre qui pervertit la bonne marche du corps. Il faut donc pouvoir redonner ces mobilités pour assurer des fonctions correctes.

Tout est lié dans le corps et un trouble d'un organe ou d'une fonction peut retentir sur les autres. L'ostéopathie est une médecine holistique. L'approche qu'aura le praticien est la même pour toutes les pathologies. Recherchons les lésions, traitons les et regardons comment le corps réagira. C'est un concept fondamental d'Andrew TAYLOR STILL, le père de l'ostéopathie.

C'est donc ainsi que nous aborderons le patient acouphénique. Dans un premier temps, approcher l'individu dans son intégrité ; aller du global au local. Si les acouphènes sont une perturbation sonore perçue dans l'oreille ou dans la tête, il faudra cependant en premier lieu traiter les lésions à distance, qu'elles soient structurelles, viscérales ou autres. Dans un deuxième temps, investiguer localement. L'acouphène peut être lié à un blocage cervical et plus particulièrement au segment occiput-atlas-axis, ce qui peut engendrer des troubles circulatoires et des tensions tissulaires qui vont avoir des répercussions jusque dans l'oreille.

Puis au plus près du trouble interviendra l'ostéopathie crânienne. Cette approche de la mobilité des os du crâne permettra de lever les tensions tissulaires et libérer la mobilité des os, notamment au niveau des temporaux, structures dans lesquelles se trouve l'oreille moyenne.

Toutes les lésions ostéopathiques levées et le corps rééquilibré, nous pourrons alors suivre l'évolution de l'acouphène et décider de l'intérêt de poursuivre cette technique.

11- 2 Prise en charge podologique et posturale

Mademoiselle Lucie MINGOT puis Monsieur Anthony HUET ont reçu certains de nos patients pour des analyses podologiques. Ils ont pratiqué les analyses rapportées dans certains comptes rendus présentés dans le livre.

La réalisation d'orthèses plantaires nécessite parfois des retouches dans le temps, c'est la raison pour laquelle il est conseillé au patient, muni de l'analyse qui est réalisée au cours de la prise en charge, de consulter un thérapeute près de chez lui pour la réalisation d'orthèses si nécessaire et pour un suivi permanent.

La reprogrammation posturale globale, comme évoqué précédemment en 7-17 demande plusieurs séances et doit se dérouler près du domicile des patients. Elle est d'un très grand intérêt, non seulement pour l'acouphène, mais aussi pour un fonctionnement harmonieux du sujet.

11- 3 Prise en charge sophrologique

Par Monsieur Constantin Rigollet, Maître Praticien en Programmation Neuro Linguistique ; Art-Thérapeute, Musico-thérapeute, (diplômé de la faculté de médecine et de pharmacie de Poitiers 86).

Les acouphènes peuvent être déterminés par des états de stress, d'angoisse, de problématiques internes,

Le stress est une réaction physiologique et psychologique «d'alarme» face aux agressions et aux changements de la vie (physiques, émotionnels, positifs ou négatifs).

En prise en charge du patient, nous pouvons nous apercevoir que beaucoup de causes événementielles influent sur le comportement (les jeunes qui ne disent pas bonjour, le cri des enfants à la maison, le fait de courir en permanence, le manque d'appétit sexuel, les reproches des conjoints dans tel ou tel domaine...).

Quelques exemples de patients qui pensent que les acouphènes sont dus à leur comportement :

- Une jeune femme, professeure habitant Genève, me dit qu'elle a des acouphènes depuis qu'elle vit avec une autre femme...
- Un Monsieur parisien dit qu'il a une mauvaise vie car il n'a pas d'épouse, a toujours vécu avec sa mère, et pour satisfaire ses besoins a recours aux prostituées.
- Une femme de Nantes trompée par son mari depuis fort longtemps se venge, couche avec des femmes, prend des amants, fait la fête (le Bon Dieu l'a punie !)
- Une femme responsable d'association se sent agressée et harcelée par un membre de son conseil d'administration.
- Une personne qui stresse à l'idée de se retrouver seule le week-end.
- Une femme algérienne d'un certain âge en niqab… qui se sent prisonnière dans son habit...etc.

Dans tous les cas, la haine, la colère, les frustrations nous mettent en souffrance et cela agit sur notre présent et notre futur.

Nous construisons alors une personnalité négative.

Prise en charge en sophrologie :

Le mot sophrologie vient du grec «sos (harmonie), phren (esprit), et logos (étude); elle peut se définir comme la science de l'harmonie de la conscience».

Son but est l'épanouissement physique et mental. Elle permet à l'individu d'agir sur lui-même dans l'objectif de retrouver une harmonie de vie.

La sophrologie redonne le moral, améliore la santé, permet une recherche de l'harmonie et de la sérénité; elle augmente la prise de conscience de soi et de la confiance en soi.

Faire de la sophrologie, c'est adhérer à l'école du positif.

C'est la raison pour laquelle nous préconisons:

- La pratique régulière d'une activité ressource: le sport, la musique, le bricolage, les activités culturelles, etc.

- le «mieux respirer».

La respiration est une source d'énergie; elle est parfois saccadée et rapide quand nous sommes stressés. Elle devient plus régulière et lente lorsque nous sommes calmes et détendus.

C'est pourquoi, nous travaillons avec un certain nombre d'exercices qui permettent au patient d'avoir une respiration «apprivoisée»; ainsi il pourra se détendre et être plus calme.

11-4 : Prise en charge par la Programmation Neuro Linguistique (P.N.L.)

Par Monsieur Constantin Rigollet, Maître Praticien en Programmation Neuro Linguistique ; Art-Thérapeute, Musicothérapeute, (diplômé de la faculté de médecine et de pharmacie de Poitiers 86).

La Programmation Neuro Linguistique est l'étude des réalités psychologiques individuelles ou collectives et l'élaboration de moyens d'observation, de codification et d'action.

L'ancrage est une notion essentielle de la P.N.L. C'est un processus naturel qui associe inconsciemment et automatiquement une réaction interne à un stimulus externe. Cela entraîne une relation de type cause à effet.

Un exemple d'ancrage appelé «réflexe de Pavlov» est un réflexe conditionnel mis en évidence par Ivan Petrovitch Pavlov qui lui a donné son nom.

Chaque jour, les événements que nous vivons (stimulus extérieur) déclenchent en nous des sensations «états internes». Nous mémorisons inconsciemment les liens entre ces stimuli extérieurs et les émotions que nous ressentons; nous créons ainsi des «ancres».

Le mot «ancre» signifie le fait que le lien entre le stimulus extérieur et la situation «vécue» s'inscrit en nous.
Ces ancres utilisent tous les canaux sensoriels (Visuel-Auditif-Kinesthésique-Olfactif-Gustatif).

Les ancres peuvent être positives et dans ce cas elles nous apportent des états internes agréables (joie, détente, concentration...), «ce sont des états internes ressources»; elles peuvent être également négatives et provoquent des états internes désagréables (peur, tension, nervosité...); ce sont des «états internes limitants».

Les personnes atteintes d'acouphènes sont souvent stressées, angoissées, nerveuses; elles ont souvent un manque de confiance en elles. Parfois, elles sont atteintes de phobies et notamment de «claustrophobie».

Nous utilisons donc un certain nombre d'exercices qui permettent au patient de neutraliser des conditionnements négatifs ou croyances dévalorisantes et qui vont engendrer la mobilisation de ses ressources internes.

11-5 : Prise en charge optométrique

Voir les chapitres 7-16, 17, 18, 19, et 6 et sur le site

11- 6 : Prise en charge des matériaux toxiques dans l'organisme

Par Dr Gérard DIEUZAIDE, chirurgien-dentiste, occlusodontiste, posturologue et spécialiste de l'électrosensibilité.

ACOUPHENES

Plusieurs millions de personnes sont concernées par la problématique des acouphènes.

Le monde médical est, la plus part du temps, incapable d'apporter des solutions à un problème qui peut prendre des proportions pouvant endommager l'intégrité des personnes atteintes et aboutir à l'obsession, à la dépression, voire au suicide.

L'origine multifactorielle de ce problème de santé est aujourd'hui admise par la communauté médicale.

Une approche systémique de l'occlusion dentaire

L'occlusodontologie peut être définie comme l'étude de l'ensemble de la relation entre les deux maxillaires, étude qui englobe ses anomalies et ses répercussions pathologiques, tant sur le plan local que général.

L'occlusodontie consiste en l'ensemble des thérapeutiques qui s'adressent à des dysfonctionnements de l'occlusion, et donc également et par voie de conséquence à des améliorations de certains aspects de la santé.

Les problèmes bucco-dentaires, comme malocclusion, dentier mal adapté, contacts dentaires iatrogènes, dysfonctionnement mandibulaire entraînent des tensions, des contractures sur le système musculaire tonique réflexe, c'est-à-dire les muscles qui nous permettent de nous tenir debout de façon automatique... Il s'agit de tous les muscles de l'arrière du corps, mais aussi les muscles du cou ainsi que ceux de la mastication, comme le masséter et le temporal. Juger l'occlusion dentaire, c'est donc avant tout reconnaître les éventuelles tensions musculaires sur ce système des muscles du tonus.

Ces tensions sont mises en évidence par des tests d'amplitude des mouvements articulaires que l'on peut aussi appeler tests posturaux. Quand de tels problèmes existent cette amplitude des mouvements est limitée en serrant les dents et se libère en les desserrant. Mais aussi il faut reconnaitre les dysfonctionnements et les différents symptômes qui peuvent en découler comme ceux qui en sont responsables. Les troubles occlusaux dentaires ont toujours de graves conséquences sur la santé . On oublie trop souvent que l'effet répétitif d'un seul contact dentaire iatrogène, lors de la déglutition (200 fois par jour, 300 mille fois par an) même s'il est bref (demi-seconde) finit par avoir un effet mitraillette délétère sur l'état physique et mental des plus robustes d'entre nous.).

Les acouphènes font partie du tableau clinique classique du problème occlusal dentaire. Quand une pathologie occlusale en est responsable, Ils sont toujours accompagnés de cervicalgies, lombalgies et autres dorsalgies. Pour faire bonne mesure il en découle la plupart du temps des troubles du sommeil, de la fatigue chronique, accompagnés d'hyper-serrage dentaire ou de bruxisme avec toutes leurs conséquences.

Mécaniquement l'hyper serrage va léser l'articulation temporo mandibulaire et écraser le ménisque situé dans la cavité glénoïde.

Il est important de noter qu'un des rôles de l'ATM est de servir d'amortisseur, de protéger le muscle temporal, en particulier le massif pétreux, des contraintes importantes de serrage exercées lors de la mastication. Suite à l'apparition de pathologie de l'ATM nous aurons des douleurs, claquement méniscal, blocage de l'articulation et un syndrome de déficit postural, le tout souvent accompagné d'acouphènes.

Ce système est important à plus d'un titre, d'une part par ses composants mécaniques, le maxillaire, la mandibule, et le système musculaire qui s'y rattachent, d'autre part les relations du nerf trigéminal avec les fibres proprioceptives intéressant l'oreille interne mais aussi les muscles oculomoteurs .

Ainsi la relation des deux maxillaires est avant tout au service de plusieurs fonctions, qui, quand elles sont efficaces, harmonieuses et équilibrées, nous permettent de conclure qu'il n'est pas nécessaire d'intervenir. Et cela même si la structure peut nous laisser penser le contraire. Pour ces raisons nous pensons que pour comprendre une pathologie occlusale il est nécessaire de bien en connaître les causes et les conséquences dans la sphère buccale bien sûr mais aussi en dehors.

Occlusion, langue, déglutition, audition, mastication, phonation, vision, respiration, font partie d'un même système, où toutes ces fonctions sont interconnectées, interdépendantes. Etudier l'une d'entre elles sans comprendre ou regarder l'autre ne peut apporter que des réponses incomplètes, voire même amener à poser des diagnostics erronés.

Le traitement du problème occlusal dentaire sera confié à des dentistes très spécialisés qui par la pose de gouttières occlusales, par des meulages sélectifs, ou d'autres techniques, recréeront une harmonie mécanique et physiologique de l'ensemble du système stomato gnathique.

On ne peut pas parler des éventuelles causes des acouphènes sans évoquer la problématique de l'électrosensibilité. La maladie des ondes est mal connue par le monde médical et parfois même niée. Pourtant aujourd'hui 3000 publications dans des revues scientifiques à comité de lecture nous confirment que les ondes électromagnétiques ont une influence sur la matière vivante.

Les acouphènes et l'électrosensibilité?

Les personnes électrosensibles ne sont pas toutes sensibles de la même façon et les symptômes et leur intensité varient d'une personne à l'autre. Par contre, chez tous les électrosensibles, les symptômes augmentent en fonction de l'intensité des rayonnements des champs électromagnétiques. Plus les sources de ces ondes sont nombreuses et puissantes, plus ces personnes en souffrent.

Nous sommes tous soumis aux champs électromagnétiques (CEM) et nous en subissons tous leur influence. On peut donc prétendre, sans grand risque de se tromper, que plusieurs d'entre nous en éprouvent déjà des effets, des symptômes qui peuvent être légers ou intenses, mais pour lesquels nous ne trouvons souvent pas de cause parce que non informés. Il est aussi possible que, avec l'augmentation de l'intensité des CEM (d'avantage de téléphones cellulaires, de wifi, de téléphone DECT, de compteurs intelligents (?), Etc...) nous soyons éventuellement tous affectés dans l'intimité de notre physiologie sans en avoir conscience.

Chez certaines personnes, les rayonnements de courte longueur d'onde peuvent produire des effets auditifs spécifiques. Il s'agit d'ondes modulées et surtout pulsées comme le sont les ondes radar ou celles que génèrent les systèmes de transmission par paquets numériques (comme la radiotéléphonie cellulaire).

Malheureusement le corps médical n'est pas conscient de ce problème et lorsqu'une personne affectée par des acouphènes consulte un médecin, généraliste ou spécialiste, la piste de l'électrosensibilité n'est jamais envisagée, alors qu'elle est souvent la cause des acouphènes. Il faut aussi savoir que l'on ne peut résoudre ce problème qu'à la source, autrement dit en supprimant la source de rayonnement ou en s'en éloignant suffisamment. La trop grande proximité vis-à-vis d'un relais de radiotéléphonie ou d'une source quelconque de micro-ondes pulsées (ou modulée par train d'impulsions) peut être à l'origine d'acouphènes avec, pour conséquences secondaires, des troubles nerveux plus ou moins graves.

Cette maladie des ondes est induite, ou pour le moins majorée de façon spectaculaire par la présence de certains matériaux en bouche, métalliques ou non. Ils renvoient un écho électromagnétique dont les caractéristiques physiques dépendent du matériau. Les bouches de nos concitoyens sont une véritable mosaïque de différentes matières avec lesquelles nous présentons parfois ce que j'appelle des incompatibilités électromagnétiques. Il s'en suit des tensions, et un parasitage électrochimique de l'ensemble de l'homéostasie vibratoire de nos organismes.

Sur ce type de malades les acouphènes sont récurrents. Quand nous sommes dans le syndrome de l'électro sensibilité ils sont accompagnés d'une foule de symptômes dont les plus courants sont les suivants :

Neurologiques: Céphalées; étourdissements; nausées; difficulté à se concentrer; perte de mémoire; irritabilité; dépression; anxiété; insomnie; fatigue musculaire; faiblesse; tremblements; engourdissements; picotements douleurs musculaires et articulaires

Cardiaques: palpitations; arythmies; douleurs ou sensation de pression dans la poitrine, rougeurs au visage.

Ophtalmologiques: Sensation de pression, douleur et/ou brûlure dans ou derrière les yeux; yeux secs; diminution de la vision.

Autres : sécheresse de la bouche; bourdonnements dans les oreilles, vertiges, maux de tête, troubles de la mémoire et de la concentration, brûlures, douleurs musculaires et articulaires, pertes de sommeil, éruptions cutanées.
Pour ces patientes électro sensibles victimes des acouphènes, il sera nécessaire de se protéger des ondes électromagnétiques présentes dans leur environnement.

Mais de la même façon que si l'on coupe l'antenne d'un poste transistor on entend moins la musique, en déparasitant la bouche de tous les matériaux métalliques ou non s'y trouvant et qui font antenne à l'environnement électromagnétique on aura des améliorations de confort de vie importantes à tous les niveaux, avec bien sûr une diminution ou même une disparition de ses acouphènes.

Il me paraît important que l'ensemble des professions médicales, audio prothésistes, médecins et chirurgiens dentistes, puissent avoir des échanges plus constructifs dans l'intérêt de leurs patients, notamment pour les acouphènes. La sectorialisation excessive des différentes disciplines médicales ne va pas dans l'intérêt de ces centaines de milliers de personnes qui souffrent de certains problèmes de santé comme ceux évoqués dans ce livre.

Docteur Gérard Dieuzaide
http://www.dieuzaideelectrosensibilite.com/
Voir ses livres :
«LES MALADIES DES ONDES, COMMENT S'EN PRÉSERVER»,
Électrosensibilité, fibromyalgie, fatigue chronique
chez DANGLES (+ une version espagnole)
«LIBEREZ-VOUS DE CES MATIERES PARASITES»
(c/o Guy Trédaniel Editeur)

11- 7 : Biofeedback cellulaire et prise en charge inforgétique et de reprogrammation cellulaire ; méthode BEST

Par Françoise PRAQUIN-GRIGNARD
Docteur en Médecine, thérapeute.

Depuis peu en France, la nouvelle méthode américaine appelée BEST est utilisée. Basée sur l'équilibrage du conscient / subconscient à travers l'analyse comportementale (kinésiologie) ((réponse des muscles à des stimulations spécifiques)) du sujet lorsqu'il se concentre sur différents problèmes physiques, vécu traumatique, émotions, perturbations, obsessions, acouphènes, etc. elle permet de supprimer certaines mémoires ancrées dans l'inconscient et de «nettoyer» les événements «TOXIQUES», en travaillant sur l'inconscient.

Le test permet de déterminer une interférence émotionnelle précise et le but de la séance est de libérer la personne de cette interférence. L'approche est alors voisine de l'ostéopathie énergétique et fait appel à des réactions purement réflexes associées à une concentration du mental sur des sentiments positifs qui vont compléter cette forme de «re-set» ((réinitialisation : comme dans un ordinateur)). On assiste alors à des améliorations en quelques séances (5-6, ou moins), parfois très spectaculaires.

A travers l'analyse comportementale par kinésiologie ((réponse des muscles à des stimulations spécifiques)) : mesure de la spasticité musculaire par test d'opposition sur certains groupes de muscles du sujet lorsqu'il se concentre sur les différents problèmes déjà évoqués : physiques, vécu traumatique, émotions, perturbations, obsessions et acouphènes !...etc. ((Un muscle spastique est un muscle qui a un tonus exagéré, on dit aussi un muscle hyperspastique... ; la spasticité: exagération du réflexe myotique, la spasticité consiste en un étirement rapide d'un muscle qui entraîne trop facilement sa contraction réflexe qui dure un certain temps. La spasticité peut être uniforme sur tout le corps mais elle est le plus souvent localisée sur les membres inférieurs. ...)).

Cette approche permet de résoudre de nombreux états émotionnels et/ou physiques qui n'ont pas trouvé de solution à travers la pratique médicale classique.

Les applications récentes de la médecine quantique évoluent et ouvrent de nouvelles possibilités. Un exemple résumé de l'une de ses interventions est exposé dans le chapitre 7- du livre et dans le compte rendu de monsieur L. au paragraphe7-II-7. (page 89).

Chaque cas est particulier et demande une approche adaptée aux réponses enregistrée au cours du soin.

Voir aussi le paragraphe 7-4 : «l'enfant a hérité du prénom de son frère prédécédé».

11- 8 L'alimentation : équilibre acido-basique

Par Françoise PRAQUIN-GRIGNARD,
Docteur en Médecine, thérapeute.

Elle est un paramètre important dans la prise en charge de tous symptômes et maladies.

Il faut comprendre que tout stress (mental, physique, émotionnel, environnemental) génère obligatoirement des radicaux libres ((acides)), lesquels doivent être pris en charge par l'organisme afin de les neutraliser ((pour maintenir l'homéostasie sanguine… sinon on meurt !)) puis les transporter vers les émonctoires et enfin les éliminer.

Le système de neutralisation des radicaux libres fait appel à ce qu'on appelle la réserve alcaline. Elle est représentée essentiellement dans notre corps par les minéraux (des os, des artères, des ligaments…) et donc surtout par le calcium et le magnésium. Or cette réserve n'est pas inépuisable, il faut la renouveler en mangeant des aliments riches en minéraux (légumes et fruits), plutôt pauvres en protéines acidifiantes ((pas trop de viandes, poissons, œufs, laitages...)) ceci afin de ne pas aggraver par une diète acidifiante un état acide déjà entretenu par l'état de stress ((liée dans notre démonstration à la présence d'acouphènes par exemple)) ((ceci est valable pour toutes conditions de stress)). Sans ce renouvellement, vous atteignez rapidement un état de déminéralisationgénéral, dont l'une des conséquences la plus connue est l'ostéoporose. Bien sûr ce mécanisme est très complexe et de nombreux ouvrages lui sont consacrés.

Il peut être important de faire une mesure des pH urinaire et salivaire afin de vérifier l'équilibre acido-basique et l'état de la réserve alcaline. C'est particulièrement utile pour estimer les capacités de régénération de l'organisme et d'en évaluer les progrès en cours de traitement.

XII
AUTRES PRISES EN CHARGE

De nombreux dysfonctionnements peuvent participer à l'apparition et aux variations d'un acouphène. Il faut en conséquence les découvrir et initier les traitements appropriés. Les charges émotionnelles peuvent motiver des thérapies diverses, dont :

L'HYPNOSE MEDICALE : il est utile de faire un recensement de tous les aspects négatifs qui ont été mis à jour pendant la prise en charge d'une part, et d'exprimer clairement quelles sont toutes les attentes. Le thérapeute pourra ainsi « vider» les aspects négatifs et programmer des comportements qui permettront de positiver ultérieurement. Il ne faut pas faire d'amalgame entre l'hypnose médicale et celle du show business.

L'EMDR pour sa part, par des exercices particuliers des yeux, vise à mobiliser les ressources physiques, psychiques et mentales et restaurer une estime de soi déficiente. Cette technique psychothérapeutique permet de *traiter le stress post-traumatique. C'est aussi une thérapie qui s'appuie sur les facultés d'auto-guérison du cerveau.*

D'autres thérapies comportementales et cognitives que celles déjà utilisées dans la prise en charge TINNITOMÉTRIQUE® ((P.N.L.)) peuvent être engagées: La THERAPIE COGNITIVO-

COMPORTEMENTALE (T.C.C.) est une thérapie brève, validée scientifiquement, qui vise à remplacer les idées négatives et les comportements inadaptés par des pensées et des réactions en adéquation avec la réalité.

XIII
DIRECTIVES ET CONSEILS :

Il est important d'avoir à l'esprit que le patient acouphénique vit une vraie DOULEUR. Une écoute attentive et une communication participative avec lui est souhaitable. Si nous pouvons l'aider, nous ne pouvons rien faire SANS LUI.

Avant de recevoir nos patients, nous avons un entretien téléphonique préalable (car ils viennent souvent de très loin) assez long pour découvrir l'importance de leur acouphène et leur donner déjà des informations. S'ils paraissent intéressés pour envisager une prise en charge, nous leur posons deux questions préalables dont l'une peut les surprendre :

1 - «*Etes vous réellement gênée par vos acouphènes*»? Si la réponse est négative, nous suggérons à la personne d'attendre d'être gênée suffisamment, car la technique utilisée est relativement longue et nécessite beaucoup d'implications et de continuité et implique un coût ar 15 à 20 heures sont consacrées à un seul patient !

Si sa réponse est positive, nous lui posons la seconde question préalable :

2- «*Etes vous réellement motivée pour vouloir être soulagée*»?

- Cette question surprend souvent bien entendu et nous devons expliquer que certains patients se servent de leur acouphène pour se plaindre et attirer ainsi l'attention et le soutien de leur entourage. Leur retirer leur acouphène risque de les perturber car on ne s'occupera plus d'eux ! On appelle cela «un avantage secondaire» (voir le cas 4-2-6 page 72).

- Un patient très perturbé est venu il y a quelques années pour une prise en charge de 3 jours. L'audiogramme qu'il m'avait adressé précédemment était presque normal. Le lundi matin, quand il est entré dans mon bureau, il a émis immédiatement un préalable : « *je vous signale tout de suite que j'ai des problèmes psychologiques importants, mais je ne veux absolument pas qu'ils soient évoqués ou pris en charge*» ! **Après quelques explications sur la complexité des acouphènes, j'ai expliqué à ce monsieur qu'il m'était impossible de le prendre en charge dans les conditions qu'il imposait, car ses problèmes psychiques** et comportementaux étaient les éléments clefs de son problème d'acouphène.

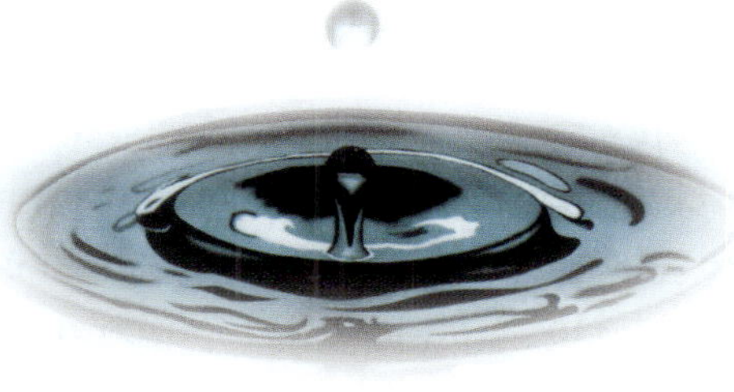

XIV
CONCLUSIONS :

Les patients acouphéniques, car c'est d'eux que l'on doit s'occuper, sont très affectés par leur souffrance. Ils ne comprennent pas pourquoi eux en sont atteints : «Ils ne le méritent pas» ! Ils sont en situation d'échec, souvent déprimés, repliés sur eux-mêmes. Ils ont l'impression qu'une épée de Damoclès les attend. Ils n'ont parfois plus aucun espoir !

Les explorations médicales nécessaires et indispensables seront comme actuellement réalisées. Les informations médicales et les propositions d'actions devront être plus positives, sans jamais rien promettre. Une information raisonnable pourra évoquer des pistes non médicales par une équipe multidisciplinaire (dont médicale) qui peuvent apporter des améliorations sans laisser espérer pour autant des guérisons, au moins pour l'instant.

Une qualité d'écoute leur sera réservée par tous les membres de l'équipe ; du temps leur sera consacré pour leur permettre de s'exprimer, de faire comprendre leur douleur. Des explications simples et accessibles les rassureront et permettront une dédramatisation de leur état.

Ceci sera conforté par une neutralisation partielle ou totale de leur acouphène. Ils ne seront pas guéris, mais pourront supporter plus facilement le ou les sons qui les rongent habituellement.

Des techniques comportementales adaptées seront mises en œuvre pour compléter et conforter les premiers résultats. Les patients doivent admettre que l'amélioration sera d'autant plus efficace qu'ils s'impliqueront dans la stratégie proposée et que le phénomène d'habituation viendra encore améliorer le confort.

La prévention et la protection du système auditif en particulier et, comme nous l'avons vu, du système limbique éviteront des relances de l'acouphène et calmeront les secrétions anormales qui créent à leur tour une hypersensibilité de tous les sens sauf le sens de l'humour qui, chez les acouphéniques est tombé souvent dans les chaussettes !

XV
REMERCIEMENTS

Mes premières pensées vont à mes parents qui ont su m'orienter vers un métier que je ne connaissais pas du tout et m'ont épaulé avec attention et Amour. Paix à leur âme.

Je remercie tous les membres de ma famille qui ont entendu parler pendant des années d'un sujet qui me passionne, avec souvent des répétitions dont ils voudront bien m'excuser.

Sur le plan professionnel et personnel, je remercierai en particulier mes deux épouses Süzel GRIGNARD-HERTENS, opticienne audioprothésiste et Françoise PRAQUIN-GRIGNARD, Docteur en médecine, Thérapeute et Audioprothésiste pour leurs encouragements et leur patience, et mes 6 enfants Nathalie Kernick, Christèle BOURDUT, Jean-Pierre, Guillaume, Paul et Maël GRIGNARD. Certains pratiquent l'audioprothèse. Ils m'ont souvent guidé dans mes recherches et travaillent avec moi depuis de nombreuses années. Les autres m'ont conseillé, ont réalisé les croquis, dessins et réalisations graphiques informatives, d'autres sont intervenus pour la réalisation du site. Je souris intérieurement quand ils lèvent parfois les yeux au ciel lorsque je raconte pour la $n^{ième}$ fois à une personne étrangère certains aspects de la prise en charge des acouphènes. Ils connaissent !!! Je les remercie tous avec tendresse pour leur affection, leurs conseils, leur disponibilité et leur soutien dans la rédaction de ce livre.

Mes remerciements vont ensuite à tous les collaborateurs Docteurs en médecine, Audioprothésistes, Ingénieurs en informatique et professionnels de différents horizons qui m'ont accompagné dans l'équipe thérapeutique tinnitométrique® qui a évolué dans le temps et s'est étoffée: tous les Audioprothésistes et les assistantes de mon groupe de centre d'appareillages auditifs et les thérapeutes de l'équipe qui se sont succédés et dont j'ai oublié certains noms : Madame Françoise PRAQUIN-GRIGNARD, *Docteur en médecine, Thérapeute* pour le biofeedback cellulaire et *la prise en charge inforgétique et de reprogrammation cellulaire: méthode BEST,* Mesdames Martine

PANSIER, Catherine LAFARGE, Messieurs Fred FERRAND, Richard DURU, Laurent CATTEAU-NARBONNE, Docteurs en médecine, Mesdames, Marie Paule VENTALON, Isabelle LAROCHE, Claude CHAURAND, Samira BOUICHA, Messieurs Roger HASSELOT Thierry HACQUES, Jean Luc DAVOUST, Kuete JACKSON : audioprothésistes ; Mireille COQUELIN et son équipe technique, mon attachée de direction Jacky FOULEDEAU et ses collaboratrices en comptabilité : Chris LAPLACE et toutes mes assistantes dont Antoinette PITAULT-MOREAU. Messieurs Pierre Girard et Jean Michel LOUPIAS pour l'ostéopathie, Monsieur Gilles VERGNES, Mademoiselle Lucie MINGOT, Monsieur Anthony HUET pour la podologie-posturologie, Madame Hélène RIOT, Madame Ghislaine GICQUEL-JACOB, Messieurs Frank CHAUVIN, Cédric LEVRAT, Constantin RIGOLET pour la sophrologie, Monsieur Constantin RIGOLET pour la P.N.L., Monsieur *Jean-Claude SERGENT,* Monsieur *Andréas MOORE pour l'acupuncture le TUY NA et la médecine traditionnelle chinoise,* Monsieur Dany Dan DEBEIX*, expert en hypnose. Plus récemment le* Docteur Gérard DIEUZAIDE pour l'électrosensibilité, la fibromyalgie, la fatigue chronique a participé dans l'équipe.

Merci aux confrères audioprothésistes français et étrangers qui m'ont fait confiance et sont venus se former à la technique TINNITOMETRIE® pour soulager leurs patients.

Merci à mes Amis de longue date Michel DOGNA et son épouse Anne Françoise L'HÔTE pour leurs conseils amicaux et l'aide précieuse qu'ils m'ont apportés dans leur île lointaine pleine de charme et de quiétude, pour corriger certaines présentations, finaliser ce livre et l'éditer en collaboration avec Fabien GAILLARD, Graphiste. Je remercie Messieurs les Professeur Michel PORTMAN de Bordeaux, Pierre ROULLEAU de l'hôpital Necker Paris et bien d'autres sommités O.R.L. de m'avoir reçu à plusieurs reprises et écouté avec attention et délicatesse. J'en ai retiré de nombreuses et enrichissantes informations.

Je remercie Monsieur le Professeur Bruno FRACHET chef de service O.R.L. de l'Hôpital Rothschild AP-HP de Paris qui m'a prodigué depuis 25 ans des conseils empreints de la sagesse et de l'ouverture d'esprit qu'on lui connaît, le tout avec modestie et Amitié. L'aimable préface qu'il a rédigée est un encouragement pour continuer à chercher, sans m'attribuer trop de  !

Je remercie Monsieur le Professeur en neurosciences Rémy PUJOL, ancien directeur de l'INSERM Montpellier auquel j'ai emprunté, parfois maladroitement, de nombreuses présentations et qui a accepté de reviewer une partie de mes textes concernant les neurosciences. Je lui offre un large crédit de  à m'accorder en sollicitant son indulgence.

Je remercie tous les médecins O.R.L. qui ont participé à l'étude multicentrique des années 1990 et tous ceux avec qui j'ai collaboré pour essayer de soulager au mieux les patients acouphéniques.Merci aussi à feu le Docteur Jean-Bernard CAUSSE ORL à Béziers qui, dans les premiers, avait apprécié mon approche thérapeutique et m'avait suggéré amicalement des modèles de travail.

Je remercie Monsieur le Professeur FAUGERE, le Docteur BRICOT, le Docteur Gérard DIEUZAIDE de leur autorisation d'utilisation d'une partie de leurs ouvrages.

Merci à Monsieur Jean Noël RIMBERT, Directeur du Laboratoire de Biophysique de la Faculté de Poitiers pour ses conseils et analyses.

Je remercie Jean-Claude et Alain TONNARD, fondateurs de la Fédération Française de l'Audition puis D'AUDIKA, qui m'ont accordé leur confiance et leur soutien avec qui j'ai partagé pendant 40 ans des partenariats efficients. Merci à mon Ami Philippe PAILLUSSEAU qui m'a motivé et stimulé. Il m'a permis de rencontrer de nombreuses sommités médicales et de m'enrichir de leurs connaissances à leur contact.

Monsieur Pascal LELEUX et et ses collaborateurs Mathieu COURQUIN et Julien PASCOLI qui améliorent et hébergent mon site www.acouphene.com avec la société Audition France Innovation (www.afi) ***depuis plus de 25 ans.***

Monsieur et Madame DUPONT de la société QUALILAB pour avoir réalisé l'étude statistique de 1994.

Merci à certains confrères qui m'ont accompagné et soutenu : Xavier CARRIOUX, Dominique LEGAT, Jacques BENSAQUEM ; certains amis : Michel, Marie-Noëlle, etc.

Je serai l'interprète des patients acouphéniques pour remercier tous les chercheurs qui depuis des dizaines d'années ont fait évoluer les connaissances et continuent à le faire, dans un domaine si complexe où tant de choses restent encore à découvrir, à comprendre, et à résoudre.

Je remercie surtout tous les patients qui nous ont fait confiance depuis de nombreuses années en nous consultant. Grâce à eux, en étudiant leurs problématiques, nous avons pu découvrir des pistes et développer des stratégies positives, adapter des procédures et des réglages spécifiques, tout en les soulageant. Chaque cas était unique et nous étions confrontés aux «coulisses de l'exploit», en essayant d'améliorer leur cas soi-disant incurable. Mis à part quelques cas rares mais rebelles, nous avons surtout été récompensés par l'amélioration de leur situation.

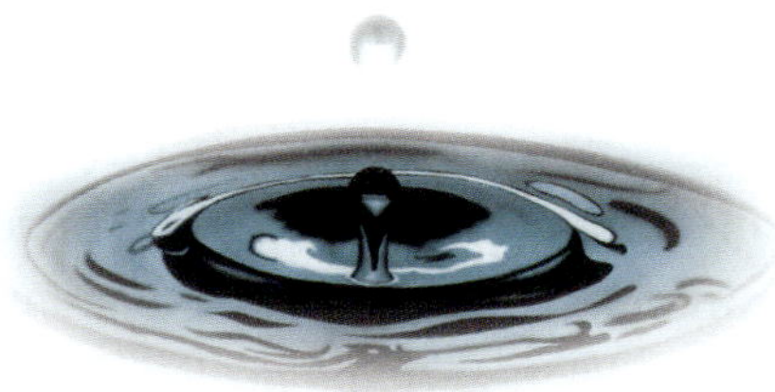

INDEX

1 - DYSFONCTIONNEMENTS

2 - TRAITEMENTS

3 - TECHNIQUES

4 - INFORMATIONS

ANNEXES

Le livre déborde et nous sommes obligés une nouvelle fois d'alléger certaines annexes. Elles seront développées sur le site www. acouphene.com. Nous prions le lecteur de bien vouloir nous en excuser.

ANNEXE 17-1a

Les explorations fonctionnelles (Suite du chapitre 2-3)

L'étude des oto-émissions acoustiques ((Découvertes en 1978 !!))

Comment sont-elles mises en évidence : on introduit dans le conduit auditif externe une petite sonde souple, munie d'un microphone. Un générateur envoie dans l'oreille une stimulation sonore très brève. La sonde recueille quelques millisecondes plus tard des «réponses» enregistrées sur un appareil extérieur. Les oto-émissions acoustiques ont été provoquées par l'oreille elle-même.

Ceci confirme bien l'hypothèse support de notre technique TINNITOMETRIE® que nous formulons d'une «activité mécanique anormale de résonance de la cochlée».

Cette technique d'oto-émissions acoustiques provoquées (OEAP) est intéressante pour apprécier le processus périphérique ((Rappel : non «central»)) à l'origine de l'acouphène : Ces oto-émissions acoustiques provoquées (1) étant générées par les cellules ciliées externes de la cochlée, on a cherché à démontrer leur corrélation avec l'existence des acouphènes : ((elles sont donc émises par l'oreille interne et peuvent être enregistrées)) (2).

1) Cependant, l'étude des oto-émissions acoustiques provoquées associées ou non à une stimulation controlatérale ((de l'oreille opposée)) permet de tester le système efférent cochléaire ((retour du système limbique et réticulaire à la base des cellules liées)) : une étude menée par MORGON et col. Chez 50 patients acouphéniques n'a pas éliminé formellement tout lien entre l'acouphène et le système efférent cochléaire médian. *Le système inhibiteur ((qui freine le processus))* David Kemp, « Stimulated acoustic emissions from within the human auditory system », *Journal of the Acoustical Society of America*, vol. 64, 1978, p. 1386–1391 (DOI 10.1121/1.382104)

2) En savoir plus : http://sante-guerir.notrefamille.com/sante-a-z/examens-specifiques-de-l-oreille/l-etude-des-oto-emissions-acoustiques-ou-oea-o110780.html#G2wSLcIzf6j3uFZy.99

L'étude des oto-émissions acoustiques provoquées n'est pas d'un apport déterminant dans l'étude des acouphènes en relation avec une pathologie otologique, puisque celles-ci sont altérées lorsqu'il y a une perturbation connue du fonctionnement de la cellule ciliée externe (1).

Les autres explorations fonctionnelles

L'étude des potentiels évoqués auditifs(PEA) et de l'appareil vestibulaire sert à dépister une surdité rétrocochléaire ((située après la cochlée)).

Au delà de cette phase ou en présence d'un acouphène idiopathique, il faut s'intéresser au traitement de l'acouphène proprement dit et commencer par le caractériser.

Exploration habituelle de l'acouphène

Celle-ci peut reposer sur des méthodes d'égalisation de la hauteur et de la sonie par des tests ipsi ((du même côté)) ou controlatéraux ((sur l'oreille opposée)) comme l'a montré HISHIGAWA.

Déterminer la localisation fréquentielle

Déterminer l'intensité de l'acouphène

Certains pratiquent pour cela un test d'équilibrage de sonie qui consiste à présenter dans l'oreille du patient un son filtré extérieur à diverses fréquences, quelle que soit la hauteur de l'acouphène : le patient détermine le niveau de son acouphène par comparaison. Ce test peut être effectué dans l'oreille ipsi ou controlatérale. Le niveau de sensation de l'acouphène se situe pour 80 % des patients entre 5 et 8dB au-dessus du seuil audiométrique. La courbe obtenue chez un patient acouphénique peut reproduire, en présence d'un acouphène constant, celle de l'audiogramme quelle que soit la fréquence de stimulation : on obtient donc une courbe dite parallèle.

Cependant certains patients présentent une courbe de type convergent qui rejoint la courbe audiométrique sur la fréquence dominante de l'acouphène.

Possédant l'audiomètre conçu par le Professeur VERNON de PORTLAND (USA), nous avons essayé de mixer des sons purs, des sons vobulés et autres, sans résultat probant.

1) Voir : http://www.paperblog.fr/3647400/les-mesures-objectives-les-oto-emissions-acoustiques-spontanees-oeas-lien-avec-les-acouphenes/#u6eLAg3AEp8itto3.99

A l'expérience, cette méthode de détermination de la fréquence et de la hauteur de l'acouphène nous paraît sujette à caution et inutile: fausse, car quand on envoie un son dans une oreille, l'acouphène en est modifié, en fréquence et en intensité, aussi bien sur l'oreille testée que sur l'autre oreille. Inutile, car le patient n'est pas intéressé de connaître ni la fréquence ni l'intensité de son acouphène car ceci n'apporte pas de solution. Son problème est une souffrance, une douleur dont il souhaite être SOULAGÉ en tout ou partie. Il existe par ailleurs une différence des unités de mesures utilisées : décibels SPL (Sound Presure Level) qui sont des unités physiques et des décibels HL ((Hearing Loss)) qui sont des unités de pertes auditives. Quand l'on me rétorque que ces mesures sont utiles pour organiser une classification des acouphènes, je réponds, sur le plan clinique, qu'il y a autant de types d'acouphènes qu'il y a de patients acouphéniques !!

Déterminer le seuil de douleur

Afin d'éviter de présenter des sons forts susceptibles de provoquer une inhibition résiduelle ((prolongation de l'effet de diminution ou de masquage)), le test doit être effectué en utilisant des niveaux croissants d'intensité.

Pour notre part, nous ne recherchons pas ce seuil de douleur, car les patients présentent presque toujours une hypersensibilité aux sons forts ((et non pas hyperacousie !)) et supportent mal ce test qui risque d'amplifier leur acouphène.

L'évaluation objective de l'acouphène

Elle constitue la méthode d'avenir qui reste à déterminer parmi les nombreuses études actuelles en cours ou ayant été présentées récemment. Parmi celles-ci on peut mentionner :

- L'étude de l'activité magnétique évoquée auditive des patients acouphéniques,

- L'enregistrement des potentiels évoqués vestibulaires qui seraient déviés du côté de l'acouphène,

- Les réponses évoquées auditives du tronc cérébral dans lesquelles il y aurait modification de la composante tardive des réponses (Dr. JASTREBROF),

- L'évaluation semi-objective de la fonction des cellules ciliées externes par étude des courbes de sélectivité fréquentielle (Pr. DAUMAN).

Ces techniques n'ont pas encore d'application clinique ((c.à.d. dans le traitement du patient lui-même)). Toutefois, dans le domaine expérimental au moins, peuvent-elles permettre de mieux comprendre la physiopathologie des acouphènes. (NDLR : sans apporter d'amélioration clinique pour le patient).

ANNEXE 17-1 b
Les différents types de traitements (suite du chapitre 2-5).

Voir traitement allopathique sur le site. Les médecins envisagent aussi :

- **La résection (voir site)**
- **Les vitamines (voir site)**
- **Le traitement de l'allergie (voir site)**
- **Traitements particuliers (voir site)**
- **Action sur le plexus tympani (voir site)**
- **Le traitement chirurgical (voir site)**
- **Les agents physiques (voir site).**
- **Les régimes (voir site).**

ANNEXE 17-1-c
Physiopathologies des acouphènes (développement du chap. 3-2) :

Cet exposé souvent développé par d'autres auteurs est présenté sur le site www.acouphene.com

ANNEXE 17-2
Les techniques de masquage

Principes de la masquabilité des acouphènes : (technique initiée dans les années 1970-1990 pratiquement abandonnée aujourd'hui). Il faut toutefois en informer les patients qui espèrent encore de son usage.

La délivrance à l'oreille acouphénique ou à l'oreille controlatérale d'une stimulation sonore est susceptible de faire diminuer l'acouphène. L'exposition à une bande passante étendue de 3000 à 15.000 Hz va être proposée à une intensité progressivement croissante au-delà du seuil auditif jusqu'à la disparition de l'acouphène : la valeur obtenue est appelée le niveau de masque minimum.

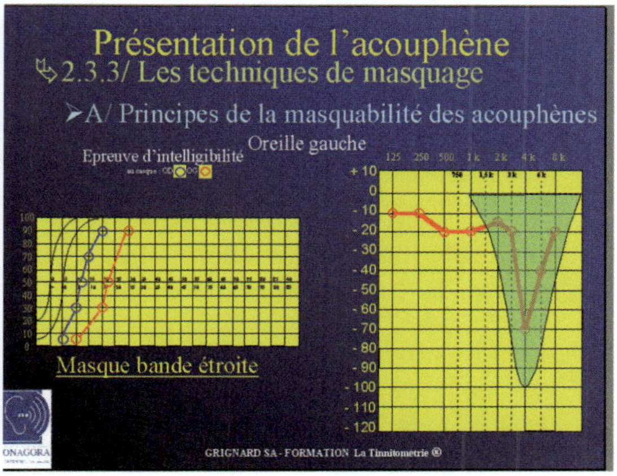

Une équipe de Nottingham (Pr HAZELL) a montré que les patients préféraient utiliser une large bande sonore plutôt qu'une fréquence marginale et que ceux-ci choisissaient des masqueurs dont le niveau était inférieur à celui qui permettait le masquage complet de l'acouphène. Ils en déduisent que le masquage partiel peut être parfaitement utilisable.

Une autre notion importante est la possibilité d'effectuer un masquage controlatéral ((sur l'autre oreille)), ce qui témoigne de la participation du système nerveux central. Le masquage controlatéral a souvent un niveau inférieur au masquage ipsi latéral ((sur la même oreille)). Il y a donc interaction entre les deux oreilles, par le biais du système limbique et réticulaire *((L'hypothalamus est une zone située au centre du cerveau, dont il représente moins de 1 p. 100 du volume total. Il se trouve au-dessus de l'hypophyse, avec laquelle il est relié par une tige, la tige pituitaire, et assure un double rôle de contrôle des sécrétions hormonales de la glande hypophyse ((considérée comme le « chef d'orchestre » des autres glandes de l'organisme)) et de régulation de l'homéostasie ((maintien des paramètres biologiques de l'organisme)). L'hypothalamus intervient également dans le comportement sexuel et les émotions. Il fait partie d'un système appelé le système limbique ((impliqué dans les émotions)).*

En résumé de ces principes, on peut estimer que le masquage est essentiellement un processus d'inhibition neuronale.

Une notion importante est l'existence d'une inhibition résiduelle de l'acouphène ((différente de l'inhibition résiduelle tinnitométrique® dont nous parlerons plus loin)), après stimulation par un bruit suffisamment puissant : celui-ci provoque une élévation du seuil de perception centrale. La reprise de l'acouphène est rapide après cette période dóinhibition qui peut être partielle ou totale et d'une durée variable. La recherche de cette inhibition se fait par utilisation de bandes larges filtrées sur les graves à 10 dB au-dessus du seuil de masque minimum pendant 60 secondes.

Le bilan du masquage présente une double importance clinique et technique :

- Clinique car il permet au patient de matérialiser son acouphène et contribue à le lui faire mieux accepter,

- Technique pour l'élaboration du bruit masquant.

On tend vers l'utilisation de bruits de faible intensité ne cherchant plus actuellement à couvrir l'acouphène par le bruit extérieur. Plusieurs types de techniques existent :

- La prothèse classique

- Le masqueur pur

- Un système mixte

- Des systèmes intra-auriculaires reliés à des lecteurs de disque laser.

L'utilisation d'un système mixte sera la plus fréquente étant donné que 80 à 90% des patients qui consultent pour acouphènes sont porteurs d'une hypoacousie ((perte d'audition même légère)), le plus souvent de perception et portant essentiellement sur les fréquences aigües. La détermination de la bande passante large ou étroite la plus efficace pour masquer l'acouphène montre parfois la nécessité d'utiliser une audioprothèse car le masquage simple pourrait gêner l'audition sur les fréquences graves.

Par ailleurs, on constate souvent que l'effet de masquage ne peut être obtenu que sur de très hautes fréquences et dans ce cas, la prothèse seule ne pourrait y parvenir. Un impératif important à respecter est, à l'évidence, de conserver un certain degré d'audition: il ne faut pas trop vouloir masquer l'acouphène et faire perdre au patient sa fonction auditive.

Le masquage controlatéral ((sur l'oreille opposée)), dont l'efficacité a été signalée dans les principes, peut trouver une application dans le traitement des acouphènes de déafférentation après chirurgie du neurinome de l'acoustique ((dans le cas où l'audition serait perdue après opération chirurgicale)).

Il faut aussi savoir pratiquer un masquage bilatéral sur les 2 oreilles ou un masquage diotique lorsque l'acouphène est perçu dans la tête.

Du point de vue technique, la mise en place d'une prothèse avec masqueur nécessite de régler tout d'abord le niveau d'amplification de la prothèse et de mettre ensuite en place le masqueur ((générateur d'un bruit réglable en fréquence et en intensité)). Ces prothèses doivent laisser totalement ouvert le conduit auditif externe pour éviter le renforcement de l'acouphène que l'on a pu observer avec certains masqueurs intra-auriculaires.

Une notion importante à retenir est le fait que le masquage des acouphènes ne provoque jamais de détérioration de l'audition car on n'utilise actuellement que des intensités faibles.

Pour notre part, nous avons testé les masqueurs dès leur introduction en France, vers 1975, et constaté que si la perception était parfois diminuée, l'acouphène avait tendance à changer de fréquence ((pour une fréquence harmonique supérieure ou inférieure)). On remarque également que certains acouphènes ne sont masquables qu'avec des hautes fréquences ((très aigues)) ; ceci corrobore les observations de baisse d'acuité auditive sur les hautes fréquences qui ne sont habituellement pas explorées en clinique ((l'audiométrie ne mesure les pertes auditives en général que jusqu'à la fréquence 8.000Hz)).

Le professeur Jonathan HAZELL a insisté fortement, au Congrès de Bordeaux en 1991, sur la nécessité d'abandonner cette technique d'utilisation d'un masqueur d'acouphène de fréquence identique à celle de l'acouphène, ou fréquence légèrement supérieure, en opposition de phase. Il préconisait de la remplacer par la technique TRT (Tinnitus Retraining Therapy). C'est une technique d'habituation à l'acouphène et d'entraînement pour minimiser la gêne due à l'acouphène.

A l'appui d'une information dispensée au patient, il préconisait d'utiliser un générateur de bruit blanc (qui comporte toute la gamme des fréquences audibles) et de le porter 6 heures par jour. Le niveau devrait être ajusté pour que la perception de ce son soit synchrone ((simultanée)) et à un niveau de perception juste un peu plus faible que l'acouphène lui-même avec la perception de l'acouphène du patient qu'il continue à percevoir.

Soumis à une telle simulation, l'objectif était d'habituer l'oreille à entendre du bruit et de dédramatiser de ce fait la perception de l'acouphène. Le patient devait porter ce générateur de bruit pendant 1 an à 1 an et demi et on espérait qu'après cette période, il serait moins gêné par son propre acouphène.

Cette conception n'a pas retenu mon approbation, car mon objectif premier est de soulager le patient. Comme je l'ai exposé dans le livre lui-même, la méthode TINNITOMÉTRIE® permet de diminuer l'acouphène dès le 2ème jour, totalement ou partiellement, incluant l'habituation recherchée.

Par ailleurs, un critère n'est pas respecté dans la TRT : la protection de l'oreille du patient. En effet, pour lui permettre d'entendre, il fallait laisser le conduit auditif externe ouvert, d'où agression de l'oreille par les bruits de la vie courante et ENTRETIEN de l'acouphène qui est pour nous, à l'origine et en partie du moins, un phénomène vibratoire. Les raisons ont été exposées dans le livre mêmes.

«N'oublions pas que la prise en charge thérapeutique des acouphènes ne consiste pas à supprimer le bruit invalidant mais seulement à faire en sorte que le patient ne l'entende plus.»

REFERENCES

1. Compte-rendu du IVème Séminaire International sur les Acouphènes. BORDEAUX 27- 30/08/91.

2. DESPREAUX G. et col. Acouphènes et implants. Ann. Oto-Laryng. (Paris), 1990, *107, 462-465*.

3. GEOFFRAY B. Acouphènes. Monographie IPSEN 1992.

MEYER B. Etude multicentrique des Acouphènes. Ann. Oto-Laryng. (Paris), 1986, 103, 185-188.

ANNEXE 17- 3 :

Calcul de l'efficacité du traitement tinnitométrique® : (E.T.T.)
Calcul de l'indice d'inhibition résiduelle tinnitométrique® : (I.I.R.T.)

1°) Mise en évidence d'une inhibition résiduelle TINNITOMETRIQUE®

Evaluations qualitative et quantitative de l'amélioration :

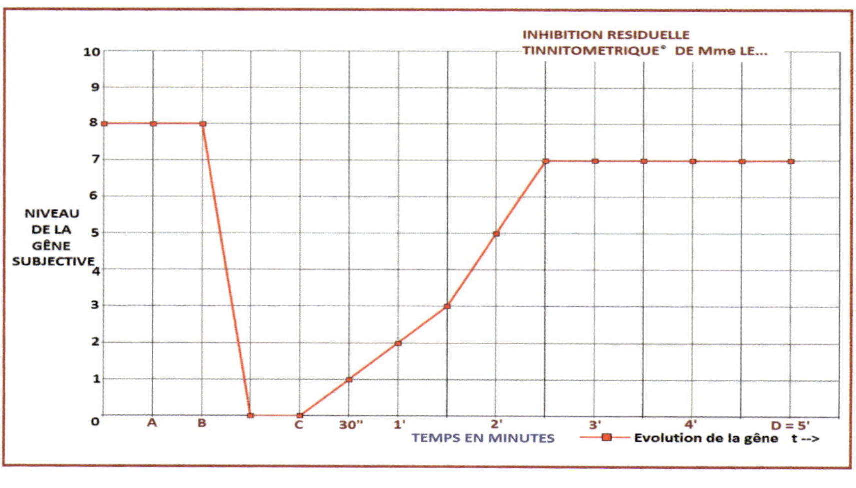

Le graphe comporte en abscisses les temps exprimés en minutes et en ordonnées, le niveau de gêne subjective.

En A valeur subjective habituelle de l'acouphène

En B valeur avant appareillage le jour de l'examen (qui peut-être identique ou non)

De B à C durée de l'appareillage (variable)

En C valeur au retrait des appareils

De C à D valeurs de retour toutes les 30''

Le niveau habituel est représenté jusqu'en A (8/10 dans notre exemple) ; début de l'examen TINNITOMÉTRIQUE® de neutralisation dóacouphènes.

Entre B et C (0/10 sur l'exemple), le patient exprime la nouvelle gêne subjective qu'il ressent après intervention. II est prévenu que les acouphènes risquent de redevenir plus importants après le retrait de l'appareillage et que nous allons mesurer le retour progressif de l'acouphène.

En C, après avoir noté le niveau de gêne subjective avec les appareils auditifs en place, nous retirons ces appareils et demandons au patient de nous indiquer la valeur numérique immédiate estimée. Puis, toutes les 15 secondes et ensuite toutes les 30 secondes nous relevons les valeurs de retour de la perception de l'acouphène sur une durée de 5 minutes environ.

Nous retenons les valeurs Go au moment t0 ici en C

G1 après 1 minute

G2 après 2 minutes

G3 après 3 minutes

G4 après 4 minutes

G5 après 5 minutes ici en D

2°) * **Calcul de l'effet traitement TINNITOMÉTRIQUE® (E.T.T.)**

$$E.T.T = \frac{A-B}{B} \times 100$$

$$\text{Dans l'exemple, l'E.T.T} = \frac{8-0}{8} \times 100 = 100\%$$

Calcul de l'indice d'inhibition résiduelle TINNITOMÉTRIQUE® (I.I.R.T.):

On peut l'évaluer au rapport entre la zone de gêne habituelle sans traitement et la zone de gêne résiduelle après retrait sur 5 minutes.

II est fonction des valeurs initiales A et de celles de retour de l'acouphène (G0, G1, G2, G3, G4, G5) soit sur 8 valeurs.

Cet indice est donc égal à : $\textbf{I.I.R.} = \frac{[(6x\,A)-(GO+G1+G2+G3+G4+G5)]\ x100}{6xA}$

Dans l'exemple de Madame LE., A=8, G0=0, G1=2, G3=G4=G5=7

D'où I.I.R.T.= [(6X8)-(0+2+5+7+7+7)] X 100 : 48 soit **41.66**% de gain

Cet indice de gain peut varier de 0% si le résultat de l'équipement audioprothétique est nul à 100% en cas de neutralisation totale pendant 5'. Il met en évidence la rapidité avec laquelle l'acouphène remonte en intensité. Certains patients très motivés ont parfois noté jour après jour ces valeurs et l'IIR avait augmenté. On peut considérer dans ce cas que le phénomène de résonance est de plus en plus neutralisé. Les acouphènes récents (moins de six mois) sont en principe bien diminués. Les résultats sont parfois limités avec les anciens, le phénomène «résonance» semblant de plus en plus structuré et rigide.

ANNEXE 17-4 : Check-list TINNITOMETRIE®

***A) Memento** : Accueil présentation*

Programme commenté

Respect des horaires

Autorisation de communiquer

TINNITO :

Objectif : Soulager et non guérir

Motivation : Gêne et volonté d'être soulagé

Acouphène : Symptôme et non maladie

Rôle de l'ORL :

Définition : Problèmes physico physio pathologique

Prise en charge multi disciplinaire

Acouphène : Pluie supplice, précipice

Fresnel, Mécanique, résonance,

Tensions, Cavernes ,Train, Jastrebof

Stratégie :

Anamnèse, Dysfonctionnements, Traitements appropriés

Tension= augmentation des acouphènes

Problèmes psychologiques, Tests, Résultats

B) QUESTIONNAIRE

Connaissances de M …………..………….. Sur ses acouphènes

- Connaît • Ne connaît pas
- Hypothèses citées sur les causes :
  - -Statique
  - -Cervicales
  - -Trompe d'Eustache
  - -Perte auditive
  - -Traitements
  - -Scanner
  - -IRM
  - -Doppler
  - -Anesthésie Générale
- Gêne ressentie :
- Craintes :
- Moyens connus :

		Oui	Non	Effic.	Non effic.	Obs
A déjà essayé	Podologie					
	Ostéopathie					
	Sophrologie					
	PNL					
	Acupuncture					
	Médecine chinoise					
	Energétique					
	Audioprothèse					
	Optométrie					
	Orthodontie					

Ses espérances	Soulagement	Guérison	% attendu	% réalisé
	Perception acou.			
	Gène acouphène			
	Audition			
	Compréhension			
	Déséquilibre			
	Condition physique			
	Moral			

ANNEXE 17-5 : La misophonie, la phonophobie, l'hyperacousie.

Trois notions peu usitées :

Selon sources : www.wikipedia.org, ww.allaboutcounselling.com

Seront développées sur le site